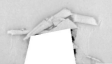

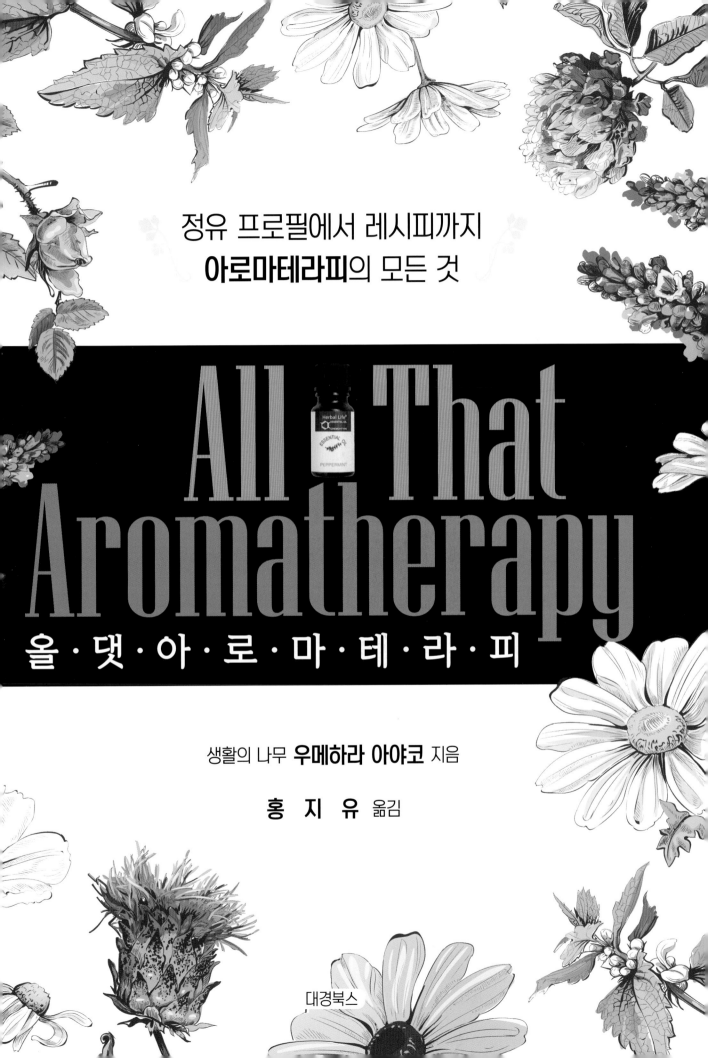

정유 프로필에서 레시피까지
아로마테라피의 모든 것

All That Aromatherapy

올·댓·아·로·마·테·라·피

생활의 나무 **우메하라 아야코** 지음

홍 지 유 옮김

대경북스

머리말

학창 시절 허브로 염색된 스카프를 본 후 나의 인생은 바뀌었습니다. 인공으로 만들어 낼 수 없는 매우 아름다운 색상에 한눈에 매료된 것을 기억합니다. 동시에 다시 한번 "식물은 대단해!" 라고 느꼈습니다.

졸업 후에는 허브 염색일에 종사하게 되었는데, 여기에서도 식물의 힘을 매일 실감했습니다. 허브 추출액을 만지고 있기 때문에 손은 항상 거칠어진 적이 없고, 염색할 때 냄새를 맡으면 진정이 되었습니다. 허브가 우리의 의식주 모든 것과 연관되어 있다는 것을 느낄 수 있었습니다.

식물의 다양한 작용에 관심을 가진 나는 곧 아로마테라피를 만나게 되었습니다. 그당시에는 아직 귀중했던 아로테라피의 문헌을 보고 아로마오일의 효능이 많다는 것에 놀랐습니다.

아로마테라피의 장점은 편리하다는 것입니다. 작은 아로마오일병에는 다양한 파워를 가진 향기로 차 있어 다양한 용도로 부담없이 즐길 수 있습니다. 또한 커뮤니케이션을 위한 도구가 될 수도 있습니다. 딸과 함께 즐겁게 비누를 만들거나, 어머니에게 트리트먼트하거나 등. 향기는 기억과도 밀접한 관련이 있어서 중요한 일이 있었던 때의 향기도 나중에 기억할 수도 있습니다.

이제 아로마테라피를 시작하려고 생각하고 있는 사람은 어렵게 생각하지 말고 좋아하는 향기를 즐기는 것부터 시작하십시오. 첫 번째 아로마오일로 추천할 것은 감귤계의 오렌지 스위트입니다. 향기를 맡을 때마다 여러분이 미소짓게 되는 한편으로 기운이 솟게 됩니다. 아로마오일을 선택할 때에는 효능도 중요하지만 좋은 기분을 느낄 수 있는 향기임을 가장 중요하게 해주었으면 합니다.

이번 《아로마테라피 검정》의 공식 텍스트(1999년 간행) 개정판 발행에 즈음하여 책의 내용을 검토하고 새로운 자료를 추가하게 되었습니다..

아로마테라피의 기초지식과 역사 등을 자세하게 기술함과 동시에 요즘 인기있는 아로마오일을 새롭게 채택해서 보다 충실한 책이 되었습니다. 많은 사람들이 이 책을 보고 아로마테라피로 심신이 건강하게, 그리고 편안하게 보낼 수 있기를 바랍니다.

생활의 나무

梅原亜也子

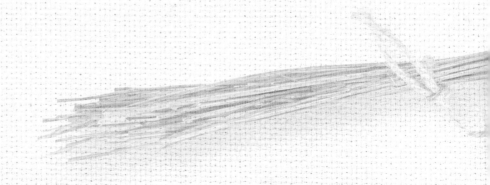

역자 머리말

　　요즘 현대인들은 과도한 스트레스 등으로 과거에 비해 자율신경의 긴장 상태가 오랜 시간 지속되면서 건강이 약해지기 쉬운 삶을 살고 있다고 할 수 있습니다. 이러한 측면에서도 몸과 마음의 긴장을 천천히 풀어주면서 자연친화적 치유효과를 지닌 방법의 하나로, 보완대체요법인 향기요법은 그 효용성을 인정받으며 더욱 다양하게 발전해 왔고 대중화되고 있습니다. 매우 다양한 방식으로 향기요법이 활용되고, 인간과 자연의 관계를 가깝게 맺어주는 생활테라피로서, 건강하고 행복한 삶을 위한 경험으로 여겨지면서 그 가치는 더욱 주목받고 있습니다. 이는 자연에서 얻는 균형감을 향기요법을 통해 경험하려는 사람들이 늘어나고 있다는 것을 의미합니다.

　　향기요법이나 아로마테라피와 관련된 분야의 다양하고 많은 자료와 서적들이 이미 출판되어 있고, 지식과 활용의 내용을 함께 충분하게 담아낸 책을 고르는 일은 우리들의 몫이지만 쉽지는 않습니다. 저 또한 식물이 지닌 방향유의 특성과 몸과 마음에 미치는 영향, 나아가서는 정신적인 측면의 관계와 실생활적용 측면에서 좀 더 체계적이고 유용한 지침서의 필요성을 느꼈습니다. 몸과 마음, 그리고 영혼을 고양시킬 수 있는 전체론적인 요법으로서 향기요법의 활용과 지식을 바탕으로 한 건강하고 행복한 생활 속의 향기요법의 활용이 가능해지기를 바라는 마음에서 이 책을 소개합니다.

　　이 책은 향기요법이나 아로마테라피에 대한 체계적이고 전문적인 지식뿐만 아니라 다양한 실용 가능한 충분한 정보를 담고 있기 때문에, 향기와 아로마테라피에 관심이 있는 전문가뿐만 아니라 입문자들에게도 기본서와 활용서로서 다양한 정보를 전달하기에 유용하고 좋은 길잡이가 될 것이라 생각됩니다. 각각의 방향유들은 복잡한 구성을 가지고 있고, 사람 또한 다양한 체질로 분류되기 때문에 책에서 언급된 내용이 절대적이거나 결정적인 것이라기 보다 향기요법을 이해하고 일상생활의 일부로 활용하는데 기본적 배경지식이 되는 좋은 출발이 되길 기대합니다.

　　마지막으로 아로마테라피의 배움의 길에 오랜기간 함께 노력해주고 계신 수석강사님들과 자연치유요법과 대체의학분야의 폭넓은 자리매김을 위해 늘 함께 최선을 다해주시는 신원범 교수님께도 감사를 드립니다. 또한 초벌 번역에 도움을 주신 정희정 님께도 감사의 마음을 전합니다.

2021년 8월

홍 지 유

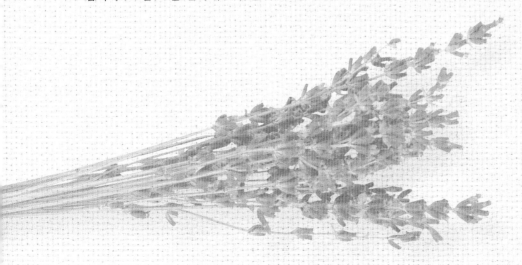

차 례

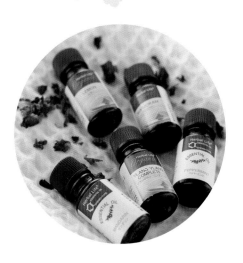

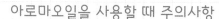

아로마오일을 사용할 때 주의사항

아로마테라피는 치료제가 아닙니다. 심신의 건강에 좋은 영향을 주지만 어디까지나 보조수단이라고 생각해야 합니다. 또한 아로마오일을 피부에 직접 바르거나 복용하면 매우 위험합니다. 사용 전에 반드시 책이나 매뉴얼 등을 읽고 사용상 주의사항을 지켜서 사용해야 합니다. 특히 임신 중이거나 지병이 있는 사람, 고령자에게 사용할 수 없는 아로마오일이 있으므로 의사 또는 전문가와 상의하여 사용하십시오. 이 책의 저자 및 출판사는 아로마오일을 사용하여 발생한 문제에 대한 책임은 지지 않습니다.

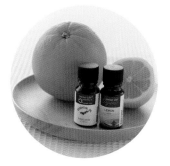

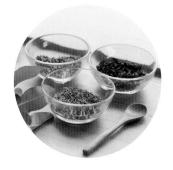

Part 2 일상생활에 아로마테라피를 도입하자

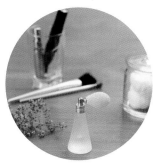

Part 3 아로마크래프트

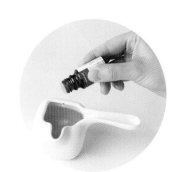

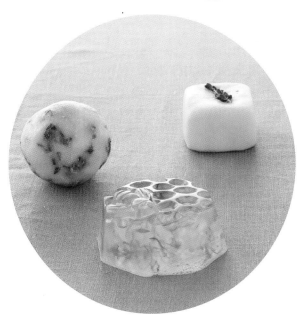

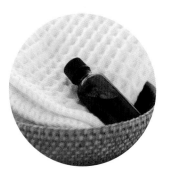

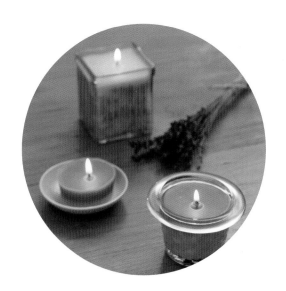

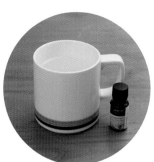

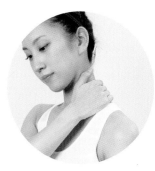

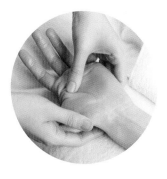

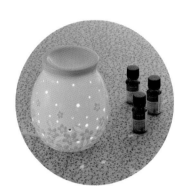

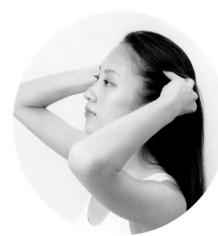

Part 6 에센셜오일 가이드, 그밖의 기본재료

162 에센셜오일 가이드

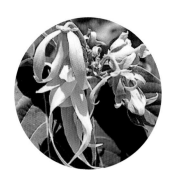

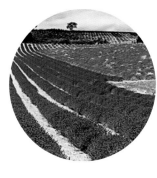

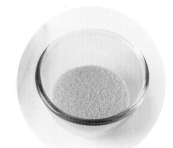

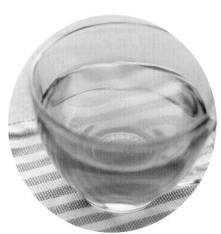

[에센셜오일 60종의 프로필 일람]

p.163부터 소개하는 주요 에센셜오일의 향과 특징, 상성이 좋은 에센셜오일을 일람으로 만들었다. 구입할 때 체크하자.

허브계

감귤계

수목계

♥상성이 좋은 것은
＊같은 그룹
＊인접한 그룹

플로럴계

스파이스계

수지계

오리엔털계

에센셜오일을 구입할 때 체크할 것

‘에센셜오일(정유)’이라고 쓰여져 있고 100% 천연성분인지 아닌지를 체크한다. 합성향료의 아로마오일인 경우도 있으므로 주의하자. 또한 품명이나 학명, 추출방법, 원산국, 수입원 등이 제대로 기재되어 있으면 안심할 수 있다. 효능도 중요하지만, 자신이 기분 좋다고 느낄 수 있는 향이어야 된다는 것을 최우선으로 하자.

에센셜오일 가이드 참조페이지	에센셜오일의 이름·향의 특징	이런 경우에 추천		상성이 좋은 에센셜오일
P.163	이모텔 【향】 벌꿀처럼 달콤하고 약간 우디한 향	마음	스트레스를 완화시키고 마음을 진정시킨다	감귤계 전반, 사이프러스, 주니퍼베리, 프랑킨센스 등
		몸	관절통이나 근육통 등의 염증을 억제한다	
		피부	화상이나 여드름 등의 케어에. 민감성 피부에도	
P.164	일랑일랑 【향】 남국을 연상시키는 향으로 달콤하고 농후함. 자스민에 가까운 향	마음	불안이나 긴장을 풀고 기운이 나게 한다	자스민, 샌달우드, 라벤더, 감귤계 전반 등
		몸	고혈압, 성기능장애 등에	
		피부	피지 분비를 조절함. 여드름 케어 등에도	
P.165	오렌지 스위트 【향】 프루티한 달콤함에 더해 감귤계 특유의 상쾌한 향	마음	리프레시에 효과가 있으며, 잠이 잘 오지 않을 때	시나몬 리프, 라벤더, 허브계 전반, 플로럴계 전반 등
		몸	소화기관의 상태를 정돈하며 식욕을 증진시킨다.	
		피부	노폐물을 배출하고 여드름이나 칙칙함 케어에도	
P.166	캐모마일 저먼 【향】 사과를 닮은 프루티한 달콤함을 지닌 향. 다소 스파이시	마음	긴장이나 스트레스에서 해방되어 감정을 가라앉힌다.	일랑일랑, 제라늄, 클라리세이지, 감귤계 전반 등
		몸	약해진 위장이나 생리통 완화에	
		피부	여드름이나 건조가 신경쓰일 때	
P.167	캐모마일 로만 【향】 청사과 같은 새콤달콤함이 섞인 싱싱한 풀의 향	마음	커다란 쇼크를 받았을 때나 불면증에	자스민, 클라리세이지, 라벤더, 로즈, 감귤계 전반 등
		몸	통증 전반에 효과를 발휘. 생리불순이나 갱년기 장애에도	
		피부	두드러기나 아토피성 피부염에	
P.168	클라리세이지 【향】 개운한 향에 너트 같은 달콤함을 지닌 깊이 있는 향	마음	정신적 혼란을 가라앉힌다. 수면 유도에도 추천	제라늄, 프랑킨센스, 라벤더, 감귤계 전반 등
		몸	생리와 관련된 트러블에. 면역력도 높인다	
		피부	비듬 등의 두피 트러블이나 발모 촉진	

에센셜오일 가이드 참조페이지	에센셜오일의 이름 · 향의 특징	이런 경우에 추천		상성이 좋은 에센셜오일
P.169	그레이프루트 【향】 은은한 쌉싸름함과 달콤함을 지닌, 싱싱하고 상쾌감 넘치는 향	마음 몸 피부	자신감을 상실했을 때나 집중하고 싶을 때 숙취나 소화불량, 다이어트의 동반자로 여드름이나 뾰루지 예방에. 체취 제거 효과도	라벤더, 로즈마리, 감귤계 전반, 수목계 전반 등
P.170	조장나무(구로모지) 【향】 흑설탕 같은 달콤함을 지닌, 삼림을 연상시키는 깊은 향	마음 몸 피부	슬픔이나 낙담을 치유하며 안심감을 준다. 면역을 활성화시키고 감염증 예방에도 땀띠나 벌레 물린 데 등에. 보습 효과도	샌달우드, 제라늄, 편백나무, 프랑킨센스 등
P.171	월도(月桃) 【향】 다소 플로럴한 달콤함을 지닌 민트와 같은 청량감이 있는 향	마음 몸 피부	스트레스로 지친 마음을 치유하고 집중력을 높인다. 비염이나 화분증 대책. 생리통 완화에도 피부를 탱탱하게 하고 수분감을 높이고 싶을 때	페퍼민트, 마조람, 레몬, 수목계 전반 등
P.172	사이프러스 【향】 깔끔하고 차분한 향으로 어렴풋하게 스파이시한 향. 편백나무에 가깝다.	마음 몸 피부	냉정을 찾고 싶을 때나 상실감이 있을 때 체내를 정화하고, 부기나 셀룰라이트 예방 발한을 억제하고 지성 피부 관리에	클라리세이지, 주니퍼베리, 로즈마리, 감귤계 전반 등
P.173	샌달우드(백단) 【향】 차분한 향으로 농후함. 달콤함이 있는 오리엔탈 향	마음 몸 피부	마음을 깊게 안정시키고 싶을 때. 수면 유도 방광염이나 목의 염증. 냉증이나 부기에도 거칠어진 피부의 케어. 수분감이 있는 피부로 만들고 싶을 때	자스민, 파촐리, 프랑킨센스, 라벤더 등
P.174	시더우드 아틀라스 【향】 오리엔탈의 달콤함이 있으며 샌달우드에 가깝지만 드라이한 향	마음 몸 피부	집중하고 싶을 때. 기분을 평온하게 하고 싶을 때 기침을 가라앉히거나, 피하지방이나 셀룰라이트 대책으로 지성 피부의 트러블이나 비듬 · 탈모 예방	로즈마리, 스파이스계 전반, 허브계 전반 등
P.175	시트로넬라 【향】 레몬을 닮은 상쾌한 향으로 은은하게 달콤한 향	마음 몸 피부	기운을 내고 싶을 때나 리프레시를 하고 싶을 때 두통이나 신경통에. 감기 예방 모기 등의 벌레 퇴치에. 땀이나 체취 예방	일랑일랑, 네롤리, 페퍼민트, 버가못 등
P.176	시나몬 리프 【향】 날카롭게 스파이시하며 은은한 달콤함을 지닌다. 농후하고 깊은 향	마음 몸 피부	무기력할 때나 고독하다고 느낄 때 소화불량이나 감기에 걸렸을 때 피부 탄력 유지 외에 무좀이나 사마귀의 케어에도	사이프러스, 프랑킨센스, 라벤더, 감귤계 전반 등
P.177	자스민 Abs(앱솔루트) 【향】 매혹적인 꽃의 향. 깊이와 따뜻함이 있으며 달콤하고 농후한 향	마음 몸 피부	자신감을 회복하고 행복감을 얻고 싶을 때 생리통 고민, 임신이나 산후 우울증에도 건조한 피부나 스트레스성 피부 트러블 케어에	제라늄, 프랑킨센스, 로즈, 감귤계 전반 등
P.178	주니퍼베리 【향】 쌉싸름함과 달콤함이 섞인 스모키한 향. 편백나무와 비슷	마음 몸 피부	부(負)적 감정을 정화하고 기력과 집중력을 상승시킴 신진대사를 높이고 부기나 방광염을 완화 모공의 막힘이나 여드름이 신경쓰이는 지성 피부에	제라늄, 라벤더, 로즈마리, 감귤계 전반 등
P.179	진저 【향】 톡 쏘는 듯한 자극이 있는 독특한 향으로 따스함이 있다.	마음 몸 피부	무기력해진 마음에 활력을 부여한다. 몸을 따뜻하게 하고 근육의 피로나 감기의 초기 증상에 효과적 가벼운 동상의 예방책으로	시나몬 리프, 자스민, 로즈우드(잎), 감귤계 전반 등

에센셜오일 가이드 참조페이지	에센셜오일의 이름 · 향의 특징		이런 경우에 추천	상성이 좋은 에센셜오일
P.180	**자스민 Abs(앱솔루트)** 【향】라벤더보다 선명하고 보다 후레시한 향	마음 몸 피부	원기를 회복하고 리프레시하고 싶을 때 여러 가지 통증의 완화. 감염증의 예방에 화상이나 여드름 등을 신속하고 깨끗하게 고친다	레몬, 시트로넬라, 버가못, 캐모마일 등
P.181	**스피아민트** 【향】청량감이 있는 박하향. 페퍼민트보다 달콤함이 있다.	마음 몸 피부	잠을 깰 때나 리프레시하고 싶을 때 메스꺼움이나 숙취를 진정시킨다. 벌레에 물리는 등 가려움 완화나 여드름 케어	바질 리나롤, 로즈마리, 감귤계 전반, 수목계 전반 등
P.182	**세이지** 【향】샤프하고 쌉싸름함을 지닌 향. 산뜻하며 쑥과 비슷하다.	마음 몸 피부	쇼크나 슬픔으로 우울한 마음을 치유한다 생리불순이나 갱년기 장애에. 저혈압에도 상처를 빨리 치료하고 싶을 때. 헤어 케어	로즈마리, 감귤계 전반, 수목계 전반 등
P.183	**제라늄** 【향】장미 같은 달콤함을 지닌 향. 민트 같은 청량감이 있다.	마음 몸 피부	정서가 불안정할 때나 생리 전의 초조함에 생리 관련 문제에. 부기나 비만의 예방에도 기미나 주름을 예방, 피부에 수분감을 준다	그레이프프루트, 클라리세이지, 페퍼민트, 라벤더 등
P.184	**타임 리나롤** 【향】달콤함과 쌉싸름함을 지닌 청량감 있는 허브의 향	마음 몸 피부	정신적 피로 회복. 집중력이나 기억력 상승에 감기나 감염증의 예방. 현기증 등 저혈압인 사람에게 비듬이나 탈모에. 무좀 케어에도	페퍼민트, 만다린, 레몬, 플로럴계 전반 등
P.185	**티트리** 【향】샤프하고 청량감 있는 프레시한 향. 유칼립투스와 유사함	마음 몸 피부	조급해져서 리프레시하고 싶을 때 화분증 완화에. 감기 등의 예방에도 여드름, 무좀, 벌레 물린 데, 햇볕에 탄 염증의 완화에	페퍼민트, 유칼립투스, 로즈마리, 레몬 등 감귤계 전반
P.186	**니아울리 시네올** 【향】클리어하고 약간의 달콤함을 지닌 유칼립투스를 닮은 상쾌함 넘치는 향	마음 몸 피부	낙담해 있을 때나 기력을 충전하고 싶을 때 면역력 강화, 호흡기 트러블에 상처나 여드름의 염증 완화에. 두피 케어	티트리, 감귤계 전반, 허브계 전반 등
P.187	**네롤리(오렌지 비터)** 【향】오렌지의 달콤함에 더해 약간의 쌉싸름함을 지닌 섬세한 꽃의 향	마음 몸 피부	정신상태를 안정시키고 숙면을 유도한다. 스트레스에 의한 소화기계통 불량에 효과적 기미, 주근깨 케어. 주름이나 피부 처짐의 예방에도	일랑일랑, 자스민, 라벤더, 로즈, 감귤계 전반 등
P.188	**파인** 【향】숲속에 있는 듯한 상쾌한 향. 프레시하고 다소 자극이 있다.	마음 몸 피부	마음에 활력을 부여하고 집중력을 높인다. 콧물, 코막힘 등의 염증 완화, 냉한 체질 잘 낫지 않는 피부 트러블이나 다크서클	티트리, 페퍼민트, 라벤더, 허브계 전반 등
P.189	**바질 리나롤** 【향】따스함이 있으며 스파이시함. 희미하게 산미가 있는 향	마음 몸 피부	바쁜 생활로 지친 마음의 리프레시에 스트레스성 위경련이나 두통, 생리 문제 여드름이나 벌레 물린 곳의 염증을 가라앉힌다.	클라리세이지, 제라늄, 레몬, 로즈마리 등
P.190	**파촐리** 【향】스파이시하고 달콤함이 있는 흙과 같은 향. 먹물과 비슷	마음 몸 피부	정서를 안정시키고 냉정한 판단을 원할 때 스트레스에 의한 과식, 부기나 냉한 체질 처진 피부를 탄력있게. 여드름 케어에도	샌달우드, 벤조인, 로즈우드, 플로럴계 전반 등

에센셜오일 가이드 참조페이지	에센셜오일의 이름 · 향의 특징	이런 경우에 추천		상성이 좋은 에센셜오일
P.191	**팔마로사** 【향】 장미와 같은 달콤함과 초원과 같은 상쾌함을 지닌 향	마음 몸 피부	우울해진 기분을 복돋우고 싶을 때 소화기관을 강화하고 피로나 병을 앓고 난 후의 회복에 탄력이나 수분감을 회복해 아름다운 피부로	일랑일랑, 샌달우드, 제라늄, 로즈우드(잎) 등
P.192	**편백나무** 【향】 언더 톤으로 차분한 나무의 향. 상쾌하고 그리운 느낌	마음 몸 피부	바쁜 매일매일 마음을 깊게 진정시킨다 냉한 체질이나 부기, 알레르기성 질환 등에 주름이나 처짐 예방. 탈모나 비듬 케어에	오렌지 스위트, 샌달우드, 벤조인 등
P.193	**펜넬** 【향】 은은한 플로럴의 달콤함을 지닌 다소 스파이시한 향	마음 몸 피부	분노나 초조함을 가라앉히고 긴장된 신경을 풀어준다. 소화불량에. 셀룰라이트 예방에도 수분감과 탄력을 회복하고 여드름 예방	샌달우드, 라벤더, 레몬, 로즈마리 등
P.194	**페티그레인** 【향】 감귤계의 상큼함과 플로럴의 달콤함을 지닌 나무의 향	마음 몸 피부	불안이나 고독감을 완화한다. 불면증에도 스트레스성 소화·순환기의 상태가 나쁠 때 지성피부, 기미 예방이나 두피 케어에도	팔마로사, 라벤더, 로즈마리, 감귤계 전반 등
P.195	**블랙페퍼** 【향】 샤프하고 스파이시한 향. 자극이 강하지만 따스함이 있다.	마음 몸 피부	무관심·무감동 상태가 된 마음에 활력을 부여한다. 냉한 체질이나 어깨결림에. 위장의 운동을 활발하게 한다 가벼운 동상이나 타박상 치료 촉진	그레이프프루트, 프랑킨센스, 레몬, 유칼립투스 등
P.196	**프랑킨센스(유향, 올리바넘)** 【향】 약간 레몬 같은 프레시함을 지닌 맑은 향	마음 몸 피부	마음의 상처나 강박관념에서 해방되고 싶을 때 천식이나 기관지염 등 호흡기 트러블에 주름이나 처짐 케어에. 거칠어진 손이나 상처 회복에도	샌달우드, 네롤리, 미르, 로즈, 스파이스계 전반 등
P.197	**베티버** 【향】 스모키하고 깊이가 있는 흙의 향. 희미한 달콤함이 있으며 중후함	마음 몸 피부	흥분된 신경을 진정시킨다. 현기증이나 불면증에도 면역기능의 강화. 관절이나 근육의 통증 여드름이나 가려움, 거칠어짐 등의 증상을 완화	일랑일랑, 클라리세이지, 샌달우드, 라벤더 등
P.198	**페퍼민트** 【향】 청량감 넘치는 박하향. 스피어민트보다 상쾌함이 있다.	마음 몸 피부	잠을 깨우고 집중력을 환기시킨다. 멀미나 숙취 등으로 인한 메스꺼움 완화 벌레에 물리거나 햇볕에 탔을 때의 염증 완화	사이프러스, 티트리, 유칼립투스, 라벤더, 레몬 등
P.199	**버가못** 【향】 꽃 같은 달콤함을 지닌 쌉싸름한 감귤계의 향	마음 몸 피부	우울한 기분을 풀고 싶을 때 소화계통의 트러블 완화 여드름을 예방하고 피부 상태를 정돈한다.	클라리세이지, 제라늄, 라벤더, 감귤계 전반 등
P.200	**벤조인(안식향)** 【향】 바닐라처럼 달콤하고 농후. 살살 녹는 듯한 따뜻함이 있는 향	마음 몸 피부	고독감이나 상실감을 안고 있을 때 감기, 기관지염, 목이 쉬는 등의 트러블에 살이 트거나 동상, 갈라짐, 건조한 피부의 보습에	일랑일랑, 샌달우드, 감귤계 전반, 수목계 전반 등
P.201	**마조람(스위트 마조람)** 【향】 스파이시하고 따스함이 있는 향. 다소간의 쌉싸름함과 달콤함을 지닌다.	마음 몸 피부	슬픔이나 고독을 느껴서 잠들지 못할 때 냉증이나 변비, 생리 문제에. 근육통에도 혈행을 좋게 하고 다크 서클 케어에	오렌지 스위트, 사이프러스, 네롤리, 라벤더 등

에센셜오일 가이드 참조페이지	에센셜오일의 이름 · 향의 특징	이런 경우에 추천		상성이 좋은 에센셜오일
P.202	**만다린** 【향】 플로럴하고 델리케이트함. 감귤계 중 가장 달콤한 향	마음 몸 피부	낙담한 기분을 밝게 만들고 싶을 때 스트레스에 의한 식욕부진에. 아이들이나 임신부에도 임신선 예방. 피부를 매끈하게 정돈한다	일랑일랑, 제라늄, 네롤리, 페티그레인, 벤조인 등
P.203	**미르(몰약, 마르)** 【향】 달콤함과 쌉쌀함이 있는 스모키한 향. 머스크와 비슷하다.	마음 몸 피부	무기력한 기분을 복돋우고 싶을 때 감기 등의 예방 및 케어에. 성기능에 관한 고민에도 회복이 더딘 상처, 가려움이나 염증의 완화	샌달우드, 파촐리, 버가못, 라벤더 등
P.204	**멜리사(레몬밤)** 【향】 청량감이 있는 섬세한 향 · 레몬과 비슷한 산미와 달콤함이 있다.	마음 몸 피부	쇼크나 상실감으로 혼란한 상태에 있는 마음을 생기있게 한다. 순환기나 소화기의 상태가 나쁠 때. 생리통, 화분증에 아토피성 피부염이나 두드러기, 습진에	라벤더, 제라늄, 일랑일랑, 레몬, 레몬그라스 등
P.205	**유칼립투스 글로불루스** 【향】 샤프하고 클리어한 향. 코가 시원하게 뚫리는 듯한 청량감	마음 몸 피부	폐쇄감을 타파하고 집중력을 높이고 싶을 때 감기나 인플루엔자, 화분증에 가벼운 화상이나 발진에. 상처를 완화시키고 회복을 촉진한다	사이프러스, 진저, 제라늄, 마조람, 레몬 등
P.206	**유칼립투스 시트로도라 (레몬 유칼립투스)** 【향】 샤프하고 클리어한 향. 레몬 같은 달콤함을 지니고 있다.	마음 몸 피부	초조하거나 흥분된 마음을 진정시키고 싶을 때 근육통이나 관절통 완화. 어깨결림이나 부기에도 벌레 물린 데나 무좀 등의 가려움에	시트로넬라, 제라늄, 티트리, 페퍼민트 등
P.207	**유칼립투스 라디아타** 【향】 다소 프루티한 달콤함을 지닌 향. 유칼립투스 글로불루스와 가깝다.	마음 몸 피부	마음의 여유를 회복하고 싶을 때 화분증의 여러 가지 증상에 비듬 예방이나 발모, 지성 피부의 여드름 케어에	라벤더, 로즈마리, 허브계 전반 등
P.208	**유자(압착법)** 【향】 산뜻한 달콤함과 은은한 쌉싸름함을 지닌 향	마음 몸 피부	불안이나 망설임을 느끼고 있을 때 냉증이나 부기 대책. 육체 피로 회복에 건조한 피부 보습에. 고운 피부를 만드는 효과도	캐모마일 로만, 진저, 벤조인, 감귤계 전반 등
P.209	**유자(수증기증류법)** 【향】 산뜻한 달콤함과 은은한 쌉싸름함을 지닌 부드러운 향	마음 몸 피부	릴랙스하고 싶을 때. 낙담해 있을 때 냉증이나 피로 등의 완화. 감기 초기 증상에 혈행을 좋게 하여 보습이나 고운 피부를 만드는 효과도	클라리세이지, 자스민, 주니퍼베리, 페티그레인 등
P.210	**라임** 【향】 샤프하고 쌉쌀함이 있는 산뜻한 향. 은은한 달콤함	마음 몸 피부	마음이 우울할 때 감기 증상 완화, 해열, 식욕부진 등에 지성 피부 케어. 출혈 상처의 치유를 촉진한다	제라늄, 네롤리, 페티그레인, 라벤더, 허브계 전반 등
P.211	**라반딘** 【향】 라벤더를 좀 더 뚜렷하고 샤프하게 만든 향	마음 몸 피부	집중력이 저하되어 있을 때의 기분 전환에 근육피로, 호흡기 계통의 증상 완화에 피부염 외 각종 상처에도	클라리세이지, 자스민, 제라늄, 감귤계 전반 등
P.212	**라벤사라** 【향】 달콤함을 지닌 다소 스파이시한 향. 유칼립투스와 비슷한 청량감	마음 몸 피부	큰 정신적 대미지를 받았을 때 면역을 강화하고 병이나 근육 피로를 회복시킨다 잘 낫지 않는 상처의 회복. 무좀 케어에도	티트리, 라벤더, 로즈마리, 감귤계 전반 등

에센셜오일 가이드 참조페이지	에센셜오일의 이름·향의 특징	이런 경우에 추천		상성이 좋은 에센셜오일
P.213	**라벤더**【향】 산뜻한 산미와, 클리어하고 가벼움이 있는 플로럴한 향	마음 몸 피부	릴렉스하고 싶을 때. 숙면하고 싶을 때 두통, 근육통, 생리통이나 감염증 예방에 화상이나 상처의 처치, 습진이나 피부염	일랑일랑, 오렌지 스위트, 버가못 등
P.214	**레몬**【향】 가벼움이 있는 산뜻한 향. 프레시하고 자극적인 산미	마음 몸 피부	머릿속을 산뜻하게 해서 리프레시하고 싶을 때 감기의 감염, 생활습관병 예방, 혈행을 좋게 한다. 거칠어진 피부나 입술, 지성 피부나 두피 케어에	티트리, 로즈마리, 감귤계, 플로럴계 전반 등
P.215	**레몬그라스**【향】 프레시한 풀의 향과 산뜻한 달콤함을 지닌 레몬의 향	마음 몸 피부	지친 마음에 의욕이나 집중력을 높이고 싶을 때 위장의 트러블, 냉한 체질이나 근육통, 어깨 결림에 모공 수축 효과. 여드름 예방. 무좀 케어에도	진저, 블랙페퍼, 마조람, 라벤더 등
P.216	**레몬 버베나**【향】 플로럴한 달콤함을 지닌 레몬과 닮은 산뜻한 향	마음 몸 피부	마음이 우울해서 밝고 긍정적이 되고 싶을 때 위장이나 호흡 상태가 나쁠 때나 부기에 여드름으로 고민하는 지성 피부 케어. 두피의 기름기에도	엘레미, 제라늄, 허브계, 마조람 등
P.217	**로즈 Abs(앱솔루트)**【향】 달콤함과 깊이가 있는 선명한 장미의 향. 약간 스파이시함	마음 몸 피부	쇼크를 극복하고 싶을 때 생리불순이나 생리전증후군, 갱년기 장애의 완화에 피부를 튼튼하게 만들고 싶을 때	샌달우드, 파촐리, 라벤더, 감귤계 전반
P.218	**로즈우드(잎)**【향】 달콤하고 화려한 향. 장미 본래의 향에 가까우며 은은하게 파릇파릇함도	마음 몸 피부	지친 마음이나 낙담한 기분을 치유하여 건강하게 면역력을 높이고 싶을 때. 두통 완화에도 주름·기미를 케어하여 젊고 깨끗한 피부로	일랑일랑, 프랑킨센스, 플로럴계 전반 등
P.219	**로즈오토(다마스크로즈)**【향】 깊이가 있는 향기롭고 다소 스파이시한 장미의 향	마음 몸 피부	상처입은 마음을 부드럽게 치료한다. 여성 특유의 고민에. 화분증이나 숙취에도 모든 피부를 고운 피부로 이끈다.	오렌지스위트, 캐모마일 로만, 클라리세이지 등
P.220	**로즈마리 캠퍼**【향】 장뇌와 비슷한 상쾌하고 자극적이며 샤프한 향	마음 몸 피부	기분을 긍정적으로 만들며 집중력이나 기억력을 높인다. 근육의 결림이나 신경통 완화. 셀룰라이트에도 지성 피부 케어에. 상처를 빠르고 깨끗하게 낫게 한다.	파인, 페티그레인, 페퍼민트, 레몬그라스 등
P.221	**로즈마리 시네올**【향】 프레시하고 장뇌와 닮은 산미와 청량감이 있는 향	마음 몸 피부	머릿속을 클리어하게 해서 집중력이나 기억력을 높인다. 호흡기 계통의 상태가 나쁠 때나 근육통, 신경통, 냉한 체질에 비듬이나 탈모 예방에. 여드름 케어에도	제라늄, 티트리, 네롤리, 유칼립투스, 감귤계 전반 등
P.222	**로즈마리 버베논**【향】 청량감이 있고 프레시함. 로즈마리 시네올보다 파릇파릇함	마음 몸 피부	집중하기 어려울 때. 의욕이 생기지 않을 때 생활습관병 예방. 냉증·부기 대책으로 피부에 탄력을 되돌리고 주름을 예방한다.	제라늄, 티트리, 프랑킨센스, 감귤계 전반 등

[권두2] 구입시에 도움! 에센셜오일 60종의 효능 일람

에센셜오일의 효능을 고민별로 일람으로 만들었다.
각각의 에센셜오일에 어떠한 효과가 있는지 한눈에 알 수 있다.

효능 \ 에센셜오일명	이모텔	일랑일랑	오렌지스위트	캐모마일 저먼	캐모마일 로만	클라리세이지	그레이프프루트	조장나무(구로모지)	월도(月桃)	사이프러스	샌달우드(백단)	시더우드 아틀라스	시트로넬라
스트레스		●	●	●	●	●			●	●	●		
릴랙스	●	●		●	●	●	●	●	●			●	
리프레시	●		●			●		●					●
숙면		●	●				●				●		
집중력 상승						●				●		●	●
무드를 높인다		●				●					●		
감기나 열 완화	●		●	●	●			●					
기침, 코막힘	●		●	●	●			●	●				
두통 완화			●	●	●	●			●				●
어깨결림 완화	●		●	●	●	●			●	●	●		●
식욕 상승			●				●						
소화 촉진			●	●	●								
부인과계열 트러블		●				●					●		
여드름 케어	●	●	●	●	●				●		●	●	
부기나 체중 감량			●				●			●	●		
변비			●										
디톡스								●			●	●	
피부미용	●	●		●	●			●				●	
냄새 제거			●					●	●	●			●
방충		●				●						●	●

시나몬 리프	자스민 Abs.	주니퍼베리	진저	스파이크 라벤더	스피아민트	세이지	제라늄	타임 리나롤	티트리	니아울리 시네올	네롤리(오렌지 비터)	파인	바질 리나롤	파촐리	팔마로사	편백나무

효능 \ 에센셜오일명	펜넬	페티그레인	블랙페퍼	프랑킨센스 (유향, 올리바넘)	베티버	페퍼민트	버가못	벤조인(안식향)	(스위트) 마조람	만다린	미르(몰약, 마르)	멜리사(레몬밤)	유칼립투스글로불루스
스트레스	●	●		●	●	●	●		●		●	●	
릴랙스	●	●		●	●		●	●	●	●			
리프레시		●	●	●		●	●			●			●
숙면		●	●	●	●		●	●	●	●	●	●	
집중력 상승					●				●				●
무드를 높인다			●		●				●		●		
감기나 열 완화	●			●		●			●				
기침, 코막힘	●					●			●				
두통 완화								●	●			●	
어깨결림 완화	●	●	●		●				●			●	●
식욕 상승	●		●				●			●	●		
소화 촉진	●		●	●		●	●		●	●			
부인과계열 트러블	●			●					●				
여드름 케어	●	●		●	●		●	●	●				●
부기나 체중감량	●		●						●	●			
변비	●		●						●				
디톡스	●		●				●						
피부미용		●		●				●			●		
냄새 제거		●	●		●	●	●						●
방충	●				●	●	●					●	●

(레몬유칼립투스)유칼립투스시트로도라	유칼립투스 라디아타	유자(압착법)	유자(수증기증류법)	라임	라반딘	라벤사라	라벤더	레몬	레몬그라스	레몬 버베나	로즈 Abs.	로즈우드(잎)	로즈오토 (다마스크로즈)	로즈마리 캠퍼	로즈마리 시네올	로즈마리 버베논
		●	●	●	●		●	●	●	●	●	●	●	●	●	●
●		●	●		●	●	●	●		●	●	●		●		
●	●			●	●	●	●			●	●		●		●	●
			●			●	●	●	●		●		●			
●	●	●				●		●		●	●	●		●	●	●
							●			●		●	●			
●	●	●	●	●	●	●	●	●	●		●		●		●	
●	●			●	●	●	●	●		●						
●	●	●		●	●	●	●	●	●				●			
			●				●		●		●					
					●	●	●	●		●				●	●	●
							●			●		●			●	
	●	●		●	●	●	●	●	●		●	●	●	●	●	●
●		●	●	●			●	●					●		●	
							●	●			●			●	●	●
							●				●		●	●	●	
		●	●				●	●			●	●	●	●		●
●	●			●			●	●			●			●		●
●	●			●			●				●			●		●

초보자에게 추천!
가장 먼저 구비해 둘 에센셜오일 5가지

아로마테라피 초심자에게 특히 추천하고 싶은 용도가 광범위하고 블렌딩하기 쉬운
에센셜오일을 5가지 골랐다.

1 라벤더
마음을 가라앉히는 작용이나 통증을 완화하는 작용을 필두로 많은 효능이 있는 에센셜오일. 심신을 릴랙스시키는 효과가 탁월하며 여러 가지 상황에서 사용할 수 있다. 순하게 작용하여 아이들에게도 안심할 수 있다.

2 티트리
살균, 항바이러스, 냄새 제거 작용 등이 뛰어나며 면역력을 높여주는 에센셜오일. 청량감이 있는 프레시한 향으로, 심신이나 피부를 포함하여 전신을 리프레시시켜준다. 감기나 화분증의 증상 완화에도 효과적.

3 제라늄
로즈와 비슷한 향 중에서 민트 같은 청량감이 있다. 항균, 호르몬 조절, 진정작용이나 피부 탄력을 회복시키는 작용, 생리 불순을 완화하는 작용이 탁월하며, 특히 여성에게 추천한다.

4 페퍼민트
청량감 넘치는 친숙한 향은 소량으로 충분히 리프레시를 할 수 있다. 졸음을 깨고 싶을 때나 집중하고 싶을 때 기분전환을 하고 싶을 때 등에 추천한다. 메스꺼움을 억제하는 효과도 있다.

5 오렌지 스위트
오렌지 그 자체의 싱싱한 향은 누구에게나 사랑받고 있다. 불안이나 긴장에서 해방시키고 심신 모두 건강하게 해 주는 에센셜오일이다. 릴랙스효과가 높으며 잠이 잘 오지 않을 때도 추천한다.

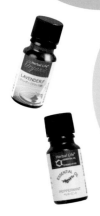

5가지를 사용한 추천 블렌딩

방향욕을 할 때 추천하는 블렌딩이다.
이들 에센셜오일이 있으면 다양한 향을 즐길 수 있다.

릴랙스하고 싶을 때

라벤더	2방울
오렌지 스위트	2방울
페퍼민트	1방울

감기 기운이 있을 때

제라늄	2방울
티트리	2방울
페퍼민트	1방울

리프레시하고 싶을 때

오렌지 스위트	2방울
페퍼민트	2방울
티트리	1방울

공기 청정에

라벤더	3방울
티트리	1방울
페퍼민트	1방울

힐링하고 싶을 때

오렌지 스위트	2방울
라벤더	2방울
제라늄	1방울

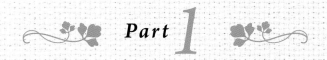

Part 1

아로마테라피의 기초지식

아로마테라피를 시작할 때 알아 두어야 할 기초지식을 정리했다. 에센셜오일(essential oil, 精油)의 효능·성분·주의점 등을 이해하고 있다면 보다 효과적인 아로마테라피를 즐길 수 있을 것이다. 그 외에 아로마테라피의 역사나 에센셜오일의 추출방법 등도 소개한다. 또 AEAJ(공익사단법인 일본아로마환경협회) 아로마테라피 검정시험에 출제되는 항목은 「CHECK POINT」에 정리하였다.

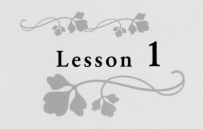
아로마테라피란

'아로마(aroma)' 라는 말은 자주 듣지만, 그 의미나 효과를 이해하고 있는 사람은 많지 않다. 우선은 아로마테라피의 기본부터 배우자.

아로마테라피란 향기를 이용한 자연요법

꽃이나 허브의 향기를 맡고 마음이 편해졌다, 레몬의 향기를 맡고 상쾌한 기분이 되었다……와 같은 경험은 없는가. 이것이 '아로마테라피' 의 기본. 자연의 식물의 향에는 심신을 치유하는 효과가 있다.

'아로마테라피'란 'aroma=방향'과 'therapy=요법'의 조어로, 일반적으로 식물에서 추출한 에센셜오일(精油)을 사용한 자연요법을 지칭한다. 아로마테라피는 '향기로 마음을 릴랙스시킨다' 라는 의미만 있는 것이 아니다. 건강이나 미용에도 여러 가지 효과가 있다. 그리고 자연치유력(태어나면서부터 가지고 있는 병을 치유하는 힘)을 높이는 기능도 있어서 우리들의 건강 유지·증진에 좋은 영향을 준다.

아로마테라피는 우리들의 생활을 풍요롭게 해주는 수단의 하나. 능숙하게 받아들인다면 향기의 효과로 건강하게, 그리고 행복하게 지낼 수 있을 것이다.

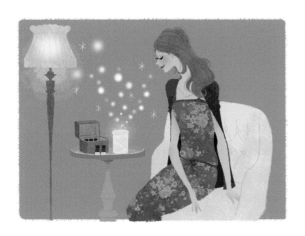

대체의료로서 의료 현장에도 침투

아직 의료가 발달하지 않았던 시대에는 식물은 중요한 건강 유지·치료를 위한 수단이었다. 식물의 향기를 생활에 이용한 역사도 길어서 유럽에서는 민간요법으로도 이용되어 왔다. 현재 프랑스나 영국 등에서는 의료 현장에 아로마테라피를 도입하여 대체의료(통상적인 의료를 대신하여 이용되는 의료)로서의 지위를 확립하고 있다.

최근에는 일본의 병원에서도 아로마테라피가 조금씩 보급되어 인지되기 시작했다. 신체의 트러블을 그 부위만의 문제로 보지 않고 마음을 포함한 몸 전체의 문제로 파악하는 아로마테라피의 사고방식은 포괄적인 관점에서 행하는 자연요법으로서 의료 현장에도 침투되고 있는 중이다.

20세기부터 보급되어 온 아로마테라피

1910년 경 프랑스의 화학자인 르네 모리스 가테포세(Rene-Maurice Gattefosse)는 실험 도중에 사고로 입은 화상을 치료할 때 라벤더 에센셜오일을 사용하였더니 깨끗하게 치료된 사실에 충격을 받았다. 그 이후 그는 에센셜오일 연구에 몰두하여 1937년에《Aromathérapie》라는 저서를 발표하였다. 이 책은 각국에서 번역되어 아로마테라피를 세상에 널리 알리는 계기가 되었다. '아로마테라피' 라는 용어를 만든 그는 '아로마테라피의 아버지' 로 불리고 있다.

일본에서는 1980년대 후반부터 서서히 보급

가테포세 이후 전 세계에서 아로마테라피 연구가 계속되어 발전을 이룩해 왔다. 1964년에는 프랑스인 의사 쟝 발렛(Jean Valet)이 저서 《Aromatherapie》를 발표하였다. 제2차 세계대전 중 부상당한 병사들에게 에센셜오일을 사용하여 치료한 경험을 기록하여 아로마테라피를 의료 분야에 활용할 발판을 만들었다. 1970년대에는 당시 밀라노의 식물유도체 연구소장이었던 파올로 로베스티(Paolo Rovesti)에 의해 감귤류의 에센셜오일이 우울증이나 신경증에 효과가 있다는 사실이 증명되었다.

1985년 일본에서 로버트 티저랜드(Robert Tisserand)의 저서 《The Art of Aromatherapy》가 번역되어 아로마테라피가 보급되기 시작했다. 그리고 한신(限神) 아와지대지진의 경험에서 치유 효과가 주목받아 1996년에 '일본아로마테라피협회(AAJ)'가 설립되었다. 현재는 환경성 소관의 '공익사단법인 일본아로마환경협회(AEAJ)'로 발전하여 계몽활동이 행해지고 있다.

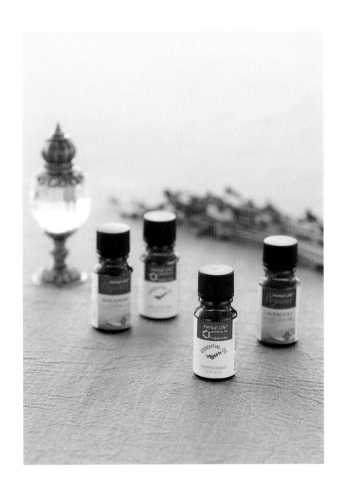

◆ CHECK POINT ◆

- ⚜ 아로마테라피는 **방향(aroma) 요법(therapy)**이라는 의미.

- ⚜ '**아로마세라피**'는 영어식 읽기이며, 의미는 아로마테라피와 동일함.

- ⚜ 자연의 식물에서 추출한 **에센셜오일(정유)**에는 마음과 몸을 치유하는 효과가 있다.

- ⚜ 아로마테라피는 에센셜오일을 사용하여 **포괄적인** 관점에서 행하는 자연요법이다.

- ⚜ 1937년 프랑스의 화학자 **르네 모리스 가테포세**가 아로마테라피라고 명명함.

- ⚜ 1920년대, 이탈리아의 의사인 **가티와 카욜라**가 에센셜오일의 연구에 힘쓴다.

- ⚜ 프랑스의 의사 **장 바르네**는 제2차 세계대전 중 병사의 치료에 에센셜오일을 사용했다.

- ⚜ 1970년대, 이탈리아의 **파올로 로베스티**가 감귤류 에센셜오일의 신경증에 대한 효능을 발견함.

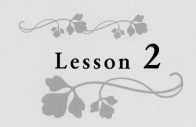

Lesson **2** [아로마테라피의 역사]

아로마테라피가 확립되기 훨씬 전부터 방향 식물은 인간의 생활에 이용되어 왔다. 향기를 이용한 자연요법의 역사를 읽어 보자.

【선사 시대~고대】

신에게 향기를 바친　고대 이집트

고대부터 '향기는 신이 내려주신 것'이라 여겨졌으며, 종교적인 의식이나 병의 치료에 식물의 향기가 이용되었다. 신전에서는 나무나 수지(樹脂)를 태워 향기를 즐기는 훈향(熏香)이 피워졌으며, 퇴마의식 등에도 사용되었다.

향료나 향수를 나타내는 'perfume'은 라틴어의 'per(통해서)'와 'fumum(연기)'에서 유래된 말로, '연기를 통해서'라는 의미가 있다.

또한 미이라는 유향(Frankincense, 乳香)이나 몰약(Myrrh, 沒藥)을 이용하여 제작하였다. 이것은 살균·방부작용뿐만 아니라 신 앞에 나설 때 청아한 향기를 내기 위해서였다. 그러나 유향이나 몰약은 이집트 국내에서는 생산되지 않았고, 주변 나라와의 교역을 통해 얻을 수 있는 매우 귀중한 물건이었다. 향유도 이즈음부터 사용되었는데, 투탕카멘(Tutankhamen)왕의 무덤에서는 많은 향유병과 연고가 발견되었다.

식물을 치료에 이용한　고대 그리스

BC 7세기 경부터 향유나 연고가 사용되기 시작하였다. 그리스인들은 장미를 특히 좋아했다고 전해지는데, 이 시기에 과학적인 향기의 연구도 행해졌다.

'의학의 아버지'로 불리는 고대 그리스의 의학자 히포크라테스(BC 460~BC 377년 경)는 방향식물을 전염병의 예방이나 치료뿐만 아니라 목욕이나 마사지에도 사용할 것을 추천했다. 이러한 내용은 《히포크라테스전집》에 기록되어 있다.

또한 철학자 아리스토텔레스의 제자로 '식물학의 시조'라고 할 수 있는 테오프라스토스(Theophrastus, BC 373~BC 287년 경)는 식물의 과학적인 분류를 연구한 결과를 정리한 《식물지(植物誌)》를 저술했다.

지식을 발전시킨　고대 로마

고대 로마 시대의 황제 네로(37~68)는 특히 장미를 좋아했다고 한다. 그는 향유를 몸에 바르거나 방에 향기를 가득 채우기도 했다고 전해진다. 향기에 대한 연구도 진척되어 후세에 남을 서적도 이 시대에 발표된다.

황제 네로 통치하에서 군의로 활동했던 의학자 디오스코리데스(Dioscorides, 40~90년 경)가 저술한 《마테리아 메디카(약물지)》가 유명하다. 이것은 서양의학의 토대를 구축했다고 일컬어지는데, 약 600종의 식물(약초)을 약리 기능으로 분류했다. 《마테리아 메디카》는 많은 필사본이 존재하는데, 400점이나 되는 채색 식물화가 첨부된 「빈 필사본」이 가장 오래된(512년 경) 것으로 알려져 있다.

그 외에 박물학자 플리니우스(23년 경~79)의 자연지 《박물지》도 유명하다. 전 37권에 이르는 이 서적은 자연에 관한 고대 로마의 지식·정보의 집대성으로 여겨지고 있다.

또한 고대 로마에서 히포크라테스의 뒤를 잇는 위대한 의학자 갈레노스(129~199년 경)는 체계적인 학문으로서의 의학을 구축했다. 스킨케어에 폭넓게 사용되는 콜드크림을 비롯하여 식물 등의 자연 소재를 사용한 제제(製劑)는 '갈레노스식 제제'로 불리며, 그 처방은 현재에도 계승되고 있다.

이 시대의 도시 정책의 일환으로서 건설된 공중목욕탕(Thermae)은 일반인들에게 널리 침투되었다. 여기에서 행해지던 향유를 이용한 때밀이 등의 시술을 통해 '향기'에 대한 관심도 널리 퍼졌다고 볼 수 있다.

....

【중세】

연금술과 증류   아라비아, 이슬람

로마 제국이 멸망하고 문화의 중심이 아라비아로 이행되었다. 그리스나 로마 의학을 받아들인 유나니(Yunani) 의학 등이 발전을 이룩하였다. 10세기가 되어서 아라비아의 의사 이븐 시나(980~1037년 경)가 기독교에서는 이단으로 배척받아 왔던 '연금술' 중에서 에센셜오일의 증류를 발전시킴으로써 양질의 에센셜오일을 추출할 수 있게 되었다. 이븐 시나는 이 방법으로 방향 증류수를 만들어 치료에도 응용하였다. 후에 저술한 의학서 《의학전범(Kanon)》은 18세기 경까지 서구의 의과대학에서 교과서로 사용하였다.

....

승원(僧院) 의학의 발달   중세 유럽

십자군 원정에 의해 아라비아식 증류기술이 중세 유럽에 전해져서 교회 · 수도원에 의한 약초 중심의 승원 의학에서도 에센셜오일이 이용되기 시작했다. 이 시대에 약초 제작은 수도원 승려들의 업무 중 하나였다.

기독교 중심의 사회였던 중세 유럽에서는 의료 지식이 수도사들에 의해 전해져서 승원 의학(수도원 의학)이라 불리는 약초에 의한 치료가 행해졌다. 중세 독일의 수녀 힐데가르트(1098~1179년 경)는 그곳에서 행해지고 있었던 허브 활용법에 관한 저서를 남겼다. 그녀는 현재 독일의 식물학의 기초를 구축했다고 일컬어진다.

승원 의학의 발달은 의학교의 개설을 이끌었다. '히포크라테스의 마을'이라 불리는 이탈리아 남부의 도시 살레르노는 네 가지의 문화가 나타나는 특이한 도시로, 유럽에서 가장 오래된 의과대학인 살레르노의과대학이 설립된다.

1096년부터 200년에 걸친 십자군원정은 아라비아의 의학 · 화학기술을 중세 유럽에 가져왔다. 아라비아식 증류법 등도 전해져서 유럽의 향기 문화에 영향을 준다.

한편 당시 유럽에서는 흑사병(pest)가 유행하여 사회를 크게 뒤흔들고 있었다. 그 대책의 하나로서 방향식물에 의한 훈증이나 액막이가 행해졌다.

> ### 회춘의 물
>
> 14세기 경 약초 치료에 관한 일화가 하나 있다. '고령으로 인해 손발의 통증을 느끼게 된 헝가리 왕비 엘리자베스 1세를 위해 수도사가 로즈마리 등을 이용하여 진통제를 만들었다. 그것을 복용했더니 젊어지는 효과도 있어서 당시 70대였던 왕비에게 옆 나라 폴란드의 왕자가 청혼했다고 한다.' 이 물은 '헝가리안 워터'라고 불리는데, 이 이야기로 인해 '회춘의 물'이라는 별명이 붙었다.

【근세】

르네상스와 대항해 시대

14세기 이탈리아에서 시작된 문예부흥(Re-naissance)의 흐름은 유럽 각국으로 퍼져 나갔다. 중국에서 발명된 화약·나침반·활판 인쇄술도 전해져서, 유럽에서 개량되고 실용화되기 시작했다.

유럽의 식생활에서 스파이스(spice)를 빼놓을 수 없다. 그런데 이것은 15세기 지중해 무역이 오스만 제국의 지배를 받고 있어서 높은 관세로 인해 매우 고가의 물건이 된 상태였다. 이러한 상황에서 발명된 나침반은 원양 항해를 가능하게 하여 대항해 시대로 이끌게 되었다. 새로운 교역 루트로서 발견된 아메리카 대륙과 아프리카 대륙으로부터 바닐라·칠리(고추)·카카오 등 유럽에는 없었던 새로운 식물을 들여오게 되었다.

또한 활판인쇄에 의한 인쇄기술의 발전은 출판 활동을 활발하게 했다. 이때 식물에 관한 서적이 보급되면서 약용식물에 주목한 '허벌리스트(Herbalist)'라 불리는 사람들이 나타난다. 그중에서도 영국이 현저한데, 런던에 약초원을 만들어서 《The Herball(본초서)》을 저술한 존 제라드(1945~1612)나 찰스 1세를 섬긴 존 파킨슨(1567~1650) 등이 유명하다.

대항해 시대 이후 대양 항해에는 식물학자가 동행하여 신기한 식물을 유럽에 가지고 돌아오게 된다. '플랜트 헌터(plant hunter)'라고 불렸던 그들은 태평향 지역에 자생하는 식물을 수집하여 유칼립투스(eucalyptus)나 미모사(mimosa) 등을 소개했다.

이즈음 하나의 식물에 대해 복수의 명칭이 붙여지는 문제를 해결한 칼 폰 린네(1707~1778)가 현재 식물 학명의 기초를 만들었다.

발전해 가는 향료산업

16세기 경의 유럽에서는 르네상스 예술과 연동되어 아라비아에서 유입된 증류기술의 영향을 받아 향료에 대한 관심이 높아진다. 이즈음 식물에서 향료로 사용할 수 있는 에센셜오일이 추출되기 시작했다. 왕후귀족 사이에서는 방향 목적 외에 치료약으로서도 활발하게 향료가 이용되었다.

17세기 말 조반니 파올로 페미니스(1670~1736)라는 이탈리아인이 독일의 쾰른에서 판매하기 시작한 방향수 '아쿠아 미라빌리스(훌륭한 물)'가 제조한 곳과 연관지어 '쾰른의 물'이라 불리게 된다. 그 후 유럽에서 유향한 '쾰른의 물'이 프랑스어식 읽기 방법으로 바뀌어 현재의 '오데코롱'이라는 단어가 탄생했다.

또한 십자군 원정에 의해 이슬람 문화권의 향기나는 장갑이 유럽의 사교계에서 유행했다. 당시 가죽장갑 제조의 중심지였던 남프랑스의 그라스에서도 장갑에 향기를 첨가하게 되었다. 방향식물이 풍부했던 토지의 특성상 향료의 생산도 시작하게 되어 현재 세계적으로 알려진 '향수의 도시'로 발전했다.

애용자의 이름으로 불리는 향기

향료문화는 프랑스 사교계에서 개화했다. 루이 14세 시대에는 전속 조향사를 고용하게 된다. 향료를, 그 향기를 사용했던 사람으로부터 유래하는 이름으로 부르는 경우도 있었다. 비터 오렌지의 향기 '네롤리' 등이 그 예인데, 이탈리아 네롤라 공국의 공비가 애용했던 것이 그 유래이다.

【근대】

근대과학의 발전과 향료

　19세기에 접어들면서 영국에서 시작된 산업혁명이 유럽 전역으로 확대된다. 약용식물로부터 차츰차츰 유효성분이 분리·정제되기 시작했다.

　그리고 근대적인 과학기술의 발달에 의해 같은 성분을 광물에서 합성할 수 있게 되었다. 그전까지 식물에서 얻었던 작용이나 효과를 화학공업적으로 약이나 합성향료로서 만들어낼 수 있게 된 것이다.

【현대】

아로마테라피의 탄생

　'아로마테라피' 라는 말은 20세기 프랑스에서 탄생했다. 프랑스의 화학자 르네 모리스 가테포세(1991~1950)가 실험 중에 입은 화상을 라벤더 에센셜오일로 치유한 경험에서 에센셜오일의 치료 효과에 관한 연구가 시작되었다. 1937년 그 결과를 《Aromathérapie》로 발표했다.

　아로마테라피는 에센셜오일이 갖는 살균·소염 등 약리작용의 연구에서 시작되었다. 20세기에 접어들어 항생물질이 등장하게 되면서 근대 의학이 급속도로 확대된다. 그러나 그때까지 전염병이나 감염증과 같은 질병을 대신하여 심신증이나 생활습관병 등이 급증함으로써 다시금 대체보완요법으로 자연요법이 재검토되게 되었다.

　또한 2004년에는 미국의 리처드 액셀과 린다 벅이 '냄새' 의 식별과 기억에 관한 연구로 노벨상을 수상하는 등 냄새의 중요성이 다시금 확인되고 있다.

✦ CHECK POINT ✦

【고대】

⚜ **고대 이집트**
종교의식과 밀접한 관계. 유향이나 몰약의 사용.

⚜ **고대 그리스**
'의학의 아버지' 히포크라테스가 《히포크라테스전집》, '식물학의 시조' 테오프라스토스가 《식물지》를 저술한다.

⚜ **고대 로마**
의학자에 의한 식물의 이용. 디오스코리데스가 《마테리아 메디카(약물지)》를 저술하고, 갈레노스가 《갈레노스식 제제》를 만든다. 박물학자 플리니우스가 《박물지》를 저술한다. 공중목욕탕에서 향유를 사용.

【중세】

⚜ **이슬람**
의사 이븐 시나가 방향증류수를 치료에 이용한다. 《의학전범(Kanon)》을 저술한다.

⚜ **유럽**
승원 의학의 발달. 유럽에서 가장 오래된 의과대학인 살레르노의과대학이 설립됨.

【근세】

⚜ **유럽**
르네상스와 대항해 시대에 의해 식물에 대한 관심이 높아진다. 플랜트 헌터나 허벌리스트가 나타난다. 페미니스가 '쾰른의 물'을 판매.

【근대】
약용식물로부터 유효성분을 분리 정제. 합성향료의 탄생

【현대】
르네 모리스 가테포세가 '아로마테라피'의 개념을 발표.

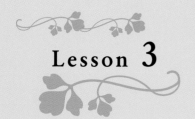
에센셜오일의 기초지식

아로마테라피의 주역인 에센셜오일에는 우리들의 생활에 도움이 되는 작용이 가득 차 있다. 그 성질이나 특징을 이해하고 활용하자.

식물에서 추출한 100% 천연의 '에센셜오일'

에센셜오일이란 식물의 꽃 · 잎 · 과일껍질(果皮) · 과실 · 뿌리 · 종자 · 수지 · 나무껍질(樹皮) · 심재(나무줄기의 중심부) 등으로부터 추출한 액체를 가리킨다. 100% 천연소재로, 추출한 식물에 따라 독특한 향과 효능이 있다. 약 3,500종류가 있다고 일컬어지는 방향식물 중에서 에센셜오일이 추출되고 있는 것은 약 200종류. 에센셜오일은 유효성분을 고농도로 함유하고 있어서 공기 중으로 증발하는 휘발성이 있는 방향성분의 집합체이다.

'오일'이라는 말이 포함되어 있는 에센셜오일이지만, '유지(油脂)'는 아니다. 천연 화학물질인 유기화합물이 수십에서 수백 종류 모여서 만들어진 것이다. 각각의 유기화합물의 성분에는 약리적인 작용이 있으며, 하나의 에센셜오일에도 다양한 효능이 있다.

에센셜오일의 특징적인 성질에는 어떠한 것이 있는가?

에센셜오일은 몇 가지 특징적인 성질이 있다. 에센셜오일 병을 열었을 때 나는 강하고 좋은 향은 방향성이라는 성질에 기인한다. 에센셜오일은 '식물의 향기'의 원천이다. 에센셜오일을 공기 중에 방치하면 서서히 기체로 변화한다. 이 변화를 휘발성이라고 한다. 에센셜오일은 시간이 지나면 변화하는 물질로, 성분에도 변화가 일어난다.

휘발된 물질이 공기와 혼합되어 다른 곳에서 화기나 열이 옮겨지면 불타기 시작하는 성질을 인화성이라고 한다. 에센셜오일은 이러한 인화성이 있어서 불을 다루는 장소에서 사용할 때는 주의해야 한다.

한편 에센셜오일은 물에 잘 녹지 않는 물체지만, 기름에는 잘 녹는다. 이러한 성질을 지용성이라고 한다.

유지와 에센셜오일의 차이

유지란 지방산과 글리세린이 결합되어 생성된 물질이다. 참기름이나 올리브오일 등의 '식물성기름'은 유지지만, 에센셜오일은 유지가 아니다. 물보다 가볍고 물에 잘 녹지 않는 성질이 있어서 물에 넣으면 기름처럼 뜨기 때문에 에센셜 '오일'이라고 불리게 되었다.

에센셜오일의 특징

✦ 강한 향이 난다(방향성).
✦ 공기 중에 방치해 두면 증발한다(휘발성).
✦ 불이나 열이 옮겨지면 불타기 시작한다(인화성).
✦ 물에 잘 녹지 않으며 기름에는 잘 녹는다 (지용성)
✦ 산화 등 성분 변화가 일어난다.
✦ 천연 화학물질인 유기화합물의 집합체이다.

식물이 방향물질을 분비하는 이유는?

식물은 광합성에 의해 이산화탄소와 물로부터 산소와 포도당을 만들어낸다. 이것이 1차 대사인데, 모든 식물이 행하는 작용이다. 이 1차 대사에서 생성된 에너지를 이용하여 여러 가지 유기화합물을 만드는 기능을 2차 대사라고 한다. 에센셜오일은 식물이 만들어낸 2차 대사산물로, 유기화합물이 수십에서 수백 종 모여 이루어진 것이다.

2차 대사에서 만들어진 물질에는 에센셜오일 이외에도 커피나 차의 카페인, 감물(날감의 떫은 즙)의 타닌, 담배의 니코틴, 아코나이트(aconite, 부자, 바꽃)나 양귀비의 알칼로이드 등 기호품이나 의약품의 원료가 되는 것이 다수 있다.

식물은 이러한 2차 대사를 왜 할까?

식물에서 향기가 나는 이유는 에센셜오일에 방향성분이 포함되어 있기 때문이다. 이때 식물 전체에서 향을 내는 것은 아니다. 방향성분은 특수한 분비샘에서 합성되고 있으며, 유세포(油細胞)라는 작은 주머니 속에 비축되어 있다. 이러한 유세포가 있는 장소는 식물에 따라 다르며, 에센셜오일의 추출부위가 깊이 관계되어 있다.

식물이 방향물질을 분비하는 이유는 다음의 여섯 가지 이유를 생각할 수 있다.

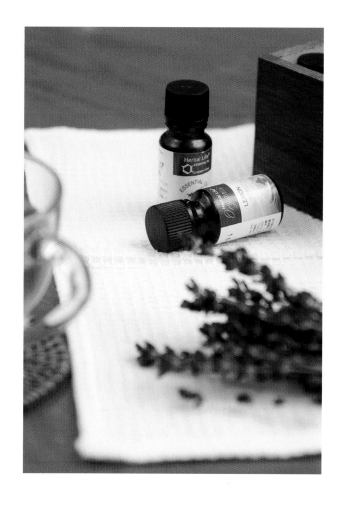

식물이 방향물질을 분비하는 이유

✦ 향으로 곤충 등을 끌어들이거나 꽃가루받이를 시키거나 한다 (유인 효과).

✦ 곤충이나 새가 꺼려하는 향을 내뿜어서 멀리 떨어지게 한다 (기피 효과).

✦ 곰팡이나 유해한 균의 발생이나 증식을 억제한다 (항진균 효과, 항균 효과).

✦ 방향물질을 증발시켜서 스스로를 냉각시킨다.

✦ 다른 종자의 발아나 성장을 억제한다.

✦ 인간의 호르몬처럼 식물의 체내에서 생리 활성 물질로 작용한다.

에센셜오일이 만들어지는 부위는
식물마다 다르다

식물은 유세포에 에센셜오일을 비축하고 있다. 유세포의 위치는 페퍼민트는 잎의 표면 가까이, 오렌지는 과피의 표면 가까이 등으로, 식물마다 다르다. 그 때문에 에센셜오일의 추출부위는 식물마다 달라지는 것이다.

그 부위에 따라 방향성분이나 채취할 수 있는 에센셜오일의 양이 달라진다. 어느 부위에서 추출하는가, 어떤 추출방법을 사용하는가에 따라 생산량(채유율)·향·기능도 달라진다. 예를 들면 오렌지의 에센셜오일은 과피에서 '오렌지', 꽃에서 '네롤리', 잎에서 '페티그레인'의 3종류 에센셜오일이 추출된다. 이와 같이 같은 식물에서 추출되는 에센셜오일이라도 부위에 따라서 다른 에센셜오일이 된다.

그 외에 같은 원료라도 추출방법에 따라서 방향성분의 종류나 비율이 변화하며, 에센셜오일의 색이나 향에도 차이가 나타난다.

예로부터 사람들의 사랑을 받아온 장미의 향. 꽃봉오리는 허브로서도 이용되고 있다. 특히 훌륭한 향기를 내뿜는다고 여겨지는 불가리아산 다마스크로즈가 인기 있다.

다마스크로즈로부터는 '로즈오토'와 '로즈 Abs(앱솔루트)'라는 2종류의 에센셜오일이 추출된다. 이것은 추출방법(추출방법에 대해서는 p.38부터 소개한다)에 따른 차이이다. 로즈오토는 다마스크로즈의 꽃만을 원료로 하여 가장 오래전부터 행해지고 있는 수증기증류법이라는 추출법으로 추출된 에센셜오일. 로즈 Abs.는 장미의 꽃에서 휘발성 유기용매 추출법으로 추출된 것으로, 열에 약한 꽃의 성분도 사라지지 않게 모을 수 있다. 로즈오토보다 채유량도 많고, 그만큼 가격도 낮다.

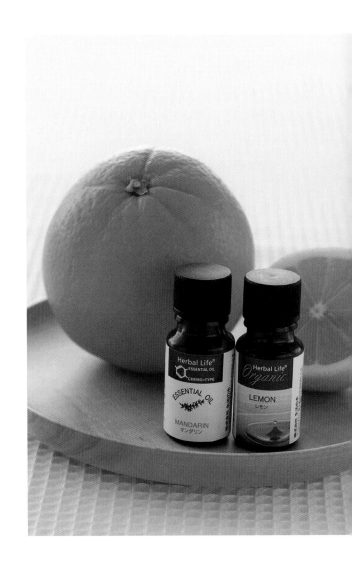

에센셜오일의 주요 추출부위

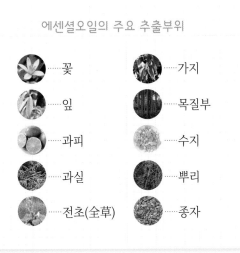

꽃 ········· 가지
잎 ········· 목질부
과피 ········· 수지
과실 ········· 뿌리
전초(全草) ········· 종자

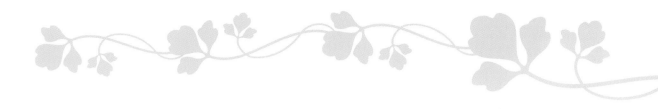

식물학적으로는 같은 종이라도 성분이 다른 '케모타입'

식물학적으로 보면 같은 종(학명, 과명이 동일함)이라도 에센셜오일의 향이나 기능이 현저하게 다른 경우가 있다. 그것은 식물이 생육하는 기후나 토양 등의 환경에 의해 함유된 성분이 달라지기 때문이다. 수확연도나 산지에 따라서 고상한 맛(風味)이 달라지는 와인과 마찬가지이다.

에센셜오일의 특성에 지나치게 차이가 발생하는 것은 다른 종류의 에센셜오일로 취급되며, '케모타입(chemotype, 화학종)'이라 불리어 구별된다. 특히 타임은 생육환경에 의해 품질에 영향이 나타나기 쉽다고 일컬어지는 듯하다. 그 외에 로즈마리, 유칼립투스, 티트리, 카유푸트 등에도 케모타입이 확인되고 있다. 예를 들어 캠퍼의 향이 강한 것, 시네올이 강한 것, 버베논이 강한 것이 있으며, 메인이 되는 성분은 다르다. 성분명 앞에 'ct.'(chemotype의 약어)라고 표기되는 경우가 있는데, 이것은 케모타입이라는 의미이다.

또한 같은 산지의 식물이라도 수확 시기나 재배 방법에 따라서도 미묘하게 향이나 성분이 다르다. 천연 성분이기 때문에 환경의 차이로 에센셜오일의 품질에 영향이 나타나는 것이다.

케모타입의 표기 예

✦ 로즈마리 캠퍼
Rosmarinus officinalis ct.camphor

✦ 로즈마리 시네올
Rosmarinus officinalis ct.cineole

✦ 로즈마리 버베논
Rosmarinus officinalis ct.verbenone

✦ CHECK POINT ✦

⚜ 에센셜오일은 유지가 아니며, 천연 화학물질인 유기화합물의 집합체이다.

⚜ 에센셜오일은 100% 천연소재로, 식물에서 추출된 것이다.

⚜ 에센셜오일에는 방향성·휘발성·친유성(지용성)·인화성이라는 특징이 있다.

⚜ 방향성분은 식물의 분비샘에서 합성되며, 유세포라 불리는 주머니 속에 비축되어 있다.

⚜ 식물에 따라 유세포의 위치가 다르며, 에센셜오일의 추출부위가 다르다.

⚜ 방향물질의 역할로서 곤충이나 새를 끌어들이는 유인 효과가 있다.

⚜ 식물은 곤충이나 새가 꺼려하는 향을 내뿜어서 먹히는 것을 막는다……(기피효과)

⚜ 식물은 에센셜오일을 공기 중으로 발산하여 유해한 균으로부터 몸을 보호한다……항진균효과, 항균효과)

⚜ 식물은 태양열로부터 몸을 지키기 위해 방향물질을 증발시켜서 스스로를 냉각시킨다.

⚜ 학명이 동일하더라도 생육환경 등으로 성분의 구성비율이 달라지는 것을 케모타입이라고 부른다.

⚜ 방향성분의 분류와 특성

에센셜오일은 방향성분이 혼합되어 이루어져 있으며, 성분을 보면 에센셜오일의 작용 경향을 알 수 있다. Part 6 '에센셜오일 가이드' (p.161)에 각각의 주요 성분도 제시하고 있으므로 같이 참조해 보자.

방향성분 그룹명	특성	주요 성분명
모노테르펜 탄화수소류	에센셜오일을 만들어내는 화학물질 중 가장 많이 존재하며, 휘발되기 쉽다. 살균·소독기능이나 진통기능 등이 있다. 피부를 따뜻하게 하는 기능이 있어서 피부에 자극을 줄 수도 있기 때문에 주의가 필요. 또한 이 성분은 특히 산화되기 쉽기 때문에 냉암소에 제대로 보관한다.	캄펜, 사비넨, α-테르피넨, α-피넨, α-파르네센, α-페란드렌, γ-테르피넨, 데르마크렌 D, β-피넨, β-페란드렌, 리모넨, 미르센, trans-β-오시멘 등 *이름의 어미가 '~엔'으로 끝나는 것이 많다.
세스퀴테르펜 탄화수소류	항염증기능·진정기능 등이 뛰어나다. 이 그룹 중에 광범위하게 존재하는 카리오필렌은 꿀풀과의 에센셜오일에 다량 함유된다. 향이 강하므로 블렌딩할 때에는 소량으로.	α-가이엔, α-브루네센, α-파출렌, β-카리오필렌, 구아이아디엔, 히마칼렌 등 *이름의 어미가 '~엔'으로 끝나는 것이 많다.
모노테르펜 알코올류	살균기능·항바이러스기능 등이 뛰어나다. 또한 강장기능·면역활성화기능 등에도 효과를 발휘. 피부에 저자극으로, 간·신장·신경 등에 대한 독성도 적기 때문에 자주 사용해도 비교적 안전하다고 할 수 있다. 이 성분은 허브계에 많이 함유되어 있으며, 아이들이나 고령자에게도 비교적 안심하고 사용할 수 있다.	α-테르피네올, 게라니올, 시트로네올, 디히드로카르베올, 테르피넨-4-올, 멘톨, 이소프레골, 보르네올, 리나롤 등 *이름의 어미가 '~올'로 끝나는 것이 많다.
세스퀴테르펜 알코올류	특정 식물에 존재하는 성분. 항감염기능은 비교적 약하지만, 면역활성화기능이 뛰어나며 심신을 강하게 한다. 피부에 저자극으로, 독성도 적으므로 아이들이나 고령자에게도 비교적 안심하고 사용할 수 있다.	캐로톨, 산타롤, 베티베롤, 다우콜, 파츄롤, 빌디프로롤(*) 등 *이름의 어미가 '~올'로 끝나는 것이 많다.
디테르펜 알코올류	에센셜오일에는 소량밖에 함유되어 있지 않지만, 적은 양으로도 강하게 작용한다. 에스트로겐(여성 호르몬)과 비슷한 역할을 할 수도 있으며, 호르몬 조절작용이 뛰어나다.	살비올, 스클라레올, 피톨, 이소피톨 등. *이름의 어미가 '~올'로 끝나는 것이 많다.

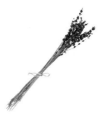

방향성분 그룹명	특성	주요 성분명
페놀류	살균·소독기능이나 항바이러스기능이 매우 뛰어난 이외에, 면역활성화기능이나 강장기능도 뛰어나다. 피부에 자극이 강하기 때문에 주의 필요. 또한 대량으로 사용하면 간에 장애가 발생하는 경우도.	유게놀, 메틸유게놀, 메차비콜(*), 트랜스아네톨, 카바크롤, 티몰 등 *이름의 어미가 '~올'로 끝나는 것이 많다.
알데히드류	항염증기능이 뛰어나며 중추신경을 진정시키는 이외에 혈압강하기능이나 해열기능도 있다. 피부자극이 강하므로 장시간·장기간에 걸쳐 피부에 사용하는 것은 피할 것.	그라니알, 게라니알, 시트로네랄, 옥타날, 네랄, 바닐린 등 *이름의 어미가 '~알'로 끝나는 것이 많다
케톤류	진통기능·진정기능·해열기능·지방용해기능 등이 뛰어나지만, 신경에 대한 독성이 있으므로 장시간·장기간의 사용은 금지. 임산부나 간질환자도 사용을 삼간다	α-투존, β-투존, 카르본, 캠퍼, 자스몬, 피노카르본, 멘톤 등 *이름의 어미가 '~온'으로 끝나는 것이 많다
에스테르류	신경계통의 진정기능이나 강장기능을 비롯하여 진경기능이나 항염증기능 등도 우수하다. 피부에도 저자극. 안전하고 온화한 조성성분이기 때문에 이 성분이 많으면 사용하기가 쉽다.	앙젤산 이소부틸, 안식향산 벤질, 포름산 시트로넬릴, 아세트산 게라닐, 아세트산 벤질, 아세트산 리나릴 등 *'~산'이라는 이름이 많다
쿠마린류	주로 압착법으로 추출되는 감귤계의 에센셜 오일에서 소량 발견되며, 휘발성이 높지 않는 것이 특징. 진정기능·진경기능·혈압강하기능 등이 있다. 광감작성이 있기 때문에 사용 시에 주의가 필요.	쿠마린, 헤르니아린, 시트로프텐 등
옥사이드(산화물)류	거담기능·항카타르기능이 뛰어난 외에 면역활성화기능·항염증기능·방충기능 등도 있다. 자극이 강한 성분이므로 고령자에게 사용하는 것은 피한다.	1.8-시네올, 비사보롤옥사이드, 리나롤옥사이드, 로즈옥사이드 등

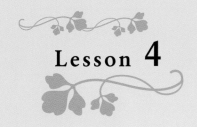

Lesson 4 · 에센셜오일의 기능

에센셜오일에는 여러 가지 약리기능이 있다. 그중에서 주된 기능과 그 의미, 그러한 기능을 기대할 수 있는 에센셜오일을 소개한다. Part 6 '에센셜오일 가이드'를 읽을 때도 참고하기 바란다.

⚜ 에센셜오일의 기능

울혈제거기능 정체된 혈액이나 림프액의 흐름을 촉진한다.	이모텔, 그레이프프루트, 사이프러스, 샌달우드, 시더우드 아틀라스, 주니퍼베리, 티트리, 니아울리 시네올, 파인, 파촐리, 편백나무, 베티버, 만다린, 유칼립투스 글로불루스, 유칼립투스 시트로도라, 유칼립투스 라디아타, 라임, 라벤사라, 레몬버베나, 로즈마리 버베논 등
보습기능 딱딱해져 버린 피부를 부드럽게 만든다.	캐모마일 저먼, 캐모마일 로만, 샌달우드, 시더우드 아틀라스, 자스민 Abs., 제라늄, 네롤리, 파촐리, 만다린, 레몬그라스, 로즈 Abs., 로즈오토, 로즈우드(잎) 등
완하기능 대장의 작용을 활성화시켜 배변을 촉진한다.	진저, 타라곤, 펜넬, 블랙페퍼, 마조람, 레몬, 레몬그라스, 로즈오토, 로즈 Abs. 등
간강화기능 간기능을 자극하고 촉진한다.	이모텔, 캐모마일 저먼, 캐모마일 로만, 사이프러스, 세이지, 페퍼민트, 레몬, 레몬그라스, 로즈 Abs., 로즈오토, 로즈마리 시네올, 로즈마리 버베논 등
강장기능 신체 각 부위나 전신의 작용을 활성화시키고 강화한다.	일랑일랑, 오렌지스위트, 캐모마일 저먼, 캐모마일 로만, 카다몬, 클라리세이지, 그레이프프루트, 클로브, 구로모지, 윌도, 코리앤더, 사이프러스, 샌달우드, 시더우드 아틀라스, 시트로넬라, 시나몬 리프, 주니퍼베리, 진저, 스피아민트, 세이지, 제라늄, 타임 리나롤, 티트리, 니아울리 시네올, 네롤리, 파인, 바질 리나롤, 파촐리, 팔마로사, 편백나무, 펜넬, 블랙페퍼, 프랑킨센스, 블루 야로우, 베티버, 페퍼민트, 버가못, 마조람, 만다린, 미르, 멜리사, 유칼립투스 글로불루스, 유칼립투스 시트로도라, 유칼립투스 라디아타, 유자, 라임, 라벤사라, 레몬, 레몬그라스, 로즈 Abs., 로즈우드(잎), 로즈오토, 로즈마리 캠퍼, 로즈마리 시네올 등
거담기능 기관지에서 과잉 점액의 배출을 촉진한다.	이모텔, 카유푸트, 윌도, 샌달우드, 시더우드 아틀라스, 진저, 스파이크 라벤더, 타임 리나롤, 티트리, 니아울리 시네올, 파인, 바질 리나롤, 펜넬, 프랑킨센스, 블루 야로우, 페퍼민트, 버가못, 벤조인, 마조람, 미르, 유칼립투스 글로불루스, 유칼립투스 라디아타, 라반딘, 라벤사라, 로즈마리 시네올, 로즈마리 버베논 등
구풍(풍사제거)기능 장 내에 쌓인 가스 배출을 촉진한다.	오렌지스위트, 캐모마일 저먼, 캐모마일 로만, 카다몬, 클라리세이지, 글로브, 코리앤더, 샌달우드, 시나몬 리프, 주니퍼베리, 진저, 스피아민트, 타임 리나롤, 타라곤, 네롤리, 바질 리나롤, 펜넬, 블랙페퍼, 페퍼민트, 버가못, 벤조인, 마조람, 미르, 멜리사, 라벤더, 레몬, 레몬그라스, 로즈마리 버베논 등
혈압강하기능 혈압을 저하시키는 기능이 있다.	일랑일랑, 클라리세이지, 그레이프프루트, 마조람, 멜리사, 유칼립투스 시트로도라, 유자, 라벤더, 레몬, 레몬그라스, 레몬 버베나 등
혈압상승기능 혈압을 상승시키는 기능이 있다.	세이지, 타임 리나롤, 페퍼민트, 로즈마리 캠퍼, 로즈마리 시네올
혈행촉진기능 혈액의 흐름을 촉진한다.	일랑일랑, 오렌지스위트, 타라곤, 파촐리, 페퍼민트, 마조람, 유자, 로즈마리 캠퍼, 로즈마리 시네올 등

해열기능 높아진 체온을 낮춘다.	오렌지스위트, 캐모마일 저먼, 캐모마일 로만, 카유푸트, 사이프러스, 진저, 니아울리 시네올, 바질 리나롤, 파촐리, 팔마로사, 블랙페퍼, 블루 야로우, 페퍼민트, 버가못, 멜리사, 유칼립투스 글로블루스, 라임, 레몬그라스, 레몬 버베나 등
건위(健胃)기능 위장의 여러 가지 부진한 상태를 완화하고 정상으로 만든다.	오렌지스위트, 캐모마일 저먼, 캐모마일 로만, 카다몬, 클라리세이지, 그레이프프루트, 글로브, 월도, 코리앤더, 시나몬 리프, 주니퍼베리, 진저, 스파아민트, 타라곤, 네롤리, 바질 리나롤, 펜넬, 블랙페퍼, 페퍼민트, 버가못, 미르, 멜리사, 라임, 레몬, 레몬그라스, 레몬 버베나, 로즈 Abs., 로즈오토 등
항알러지기능 알러지 증상을 완화한다.	이모텔, 캐모마일 저먼, 캐모마일 로만, 월도, 멜리사, 라벤더 등
항우울기능 불안이나 우울감을 완화시키고 기분을 고양시킨다.	이모텔, 일랑일랑, 오렌지스위트, 캐모마일 저먼, 캐모마일 로만, 클라리세이지, 그레이프프루트, 시트로넬라, 시나몬 리프, 자스민 Abs., 스파이크 라벤더, 세이지, 제라늄, 타임 리나롤, 네롤리, 바질 리나롤, 파촐리, 팔마로사, 페티그레인, 프랑킨센스, 베티버, 버가못, 만다린, 멜리사, 라반딘, 라벤더, 레몬그라스, 로즈 Abs., 로즈우드(잎), 로즈오토 등
항바이러스기능 바이러스를 억제하는 기능이 있다.	이모텔, 카유푸트, 클라리세이지, 구로모지, 시나몬 리프, 스파이크 라벤더, 타임 리나롤, 티트리, 니아울리 시네올, 파인, 파촐리, 팔마로사, 편백나무, 블랙페퍼, 프랑킨센스, 베티버, 버가못, 미르, 유칼립투스 글로불루스, 유칼립투스 시트로도라, 유칼립투스 라디아타, 라임, 라반딘, 라벤사라, 라벤더, 레몬, 레몬그라스, 레몬 버베나, 로즈 Abs., 로즈우드(잎), 로즈오토, 로즈마리 시네올, 로즈마리 버베논 등
항염증기능 염증을 진정시키는 기능이 있다.	이모텔, 일랑일랑, 캐모마일 저먼, 캐모마일 로만, 클라리세이지, 샌달우드, 주니퍼베리, 진저, 스파아민트, 제라늄, 티트리, 파인, 파촐리, 팔마로사, 펜넬, 블루 야로우, 베티버, 페퍼민트, 벤조인, 미르, 멜리사, 유칼립투스 글로불루스, 유칼립투스 시트로도라, 유칼립투스 라디아타, 라벤더, 레몬그라스, 레몬 버베나, 로즈 Abs., 로즈오토, 로즈마리 캠퍼, 로즈마리 시네올 등
항카타르기능 체내의 과잉된 점막을 용해하고 배출을 촉진한다.	구로모지, 월도, 스파이크 라벤더, 니아울리 시네올, 블랙페퍼, 프랑킨센스, 벤조인, 유칼립투스 글로불루스, 유칼립투스 라디아타, 라벤사라, 로즈마리 시네올 등
항균기능 세균의 증식을 억제한다.	이모텔, 오렌지스위트, 캐모마일 로만, 클라리세이지, 구로모지, 사이프러스, 샌달우드, 시더우드 아틀라스, 제라늄, 티트리, 네롤리, 파촐리, 팔마로사, 마조람, 로즈마리 캠퍼, 로즈마리 시네올 등
항진균기능 진균의 증식을 억제하고, 진균에 의한 감염증을 예방한다.	이모텔, 시더우드 아틀라스, 월도, 타임 리나롤, 티트리, 파촐리, 팔마로사, 편백나무, 프랑킨센스, 베티버, 버가못, 유칼립투스 시트로도라, 라벤더, 레몬그라스, 로즈우드(잎), 로즈마리 시네올 등
최음기능 릴랙스된 기분을 고양시키고 성욕을 높인다.	일랑일랑, 카다몬, 클라리세이지, 글로브, 코리앤더, 샌달우드, 시더우드 아틀라스, 시나몬 리프, 자스민 Abs., 주니퍼베리, 진저, 타임 리나롤, 네롤리, 바질 리나롤, 파촐리, 블랙페퍼, 베티버, 벤조인, 미르, 로즈 Abs., 로즈우드(잎), 로즈오토 등
세포성장촉진기능 피부세포의 성장을 촉진한다.	이모텔, 스파이크 라벤더, 제라늄, 네롤리, 파촐리, 팔마로사, 프랑킨센스, 베티버, 만다린, 라벤더, 로즈우드(잎) 등

살균기능 세균을 죽이는 기능이 있다.	카유푸트, 클라리세이지, 그레이프프루트, 글로브, 구로모지, 월도, 코리앤더, 샌달우드, 시더우드 아틀라스, 시트로넬라, 시나몬 리프, 주니퍼베리, 진저, 스파이크 라벤더, 제라늄, 타임 리나롤, 티트리, 니아울리 시네올, 네롤리, 파인, 바질 리나롤, 파촐리, 팔마로사, 편백나무, 펜넬, 프랑킨센스, 베티버, 페퍼민트, 버가못, 미르, 유칼립투스 글로불루스, 유칼립투스 시트로도라, 유칼립투스 라디아타, 유자, 라임, 라벤사라, 라벤더, 레몬, 레몬그라스, 레몬 버베나, 로즈 Abs., 로즈우드(잎), 로즈오토, 로즈마리 캠퍼, 로즈마리 시네올, 로즈마리 버베논 등
살충기능 유해한 벌레를 죽이거나 배제하는 기능이 있다.	카유푸트, 글로브, 구로모지, 사이프러스, 시더우드 아틀라스, 시트로넬라, 시나몬 리프, 주니퍼베리, 스파이크 라벤더, 스피아민트, 제라늄, 타임 리나롤, 티트리, 니아울리 시네올, 바질 리나롤, 파촐리, 펜넬, 버가못, 유칼립투스 글로불루스, 라임, 레몬그라스, 로즈우드(잎), 로즈마르 캠퍼 등
자궁강장기능 자궁의 작용을 활성화한다.	클라리세이지, 글로브, 자스민 Abs., 프랑킨센스, 미르, 멜리사, 로즈 Abs., 로즈오토 등
자극기능 마음이나 몸의 활동을 자극하고 에너지를 증진한다.	카유푸트, 카다몬, 글로브, 코리앤더, 시트로넬라, 시나몬 리프, 주니퍼베리, 진저, 스피아민트, 타임 리나롤, 타라곤, 티트리, 니아울리 시네올, 파인, 바질 리나롤, 펜넬, 블랙페퍼, 블루 야로우, 페퍼민트, 미르, 유칼립투스 글로불루스, 유칼립투스 라디아타, 라임, 라벤사라, 레몬, 레몬그라스, 레몬 버베나, 로즈우드(잎), 로즈마리 캠퍼, 로즈마리 시네올 등
수렴기능 피부 조직을 탄탄하게 하고 결속시킨다.	월도, 사이프러스, 샌달우드, 시더우드 아틀라스, 시나몬 리프, 주니퍼베리, 세이지, 제라늄, 티트리, 네롤리, 파촐리, 편백나무, 프랑킨센스, 블루 야로우, 페퍼민트, 벤조인, 미르, 라임, 레몬, 레몬그라스, 로즈 Abs., 로즈오토 등
소화촉진기능 소화기관의 작용을 돕는다.	오렌지스위트, 캐모마일 저먼, 캐모마일 로만, 카다몬, 클라리세이지, 월도, 세이지, 진저, 타임 리나롤, 타라곤, 네롤리, 바질 리나롤, 펜넬, 블랙페퍼, 페퍼민트, 버가못, 마조람, 만다린, 멜리사, 레몬, 레몬그라스, 레몬 버베나, 로즈마리 캠퍼, 로즈마리 시네올 등
소독기능 병원균을 죽이고 감염을 예방하는 기능이 있다.	일랑일랑, 오렌지스위트, 캐모마일 저먼, 캐모마일 로만, 카유푸트, 카다몬, 클라리세이지, 그레이프프루트, 글로브, 사이프러스, 샌달우드, 시더우드 아틀라스, 시트로넬라, 시나몬 리프, 자스민 Abs., 주니퍼베리, 진저, 스파이크 라벤더, 세이지, 제라늄, 타임 리나롤, 타라곤, 티트리, 니아울리 시네올, 네롤리, 파인, 바질 리나롤, 파촐리, 팔마로사, 편백나무, 펜넬, 블랙페퍼, 블루 야로우, 베티버, 페퍼민트, 버가못, 벤조인, 마조람, 미르, 유칼립투스 글로불루스, 라임, 라반딘, 라벤더, 레몬, 레몬그라스, 레몬 버베나, 로즈 Abs., 로즈우드(잎), 로즈오토 등
식욕 촉진기능 식욕을 증진한다.	오렌지스위트, 카다몬, 글로브, 코리앤더, 진저, 세이지, 타임 리나롤, 타라곤, 펜넬, 블랙페퍼, 라임 등
제한(制汗)기능 땀흘리는 것을 억제한다.	사이프러스, 시트로넬라, 세이지, 유칼립투스 글로불루스, 유칼립투스 시트로도라, 유칼립투스 라디아타, 레몬 버베나 등
진해기능 기침을 진정시키는 기능이 있다.	이모텔, 월도, 사이프러스, 샌달우드, 타임 리나롤, 유칼립투스 글로불루스, 유칼립투스 라디아타, 라벤사라 등

진경(경련진정)기능 근육의 경련을 진정시키는 기능이 있다.	이모텔, 오렌지스위트, 캐모마일 저먼, 캐모마일 로만, 카유푸트, 카다몬, 클라리세이지, 글로브, 구로모지, 코리앤더, 사이프러스, 샌달우드, 시나몬 리프, 자스민 Abs., 주니퍼베리, 진저, 스피아민트, 세이지, 타임 리나롤, 타라곤, 네롤리, 바질 리나롤, 펜넬, 페티그레인, 블랙페퍼, 베티버, 페퍼민트, 버가못, 블루 야로우, 마조람, 만다린, 멜리사, 유칼립투스 글로불루스, 유칼립투스 시트로도라, 라반딘, 라벤더, 레몬 버베나, 로즈 Abs., 로즈오토, 로즈마리 버베논 등
진정기능 신경의 흥분을 가라앉히고 마음과 몸을 릴랙스시킨다.	이모텔, 일랑일랑, 오렌지스위트, 캐모마일 저먼, 캐모마일 로만, 클라리세이지, 월도, 사이프러스, 샌달우드, 시더우드 아틀라스, 자스민 Abs., 스파이크 라벤더, 스피아민트, 세이지, 타임 리나롤, 네롤리, 파인, 파촐리, 팔마로사, 편백나무, 페티그레인, 프랑킨센스, 블루 야로우, 베티버, 버가못, 벤조인, 마조람, 만다린, 미르, 멜리사, 유칼립투스 시트로도라, 라임, 라벤사라, 라벤더, 레몬 버베나, 로즈 Abs. 등
진통기능 몸의 통증을 완화시킨다.	캐모마일 저먼, 캐모마일 로만, 카유푸트, 클라리세이지, 글로브, 코리앤더, 시트로넬라, 진저, 스파이크 라벤더, 제라늄, 니아울리 시네올, 파인, 바질 리나롤, 팔마로사, 페티그레인, 블랙페퍼, 페퍼민트, 버가못, 마조람, 유칼립투스 글로불루스, 유칼립투스 시트로도라, 라반딘, 사벤사라, 라벤더, 레몬 버베나, 로즈우드(잎), 로즈마리 캠퍼 등
통경(通經)기능 생리를 촉진하고 규칙적으로 만든다.	이모켈, 캐모마일 저먼, 캐모마일 로만, 클라리세이지, 시나몬 리프, 자스민 Abs., 주니퍼베리, 스파이크 라벤더, 스피아민크, 세이지, 타임 리나롤, 타라곤, 바질 리나롤, 펜넬, 블루 야로우, 페퍼민트, 마조람, 미르, 멜리사, 라벤더, 로즈 Abs., 로즈오토, 로즈마리 캠퍼, 로즈마리 시네올, 로즈마리 버베논 등
데오도란트(냄세제거)기능 체취나 땀냄새를 억제하거나 제거한다.	클라리세이지, 월도, 코리앤더, 사이프러스, 시트로넬라, 주니퍼베리, 세라늄, 네롤리, 파인, 파촐리, 페티그레인, 페퍼민트, 버가못, 벤조인, 미르, 유칼립투스 글로불루스, 라벤더, 레몬, 레몬그라스, 로즈우드(잎) 등
발한기능 땀 배출을 촉진한다.	오렌지스위트, 캐모마일 저먼, 캐모마일 로만, 카유푸트, 주니퍼베리, 진저, 티트리, 파인, 바질 리나롤, 펜넬, 블랙페퍼, 블루 야로우, 페퍼민트, 미르, 멜리사, 라벤더, 로즈마리 버베논 등
호르몬조절기능 호르몬의 밸런스를 조절한다.	일랑일랑, 클라리세이지, 사이프로스, 제라늄, 펜넬, 블루 야로우, 로즈 Abs., 로즈오토 등
면역활성화기능 면역력을 높이고 활성화한다.	글로브, 구로모지, 타임 리나롤, 티트리, 니아울리 시네올, 파인, 팔마로사, 페티그레인, 프랑킨센스, 블루 야로우, 베티버, 미르, 유칼립투스 글로불루스, 유칼립투스 시트로도라, 유칼립투스 라디아타, 유자, 라임, 라벤사라, 레몬, 로즈우드(잎) 등
상처치유기능 상처를 낫게 하고 치유를 빠르게 한다.	캐모마일 저먼, 캐모마일 로만, 주니퍼베리, 제라늄, 티트리, 니아울리 시네올, 프랑킨센스, 버가못, 벤조인, 마조람, 미르, 유칼립투스 글로불루스, 라반딘, 라벤더, 로즈마리 버베논 등
이뇨기능 소변의 배설을 촉진한다.	캐모마일 저먼, 캐모마일 로만, 카다몬, 그레이프프루트, 사이프러스, 샌달우드, 시더우드 아틀라스, 주니퍼베리, 세이지, 제라늄, 타임 리나롤, 타라곤, 파인, 파촐리, 펜넬, 블랙페퍼, 프랑킨센스, 블루 야로우, 벤조인, 미르, 유칼립투스 글로불루스, 라벤더, 레몬, 레몬그라스, 로즈 Abs., 로즈오토, 로즈마리 캠퍼 등

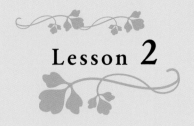

Lesson 2 [에센셜오일 추출방법]

에센셜오일의 추출방법은 주로 5종류. 그 식물의 성질에 알맞은 적절한 방법으로 추출되고 있다. 각각 어떠한 과정으로 행해지고 있는지 살펴보자.

에센셜오일의 종류에 따라서 가격이 다른 것은 추출할 수 있는 양이 다르기 때문

에센셜오일은 종류에 따라서 가격이 상당히 다르다는 것에 놀란 적은 없는가? 그것은 식물에 따라 추출부위나 추출할 수 있는 양이 다르기 때문이다. 추출방법에 따라서도 가격이 달라진다.

원래 식물에서 추출할 수 있는 에센셜오일의 양은 아주 적어서 식물 속 에센셜오일의 양은 평균적으로 1~1.5%라고 한다. 추출부위로 말하면 특히 꽃에서 채취할 수 있는 양이 매우 적다. 예를 들어 로즈오토의 경우 장미 2,000 송이에서 채취할 수 있는 에센셜오일의 양은 단 1kg이다. 그 때문에 대량의 원료를 필요로 하는 로즈오토 에센셜오일은 매우 비싸다.

식물의 특성에 맞춘 추출방법을 채용

에센셜오일의 추출방법에는 가장 일반적인 수증기증류법에서부터 압착법, 유지흡착법, 휘발성 유기용제추출법, 초임계유체(超臨界流体) 추출법의 5종류가 있다. 이 중에서 방향성분의 특징(예를 들어 물에 잘 녹는다든가, 온도가 높으면 분해되는 성분이 포함되어 있다든가 등)에 따라 가장 적합한 방법이 선택되고 있다.

사진과 같이 같은 식물이라도 추출방법에 따라서 색감이 달라진다. 뿐만 아니라 향이나 성분에도 차이가 있으며, 가격에도 영향을 준다.

유자   유자
(압착법) (수증기증류법)

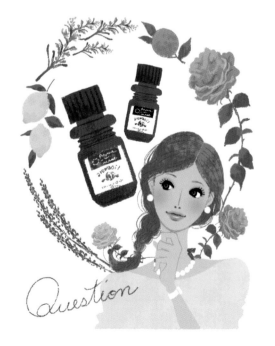

Question

'앱솔루트'란 특별한 방법으로 추출된 에센셜오일

이름에 'Abs.'가 기재된 에센셜오일이 있다. '앱솔루트'라고 읽는 이 에센셜오일은 일반적인 수증기증류법으로는 채취할 수 없다. 열이 가해지면 방향성분이 파괴되어버리는 성질이 있기 때문에 유지흡착법이나 휘발성 유기용제추출법 등으로 채취한다. 이렇게 해서 만들어진 델리케이트한 에센셜오일을 '앱솔루트'라고 한다.

앱솔루트는 강한 향과 작용이 있기 때문에 저농도에서도 충분한 효과가 있다. 색이 있고 점성이 있는 것도 특징이다.

1 수증기증류법

수증기증류법은 장치가 비교적 간단하고 저렴하여
가장 일반적으로 행해지고 있는 추출방법이다. 식물이
물이나 열에 노출되기 때문에 향기나 성분이 손상될
수 있는 염려도 있어서 이 방법에 적합하지 않은 식물
도 있다.

방법은 지극히 심플하다. 원료인 식물을 증기솥에 넣
고 직접 증기를 불어넣거나, 증기솥의 물을 끓여 추출
한다. 그렇게 하면 뜨거운 증기가 원료에 포함된 에센
셜오일이 휘발되어 수증기와 함께 위로 솟아오른다. 그
기체를 냉각탱크에서 식히면 액체로 되돌아가는데, 여
기에서 위에 떠오른 성분이 에센셜오일이다. 남은 수분
에도 수용성 에센셜오일이 미량 포함되어 있어서 '방향
증류수'로 이용한다. 플로럴워터나 로즈워터 등이 여기
에 해당한다.

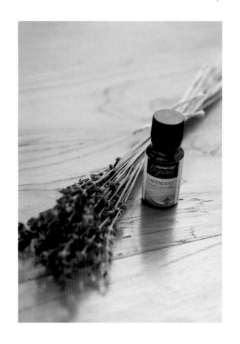

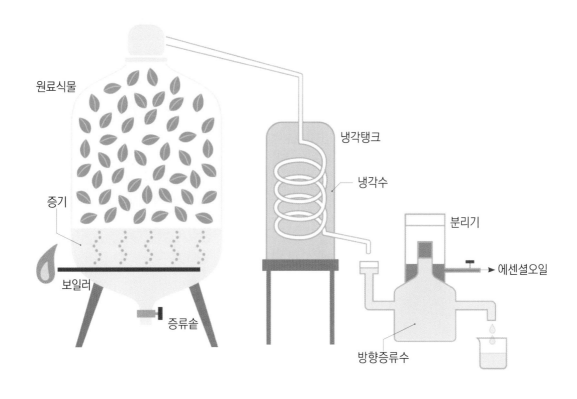

원료식물

냉각탱크

냉각수

증기

분리기

에센셜오일

보일러

증류솥

방향증류수

2 압착법

레몬이나 오렌지 등의 감귤류는 과피에 에센셜오일이 다량 포함되어 있기 때문에 옛날에는 수작업으로 과피를 압착시켜서 채유작업을 했다. 20세기 초가 되면 오른쪽 그림과 같은 과실을 둘로 쪼개서 과육을 제거한 과피를 압착기로 짜서 채유하는 방법이 주류가 되었다. 압력을 가하는 원반에 스펀지가 붙어 있다는 점에서 '스펀지법' 이라고 불렸지만, 현재에는 과실을 통째로 기계 롤러로 압착시킨 후 원심법으로 분리하여 에센셜오일을 추출하고 있다. 이 방법을 저온압착(cold press)이라고 한다.

압착법으로 채유한 에센셜오일은 식물 그 자체에 가까운 향을 얻을 수 있지만, 불순물이 섞여 변질되기 쉽다는 마이너스 면도 있다. 또한 품질이 쉽게 떨어지기 쉬운 에센셜오일이 많으므로 빨리 사용하는 것이 좋다.

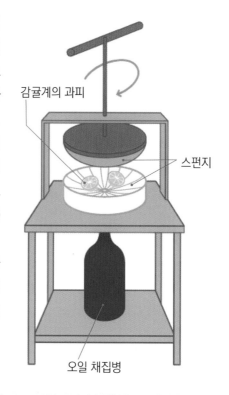

감귤계의 과피

스펀지

오일 채집병

옛날부터 행해지고 있는 유지흡착법

정제한 소기름이나 돼지기름 등에 방향성분을 흡수시켜 추출하는 방법이다. 델리케이트한 꽃의 에센셜오일을 얻을 때 사용되었던 전통적인 방법인데, 손이 많이 가기 때문에 현재에는 별로 사용되지 않는다.

유지흡착법에는 방향식물을 상온의 기름 위에 늘어놓는 '냉침법' 과, 60~70℃로 가열한 기름에 늘어놓는 '온침법' 이 있다. 방향성분을 흡착한 유지를 '포마드' 라고 한다. 포마드가 포화상태가 될 때까지 식물을 새로운 것으로 교환해서 방향성분을 흡착시킨다. 그리고 알코올을 첨가해 방향성분을 녹여내어 최종적으로 얻어진 것이 '앱솔루트' 이다.

최근 탄생한 새로운 추출법 초임계유체추출법

1970년 말 정도부터 개발된 새로운 추출법으로, 주로 이산화탄소 등의 액화가스를 용제로 이용하는 방법이다. 고압력을 가해 유체상태(초임계상태)가 된 액화가스는 방향식물에 잘 침투·확산되어 방향성분을 에워싼다. 압력을 원래대로 되돌리면 액화가스는 기화되어 방향성분이 남는다. 얻어진 방향성분을 '엑스트랙트(extract)' 라고 부른다.

이 방법으로는 방향식물의 향을 보다 낮은 온도에서 추출할 수 있기 때문에 열에 의한 변질이 없는 자연상태에 가까운 향의 에센셜오일을 얻을 수 있다. 장치가 고가이기 때문에 그다지 일반적이지는 않다.

3 휘발성 유기용제추출법

열에 약한 꽃의 에센셜오일을 추출하는 방법으로, 수증기증류법에 비해 많은 에센셜오일을 추출할 수 있다. 석유 에테르나 헥산 등의 휘발성 유기용제를 사용하여 방향성분을 추출한다. 시간과 노력이 많이 드는 유지흡착법을 대신하여 채용되었다.

용제솥에 방향식물을 넣고 상온에서 방향성분을 녹여낸다. 이때 식물 속에 포함된 천연왁스 성분도 방향성분과 함께 녹아 나온다. 그 후 용제를 휘발시켜 얻어진 반 고체상태의 물질을 '콘크리트'라고 부른다. 여기에 알코올을 첨가해 방향성분을 녹여내고, 왁스 성분 등을 분리하여 최종적으로 얻어진 물질이 '앱솔루트'이다. 현재의 앱솔루트는 대부분 이 방법으로 만들어진다.

또한 이 방법을 이용하여 주로 수지(樹脂) 등으로부터 빼낸 물질을 '레지노이드'라 부른다.

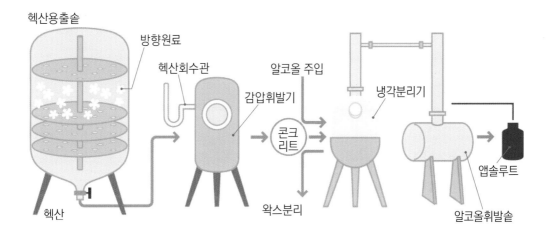

CHECK POINT

- 수증기증류법은 가장 자주 이용되고 있는 추출방법이다.

- 수증기증류법으로 에센셜오일을 추출할 때 만들어지는 물을 방향 증류수라고 한다.

- 압착법은 감귤계 과피의 에센셜오일을 추출하는 데 적합하다. 산화되기 쉽다.

- 유지흡착법이나 휘발성 유기용제추출법으로 얻어진 에센셜오일을 '앱솔루트'라고 한다.

- 앱솔루트와 에센셜오일을 별개의 것으로 구별하는 견해도 있다.

- 초임계유체추출법은 '엑스트랙트'라고 하는 순도 높은 에센셜오일을 얻을 수 있다.

- 수지를 원료로 하여 휘발성 유기용제추출법으로 얻어낸 에센셜오일을 '레지노이드'라고 한다.

- 레지노이드는 방향을 지속시키는 보류제로도 사용된다.

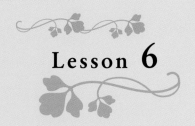

Lesson 6

에센셜오일의 작용과 메커니즘

에센셜오일 성분의 주된 전달경로는 후각을 포함해 네 가지이다. 각각의 루트가 심신에 어떻게 영향을 주는지 알아보자.

에센셜오일 성분이 심신에 작용하는 네 가지 루트

우리들은 에센셜오일의 향에 의해 마음이 편안해지거나 트리트먼트를 함으로써 피로가 풀어지는데, 방향성분은 어떻게 마음과 몸에 작용할까?

주로 '후각기관에서 뇌로', '피부에서 혈액으로', '호흡기에서 혈액으로', '소화기관에서 혈액으로'와 같은 루트도 있다. 어떤 루트로부터도 유효성분이 마음과 몸 양쪽에 작용하여 여러 가지 효과를 가져다준다.

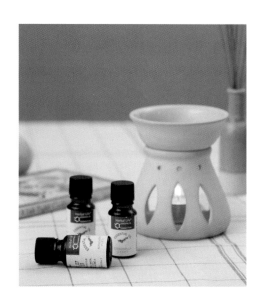

1 후각기관에서 뇌로

후각은 우리들 인류가 가진 가장 원시적인 뇌 기능의 일부이다. 냄새에 의해 먹을 것을 발견하는 등 인간이 생존하기 위해 커다란 역할을 해 왔다. 또한 향기에 의해 순식간에 '유쾌함, 불쾌함'을 느끼는 것처럼, 후각은 감정에도 연결되어 있다.

후각신경은 코의 상부에 위치하며, 촉각이나 청각과 달리 뇌의 일부인 후각망울(olfactory bulb, 후구)을 매개로 하여 뇌와 직접 연결되어 있다. 때문에 통증 등의 자극이 뇌에 전달되는 데는 0.9초 정도 걸리는 데 비해 향기는 0.2초 이하의 속도로 전달된다.

방향성분이 코로 흡수되면 콧속에 있는 점막인 후각상피에 부착되어 후각세포로부터 나와 있는 후각모(냄새털)에 수용된다. 그 정보가 전기적 신호(임펄스)로 치환되어 후각신경을 통과하여 대뇌변연계의 편도체나 해마, 시상하부에 도달하여 심신에 작용한다. 그리고 대뇌신피질의 후각영역에 도착하여 '냄새'를 인식하게 된다.

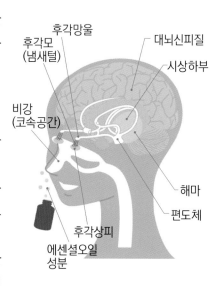

후각망울
후각모
(냄새털)
대뇌신피질
시상하부
비강
(코속공간)
해마
편도체
후각상피
에센셜오일
성분

2 피부에서 혈액으로

아로마 화장품이나 아로마 트리트먼트를 했을 때 피부에서 체내로 에센셜오일 성분이 침투한다.

피부의 표피는 이물질을 체내로 침입시키지 않기 위해 피지막이나 각질층 등으로 덮는 배리어(barrier, 장벽, 방벽) 기능이 있다. 그러나 에센셜오일의 분자구조는 작고 또 친유성이기 때문에 피부에 침투할 수 있다. 그리고 진피에 있는 말초신경이나 림프관으로 에센셜오일이 들어가서 혈액이나 림프액으로 들어가 체내를 순환하고 각 조직에 작용한다. 또한 에센셜오일 속에는 100 종류 이상의 성분이 포함되어 있다. 에센셜오일 성분의 종류에 따라서는 피부의 보습 성분을 보충하거나 탄력있게 하는 기능도 있다.

그런데 에센셜오일 그 자체를 피부에 직접 바르면 자극이 너무 강하기 때문에 좋지 않다. 반드시 캐리어오일 등으로 희석시킨 다음에 이용하자.

그 외의 경로

호흡기로부터

호흡과 함께 에센셜오일을 체내로 흡수할 때의 루트이다. 흡수한 에센셜오일 성분은 혈액에 의해 체내를 돌며 대사된다. 최종적으로는 간에서 대사되어 체외로 배출된다.

소화기관으로부터

에센셜오일을 식품에 섞어 마시거나 가글 등으로 직접 복용하는 방법이다. 그러나 에센셜오일을 입으로 섭취하면 소화기관 점막을 자극하거나 간·신장에 독성을 미칠 염려가 있다. 대량의 에센셜오일 성분을 섭취해 버릴 가능성도 있으므로 의사의 지도가 없다면 결코 행해서는 안 된다.

✦ CHECK POINT ✦

- 🌿 에센셜오일 성분의 전달경로는 후각, 피부, 호흡기, 소화기관의 네 가지.

- 🌿 에센셜오일 성분이 후각상피의 후각세포에 캐치되어 전기적 신호(임펄스)로 바뀐다.

- 🌿 임펄스는 후각망울 등을 거쳐 대뇌변연계, 시상하부로 전달되어 유쾌함이나 불쾌함이 판단된다.

- 🌿 에센셜오일을 피부에 바르면 에센셜오일 성분이 진피에 있는 말초혈관이나 림프관으로 들어가 체내를 순환한다.

- 🌿 혈액 속으로 들어간 에센셜오일 성분은 간에서 분해되어 최종적으로 소변이나 땀으로 배출된다.

- 🌿 에센셜오일을 복용하여 소화기관에서 흡수하는 루트는 리스크가 크기 때문에 해서는 안 된다.

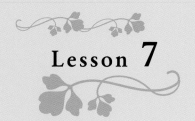

Lesson 7 · 향의 분류 · 블렌딩

에센셜오일의 향은 일곱 가지 계통으로 분류할 수 있다. 또한 에센셜오일에 따라서 각 향의 지속시간이나 강약도 다르므로 블렌딩(blending, 혼합, 조합)할 때 참고한다.

향의 휘발속도(노트)

에센셜오일에 따라서 휘발되는(공기 중으로 증발되는) 속도나 지속시간이 다른데, 이것을 '노트(knot)'로 나타낸다. 휘발속도가 빠른 순으로 탑→미들→베이스로 분류한다. 블렌딩할 때는 노트가 서로 다른 에센셜오일을 밸런스를 맞추어 배합하는 것이 중요하다. 향이 오래 지속되며, 시간에 따른 향의 변화를 즐길 수 있다. 비율의 기준은 탑: 미들 : 베이스=2 : 2 : 1이다.

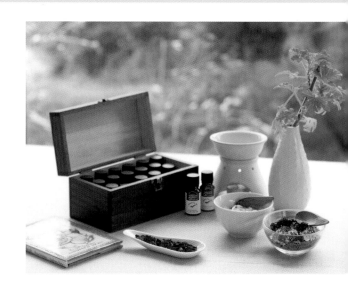

탑노트	미들노트	베이스노트
가장 휘발성이 높고 최초로 퍼지는 향. 10~30분 정도면 향은 사라져버리지만, 가장 먼저 나는 향이기 때문에 강력한 임팩트를 준다.	향의 지속시간은 30분~2시간 정도. 탑노트의 향이 사라질 즈음에 퍼지기 시작한다. 미들노트의 에센셜오일을 블렌딩하면 향이 안정된다.	가장 휘발속도가 늦으며, 2시간~한나절 정도 향이 지속된다. 블렌딩한 전체 향의 지속성도 높여 주기 때문에 보류제로서 넣으면 좋다.

향의 강약 기준

아주 소량이라도 강한 향이 나는 것부터 은은하게 향이 가는 것까지 향에는 강약이 있다. 블렌딩할 때는 향의 강약 밸런스를 고려하자. 예를 들어 강한 향의 에센셜오일끼리 합치면 냄새가 너무 독해져버리거나, 각각의 자기주장이 강해져버리는 경우가 있다. 한편 약한 향의 에센셜오일끼리 합치면 인상이 약한 향이 되어버리기 때문에 강약이 각각 다른 에센셜오일을 밸런스를 맞추어 배합하는 것이 좋다.

강함	중간(보통)	약함
일랑일랑, 자스민, 세이지, 제라늄, 티트리, 네롤리, 팔마로사, 베티버, 페퍼민트, 로즈오토, 레몬, 레몬그라스 등	오렌지스위트, 캐모마일 저먼, 샌달우드, 스피아민트, 파촐리, 편백나무, 블랙페퍼, 마조람, 만다린, 라벤더 등	시더우드 아틀라스, 버가못 등

❧ 향의 종류는 7개 그룹

에센셜오일의 향은 향이 갖는 개성에 따라서 7가지의 계통으로 분류된다. Part 6의 '에센셜오일 가이드'에서도 각각을 그룹으로 나누어 제시하고 있으므로 구입할 때나 블렌딩할 때 참고하기 바란다.

*계통의 분류는 어디까지나 어림잡은 것이므로 단정된 것은 아니다.

【허브계】	허브의 꽃이나 잎에서 에센셜오일을 추출. 산뜻한 향으로, 허브나 약초를 연상시킨다. 기분이 누그러지거나 활기차게 하는 작용이 있는 이외에, 호흡기계통에 작용하는 것도 다수 있다.	【이 타입의 에센셜오일】 클라리세이지, 월도, 스피아민트, 세이지, 바질 리나롤, 펜넬, 페퍼민트, 마조람 등
【감귤계】	감귤계의 과일이나 그와 비슷한 향의 허브에서 추출. 상쾌하고 달콤한 향으로, 사용하기 쉬운 종류. 긍정적인 기분으로 만드는 작용이 있으며 리프레시 효과가 큰 것이 특징이다.	【이 타입의 에센셜오일】 오렌지스위트, 그레이프프루트, 버가못, 만다린, 라임, 레몬, 레몬그라스 등
【플로럴계】	주로 꽃에서 추출하기 때문에 채취할 수 있는 양이 적으며, 주로 고가인 것이 특징. 달콤하고 화려한 향으로, 예로부터 여성들이 즐겨 사용해 왔다.	【이 타입의 에센셜오일】 자스민, 스파이크 라벤더, 제라늄, 네롤리, 라벤더, 로즈오토 등
【오리엔탈계】	이국적인 정서가 떠도는 엑조틱한 향. 개성적인 향이 많기 때문에 블렌딩해서 사용하면 밸런스가 잘 맞춰진 인상을 준다. 항우울작용이나 진정작용이 강한 것도 특징.	【이 타입의 에센셜오일】 일랑일랑, 샌달우드, 파촐리, 베티버 등
【수지계】	향목의 수지에서 추출. 마음이 치유되는 향이다. 점도가 높고 보습효과가 커서 크림 등에 자주 사용된다. 감기나 피부병 등에도 효과가 있다.	【이 타입의 에센셜오일】 프랑킨센스, 벤조인, 미르 등
【스파이스계】	요리의 스파이스로 익숙한 향신료에서 추출. 몸을 따뜻하게 하거나 원기를 회복시켜준다. 자극이 강한 것이 많으므로 사용할 때 주의하도록 하자.	【이 타입의 에센셜오일】 카다몬, 글로브, 코리앤더, 시나몬 리프, 진저, 블랙페퍼 등
【수목계】	수목의 수피나 가지·잎 등에서 추출. 숲속에 있는 듯한 산뜻하고 시원한 향이 많으며, 스트레스를 경감시키는 작용이 있다. 릴랙스하고 싶을 때 추천한다.	【이 타입의 에센셜오일】 사이프러스, 시더우드 아틀라스, 주니퍼베리, 티트리, 파인, 페티그레인, 유칼립투스 등

[에센셜오일을 블렌딩해 보자]

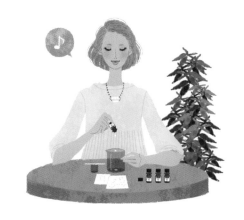

한 종류라도 효과를 발휘하는 에센셜오일이지만, 두 종류 이상을 블렌딩해서 사용하면 효과가 더욱 상승한다. 나만의 향을 만들 수도 있기 때문에 아로마테라피의 용도나 즐거움을 한층 더 만끽할 수 있을 것이다.

블렌딩의 포인트는 다음과 같다. 요령을 익히면 어려운 일이 아니다. 처음에는 에센셜오일을 2~3종류로 하고, 익숙해지기 시작하면 4종류나 5종류에도 도전해 보자.

POINT 1 향기 그룹에서 상성이 좋은 에센셜오일을 고른다

같은 계통의 에센셜오일을 조합하는 것이 가장 간단한 방법. 재료로 사용된 식물이 비슷하기 때문에 향이 쉽게 어우러지며 뛰어난 상성효과가 있다.

오른쪽 그림과 같이 인접한 그룹은 상성효과가 좋다고 일컬어지고 있다. 예를 들면 라벤더는 플로럴계이므로 조합한다면 감귤계나 오리엔탈계가 어울린다는 것이다. 우선은 마음에 드는 에센셜오일을 하나 찾아서 조합해 보자.

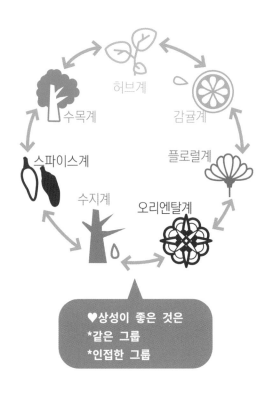

허브계
수목계
감귤계
스파이스계
플로럴계
수지계
오리엔탈계

♥상성이 좋은 것은
*같은 그룹
*인접한 그룹

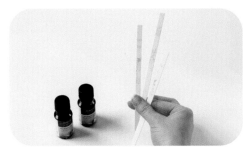

블렌딩할 때 편리한 것이 무이예트(mouillette, 시향지)이다. 무이예트 1장당 에센셜오일을 한 방울씩 떨어뜨려서 한꺼번에 손에 들고 흔들어 향의 조화를 확인한다. 이렇게 하면 실패할 확률도 줄고, 여러 가지 블렌딩을 시험할 수 있다.

기분이나 몸 상태·목적에 맞는 메인 에센셜오일을 고른다. 그러나 아무리 증상에 맞는 에센셜오일이라도 그당시에 불쾌함을 느끼는 향이라면 의미가 없으므로 마음에 드는 향을 고르는 것이 중요하다.

블렌딩할 에센셜오일은 메인이 되는 것과 작용이 비슷하거나, 그 작용을 보충하는 것이라면 효과가 높아진다. 예를 들어 잠을 잘 자지 못할 때는 최면작용이 있는 라벤더를 메인으로 고르고, 마음을 가라앉히는 효과가 있는 캐모마일 로만을 블렌딩하면 평온한 마음으로 안심하고 잠들 수 있다.

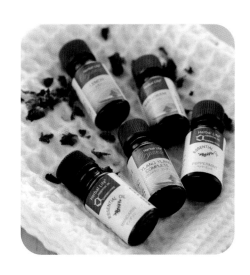

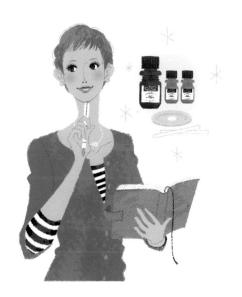

 POINT 3 블렌딩 레시피 노트를 만들어서 감상을 기록하자

실패했을 때도 성공했을 때도 블렌딩 레시피나 그에 대한 감상을 노트에 기록해 둘 것을 추천한다. 여러 가지를 시험해 보는 동안에 조합의 요령이 생기게 되어 마음에 드는 향기를 찾아내게 될 것이다. 블렌딩에 정답, 오답은 없으므로 어디까지나 '기분이 좋다'고 생각되는 향기라는 것이 중요하다. 또한 블렌딩할 때는 후각이 민감한 오전이 가장 좋다. 공복 시나 식후는 피하고 릴랙스된 기분일 때 하자.

✦ CHECK POINT ✦

❧ 에센셜오일에 따라서 휘발되는 속도나 지속 시간이 다른데, 이를 '노트'로 나타낸다.

❧ 휘발속도가 빠른 순으로 탑→미들→베이스로 분류한다.

❧ 향에는 강약이 있으며, 아주 소량으로 강한 향기를 내는 에센셜오일은 블렌딩할 때 적게 사용한다.

❧ 향기의 타입에 따라서 에센셜오일의 향은 7가지 계통으로 분류한다.

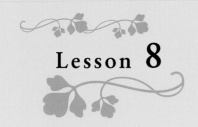

Lesson 8

에센셜오일을 고르는 법과 다루는 법

사람에게 많은 효능이 있는 에센셜오일이라도 품질이 나쁘다면 효과도 별로 기대할 수 없다. 구입할 때는 품질을 제대로 살펴보자.

에센셜오일을 구입하기 전에 병에 기재된 정보를 체크

많은 브랜드의 에센셜오일이 판매되고 있으므로 구입할 때 망설일 수 밖에 없다. 개중에는 천연 성분의 에센셜오일이 아닌 합성 아로마오일이나 품질이 나쁜 것도 있다. 구입할 때는 반드시 에센셜오일의 병에 품명·학명·추출부위·추출방법·원산국 등 최소한의 정보가 쓰여져 있는 에센셜오일인지를 체크하자. 또한 수입원이나 취급법 등이 제대로 표기되어 있는지의 여부도 품질을 확인하는 포인트가 된다.

에센셜오일의 효능을 최우선으로 하여 구입하는 경우도 있을지 모르지만, 그것이 마음에 드는 향이 아니라면 의미가 없다. 좋다고 생각되는 향이 현재 자기 자신이 원하고 있는 향이기도 하기 때문에 실제로 맡아 보고 마음에 드는 향인지 아닌지도 반드시 체크해 보자.

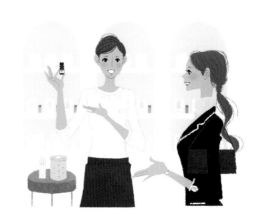

아로마테라피 전문점에 갈 것을 추천

에센셜오일을 구입하려 해도 가격에 차이가 있거나 종류도 많아서 뭘 사면 좋을지 모르겠다는 초심자는 우선 아로마테라피 전문점에 가는 것을 추천한다. 이름이 알려져 있는 브랜드의 에센셜오일은 저렴한 오일보다 가격도 비싸지만, 품질은 보증되어 있다. 처음으로 사용한 에센셜오일이 앞으로의 에센셜오일을 고르는 기준이 되기 때문에 우선은 품질이 좋은 에센셜오일을 사용해서 감각을 기르는 것이 좋다.

전문점에는 아로마테라피에 정통한 전문 스탭이 있다. 구입할 때 고민이 된다면 어드바스를 받으면 좋을 것이다. 사용방법·효능·현재의 자기 자신에게 맞는 추천 에센셜오일 등인지를 적극적으로 질문해 보자. 그리고 마음에 드는 에센셜오일을 하나 찾아내서 사용하고 나면 그것에 블렌딩하기 쉬운 에센셜오일을 늘려 나가자.

구입 시 체크할 것

✦ 100% 천연 성분인가?

✦ '에센셜오일(정유)'인가? 합성향료 아로마오일은 아닌가?

✦ 품명 · 학명·추출부위·추출방법·원산국 등이 쓰여져 있는가?

✦ 수입원이나 주의사항이 기재되어 있는가?

✦ 신뢰할 수 있는 브랜드의 제품인가?

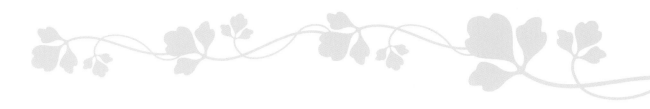

에센셜오일을 안전하게 사용하기 위한 주의사항

100% 천연 소재로 여러 가지 유효성분이 포함된 에센셜오일이지만, 그만큼 그 작용도 매우 강력하다. 잘못 사용하면 피부염을 일으키거나 몸에 해가 될 수도 있기 때문에 사용할 때는 주의가 필요하다. 아기에게 사용하거나 원액을 직접 피부에 바르거나 입에 넣는 것은 피한다.

한편 체질에 따라 에센셜오일이 맞지 않는 사람도 있다. 피부에 사용할 때는 사전에 패치테스트를 해서 알러지 반응은 없는가를 확인한다. 특히 고령자나 어린아이, 임신 중이거나 민감성 피부인 사람 등에게는 사용할 때 주의해야 한다. 에센셜오일의 종류에 따라서 주의사항이나 적절한 사용법이 다르므로 제대로 확인하고 나서 사용하는 것이 중요하다. 만일 이상을 느낀다면 즉시 사용을 중지한다.

기본적인 주의사항

1 피부에 직접 바르지 않는다

에센셜오일은 고농도로 응축된 물질이므로 원액 그대로 피부에 사용하면 자극이 너무 강하다. 반드시 캐리어오일(식물유)이나 물 등으로 1% 이하로 희석해서 사용하자. 만일 직접 피부에 발라버렸을 때에는 즉시 물로 씻어낸다.

2 패치테스트를 실시한다

에센셜오일을 피부에 바를 때에는 패치테스트를 하는 편이 좋다. 특히 민감성 피부인 사람은 반드시 해야 한다. 방법은 캐리어오일에 에센셜오일을 첨가하여 1% 농도의 오일을 만든다(에센셜오일 한 방울은 0.05ml). 그것을 피부에 바른 다음 24~48시간 방치하여 이상이 없는지 확인한다.

3 아기에게는 사용 금지

1세 이하의 아기에게는 에센셜오일 사용은 반드시 금지한다. 또한 3세 미만의 유아는 방향욕 이외의 에센셜오일의 사용은 위험하다. 3세 이상의 아이나 고령자·임산부는 일부 에센셜오일을 제외하고 아로마테라피를 즐길 수 있지만, 사용량을 가급적 줄여서 상태를 보면서 사용하자.

4 사용기한을 지킨다

에센셜오일에도 사용기한이 있다. 향기나 작용이 쇠퇴할 뿐만 아니라 해가 되는 경우도 있기 때문에 요주의. 개봉했다면 1년 이내(감귤계는 반년)를 목표로 전부 사용하자. 그러나 샌달우드나 파촐리 등은 해를 거듭할수록 향기의 질이 향상된다고 일컬어지고 있다.

5 복용하지 않는다

의사의 지도하에서 에센셜오일을 복용하여 사용할 수도 있지만, 그 이외에 에센셜오일을 먹는 것은 매우 위험하다. 간이나 신장에 장애가 나타날 가능성이 있으므로 절대로 복용해서는 안 된다. 아이가 잘못해서 마셔 버리지 않도록 보관 장소에는 주의가 필요하다.

6 화기에 주의한다

오일 워머를 사용할 때도 에센셜오일을 바로 옆에 방치해 두지 않는다.

에센셜오일은 인화할 가능성이 있으므로 화기는 충분히 주의해야 한다. 부엌이나 스토브 옆에서 사용하지 않도록 하자.

에센셜오일의 품질을 유지하기 위해
보관방법이나 장소에도 배려를

델리케이트한 에센셜오일은 햇빛이나 열·금속 등의 영향을 받기 쉬워 향이나 색이 변해버릴 수도 있다. 품질을 유지하기 위해서는 직사광선이 닿지 않고 바람이 잘 통하는 냉암소에 보관하는 것이 중요하다. 또한 에센셜오일은 휘발되기 쉽고 공기와 접촉하면 품질이 나빠지기 때문에 뚜껑을 제대로 닫고 병을 세워서 보관하는 것도 잊으면 안 된다.

에센셜오일은 자외선을 싫어하기 때문에 갈색이나 블루 등의 차광병에 넣어서 보관하자. 아로마 크래프트를 만들었을 때도 마찬가지이다.

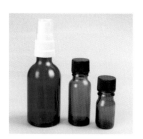

아로마오일은 자외선에 약하므로 갈색이나 파란색과 같이 빛이 차단되는 병에 보관한다. 아로마공예를 만든 경우에도 마찬가지이다.

인체에 해가 되는 성분을 포함한
에센셜오일의 사용법에는 주의하자

에센셜오일은 성분에 따라서 인체에 해가 나타나거나 몸상태에 따라서 사용할 수 없는 것도 있다. Part 6 '에센셜오일 가이드'의 각각의 에센셜오일의 주의사항이나 오른쪽 페이지의 일람표를 참고로 하여 해당되는 경우에는 사용을 삼가도록 하자.

피부에 에센셜오일을 바른 상태로 강한 자외선을 쬐면 피부자극이 일어날 수 있는데, 이것을 '광독성'이라고 한다. 주로 버가못이나 레몬·그레이프프루트 등 감귤계의 에센셜오일에서 보이는 특징이다. 외출 전이나 외출 중의 사용은 피하도록 하자.

또한 체질에 따라서 에센셜오일 성분의 일부에 면역기능에 기반한 반응이 과잉되게 작용하여(알러지 반응) 피부에 염증을 일으키는 경우가 있는데, 이것을 '감작(感作)'이라고 한다. 패치테스트를 하여 미연에 방지하도록 하자.

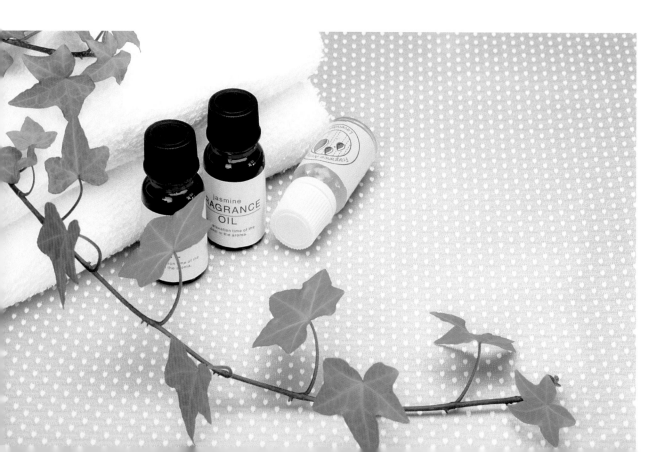

❧ 아로마테라피의 금기

몸 상태에 따라서 일반적으로 사용할 때 주의가 필요하다고 일컬어지는 주요 에센셜오일을 일람표로 만들었다. 반드시 지켜서 안전하게 아로마테라피를 즐기자.

생리통이 심할 때는 사용을 피하는 편이 좋은 에센셜오일	주니퍼베리, 세이지, 펜넬, 페퍼민트, 미르, 로즈마리 캠퍼, 로즈마리 시네올, 로즈마리 버베논 동
민감성 피부인 사람이 피부에 사용하는 것을 피하는 편이 좋은 에센셜오일	일랑일랑, 카다몬, 카유푸트, 사이프러스, 자스민 Abs., 제라늄, 티트리, 니아울리 시네올, 바질 리나롤, 블랙페퍼, 페퍼민트, 버가못, 멜리사, 라임, 레몬, 레몬그라스 등
광독성이 있는 에센셜오일	그레이프프루트, 버가못, 라임, 레몬 등
고혈압인 사람은 사용을 피하는 편이 좋은 에센셜오일	세이지, 타임 리나롤, 페퍼민트, 유칼립투스 글로불루스, 로즈마리 캠퍼, 로즈마리 시네올, 로즈마리 버베논 등
간질인 사람은 사용을 피하는 편이 좋은 에센셜오일	코리앤더, 시더우드 아틀라스, 세이지, 펜넬, 블루 야로우, 페퍼민트, 로즈마리 캠퍼, 로즈마리 시네올, 로즈마리 버베논, 스파이크 라벤더 등
집중하고 싶을 때는 피하는 편이 좋은 에센셜오일(운전 중, 공부 중 등)	일랑일랑, 클라리세이지, 샌달우드, 자스민 Abs., 네롤리, 페티그레인, 벤조인, 마조람, 라벤더 등
사용량에 주의하는 편이 좋은 에센셜오일	일랑일랑, 클라리세이지, 글로브, 월도, 코리앤더, 진저, 스파이크 라벤더, 파촐리, 펜넬, 블랙페퍼, 페퍼민트, 유칼립투스 글로불루스 등

아로마테라피와 환경

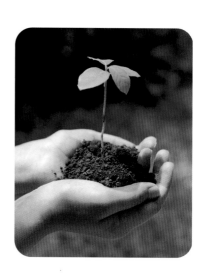

**밀접한 연관이 있는 환경 문제와
아로마테라피**

　자연의 힘을 이용하는 아로마테라피는 환경 문제와 크게
관계가 있다. 환경오염이나 자연 파괴가 진행되면 에센셜오
일의 원료가 되는 식물이나 허브가 줄어들어 아로마테라피를
즐기는 것이 어려워지게 될지도 모른다. 또한 꽃이나 풀이 줄
어듦으로써 사계절을 느끼게 되는 일이 적어지며, 인간다운
마음이나 마음의 풍요로움, 여유도 상실된다. 우선은 환경 문
제에 관심을 가지고 아로마테라피로 할 수 있는 친환경을 실
천하여 자연환경의 보호에 유의하자.

아로마테라피로 할 수 있는 친환경

 **냉방온도를 낮추는 대신에
페퍼민트 방향욕을**

덥다고 냉방온도를 낮추기 전에 청량감
이 있는 페퍼민트 에센셜오일을 사용하
여 방향욕을 하자. 냉방온도를 1℃ 높게
설정하는 것만으로도 연간 약 13kg의
이산화탄소를 절약할 수 있다.

**난방온도를 올리는 대신에
진저 방향욕을**

추울 때는 난방온도를 올리기 전에 몸을
따뜻하게 하는 효과가 있는 진저 에센셜
오일을 사용하여 방향욕을 하자. 난방온
도를 1℃ 낮게 설정하는 것만으로도 연
간 약 30kg의 이산화탄소를 절약할 수
있다.

**베이킹소다와 에센셜오일을
사용하여 가사일도 친환경으로**

베이킹소다는 자연 소재의 청소도구로
주목받고 있는데, 시판되는 각종 세제
대신에 베이킹소다와 에센셜오일(살균
효과가 있는 것)을 혼합하여 사용하면
수질오염을 방지할 수 있다.

 전기 대신에 아로마 캔들을

실내의 등을 전부 끄고 아로마 캔들을
켜고 지내면 전기요금 절약이나 이산화
탄소 삭감으로 이어진다. 아로마테라피
의 향기와 부드러운 불꽃의 빛에 감싸여
조용히 릴랙스할 수 있다.

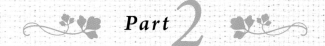

Part 2

일상생활에 아로마테라피를 도입하자

아로마테라피를 손쉽고 간단히 즐길 수 있는 방법을 소개한다. 방향욕을 한다면 오일 워머나 아로마 램프 구입을 추천하지만, 특별한 기구가 없더라도 티슈나 따뜻한 물을 담은 머그컵에 에센셜오일을 떨어뜨리는 것만으로도 충분하다. 그 외에 욕조에 넣거나 가사일에 사용하는 등 생활의 다양한 장면에 아로마테라피를 도입할 수 있다. 간단히 만들 수 있는 향수도 추천한다.

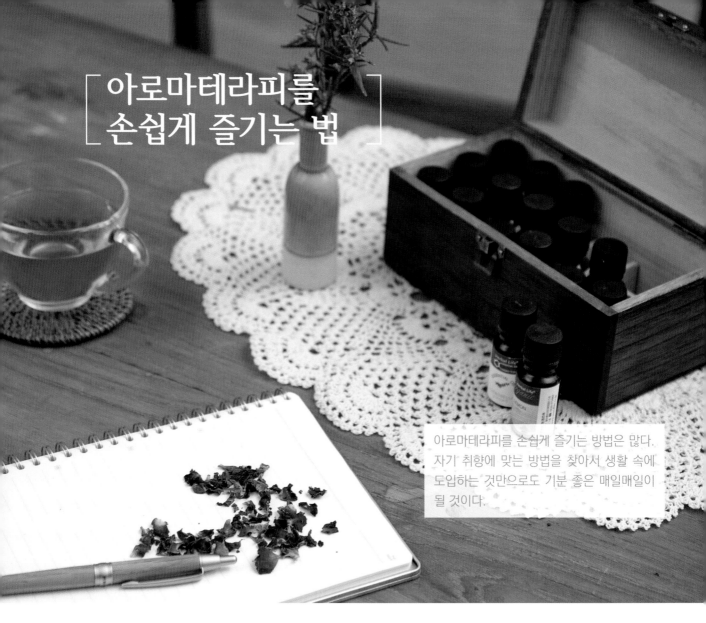

[아로마테라피를
손쉽게 즐기는 법]

아로마테라피를 손쉽게 즐기는 방법은 많다. 자기 취향에 맞는 방법을 찾아서 생활 속에 도입하는 것만으로도 기분 좋은 매일매일이 될 것이다.

생활 속에 손쉽게 아로마테라피를 도입하여

아로마테라피는 에센셜오일만 있다면 언제 어디서나 가능하다. 우선은 간단한 방향욕이나 아로마 배스(aroma bath)부터 시작할 것을 추천한다. 그 외에 세탁이나 청소 등 가사일에도 활용할 수 있다. 생활의 다양한 장면에서 에센셜오일이 도움이 되게 만들어보자.

에센셜오일에는 몸에 좋은 효능이 많지만 치료제가 아니기 때문에 지나치게 의존하거나 무리해서는 안 된다. 기분 좋게, 그리고 즐겁게 하는 것을 대전제로 하며, 심신을 건강하게 만드는 데 도움이 되게 해 보자.

안전하게 즐기기 위해

안전하게 아로마테라피를 즐기기 위해 주의할 점은 다음과 같다. 기분이 나빠지면 즉시 중지하자.

⚜ 원액을 피부에 바르지 않는다

에센셜오일을 몸에 바를 때는 반드시 식물유 등으로 희석하고, 바르기 전에 패치테스트(p. 70 참조)를 하자.

⚜ 사용할 수 있는 에센셜오일 확인

임신 중이나 지병이 있는 사람 등에게는 에센셜오일의 영향이 크므로 피하는 편이 좋은 에센셜오일도 있다(p. 51 참조). 사전에 확인하자.

⚜ 사용량을 지킨다

사용량이 너무 많으면 향이 지나치게 강해져서 기분이 나빠지거나 몸 상태가 좋지 않게 느껴질 수도 있다. 사용량은 반드시 지키자.

1 방향욕

가장 손쉽게 아로마테라피를 즐길 수 있는 방법이다. 여러 가지 기구를 사용하여 즐기는 것 외에 머그컵이나 손수건 등을 이용하여도 마찬가지 효과를 기대할 수 있다.

머그컵

머그컵에 뜨거운 물을 붓고 거기에 에센셜오일을 떨어뜨리면 김과 함께 향기가 퍼진다. 사무실 등의 책상 위에 두면 일하는 중에도 손쉽게 방향욕을 즐길 수 있다.

【방법】

머그컵, 또는 세면기의 반 정도까지 뜨거운 물을 넣고 에센셜오일 1~2 방울을 떨어뜨려 코를 가까이 대고 흡입한다. 향이 약해지면 뜨거운 물을 더한다.

POINT ◆◆◆◆◆◆◆◆◆◆◆◆◆◆◆◆◆◆◆◆◆◆◆◆◆◆◆

에센셜오일을 너무 많이 넣으면 한꺼번에 향기가 퍼지기 때문에 주위 사람들에게 피해를 줄 수 있다. 또한 다른 사람이 실수로 마시지 않도록 주의하자.

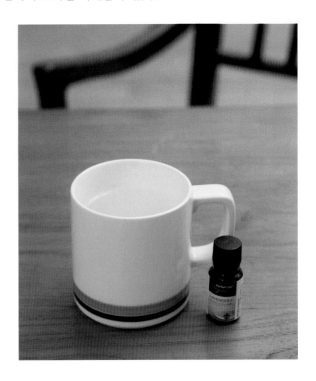

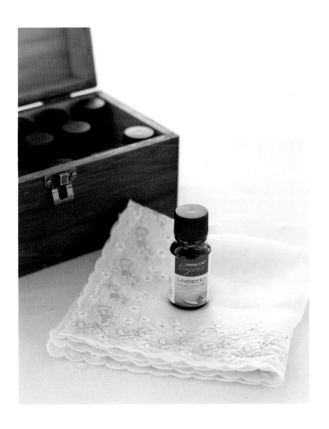

손수건

손수건에 에센셜오일을 떨어뜨려서 가지고 다니는 방법이다. 손쉬운 데다가 누구나 안전하게 즐길 수 있으므로 외출할 때에도 이용하기 편리하다. 취침 시에 베개 옆에 두는 것도 추천한다.

【방법】

손수건이나 티슈·화장솜 등에 에센셜오일을 1~2 방울 떨어뜨려 코에 가까이 대어 흡입하고 향기를 즐긴다.

POINT ◆◆◆◆◆◆◆◆◆◆◆◆◆◆◆◆◆◆◆◆◆◆◆

에센셜오일에 따라서는 손수건에 얼룩이 생길 수도 있으므로 사전에 에센셜오일의 색깔을 확인하자. 흡입할 때는 에센셜오일이 직접 피부에 닿지 않도록 한다.

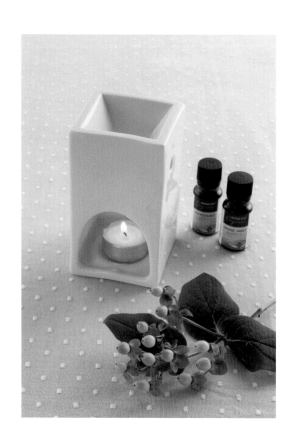

오일 워머(oil warmer)

양초(candle)의 열로 에센셜오일을 데워서 향기와 함께 에센셜오일에 포함된 성분을 확산시킨다. 또한 하늘하늘 흔들리는 양초의 부드러운 빛에는 시각적으로 릴랙스시키는 효과가 있다. 향기와 양초의 부드러운 빛이 마음을 치유해 준다.

【방법】

받침접시에 70~80% 정도까지 찬물이나 따뜻한 물을 넣고 에센셜오일(3~4평 크기의 방은 4~5 방울이 기준)을 떨어뜨린다. 그 후 양초에 불을 붙인다.
※자세한 사용법은 설명서에 따르자.

POINT ✦✦✦✦✦✦✦✦✦✦✦✦✦✦✦✦✦✦✦✦✦✦✦

불을 사용하기 때문에 어린아이나 반려동물이 있는 방에서 사용할 때에는 충분히 주의하자. 불붙기 쉬운 물건을 주위에 두지 않도록 신경을 쓰고, 그 장소에서 벗어날 때나 취침 시에는 불을 끄는 것을 잊지 않도록 한다. 또 내용물이 없는 채로 불을 피우지 않도록 하자.

디퓨저(diffuser)

전동식 에어펌프에 의한 공기압이나 초음파로 에센셜오일의 미립자를 공기 중에 확산시킨다. 향을 확산시키는 힘이 강하며, 불이나 열을 사용하지 않으므로 에센셜오일 그 자체의 향을 즐길 수 있다. 향의 강함을 조절할 수 있는 것이나 조명이 달린 것 등도 있다.

【방법】

기재를 조립하고 나면 디퓨저 속에 에센셜오일(3~4평 크기의 방은 4~5 방울이 기준)을 떨어뜨리고 스위치를 켠다.
※자세한 사용법은 설명서에 따르자.

POINT ✦✦✦✦✦✦✦✦✦✦✦✦✦✦✦✦✦✦✦✦✦✦✦

향이 오래 지속되며 확산되는 힘이 강하므로 사람들이 많이 모이는 장소나 넓은 공간에 사용할 때 추천한다. 가게나 응접실, 병원 등의 대합실에서 자주 이용되고 있다.

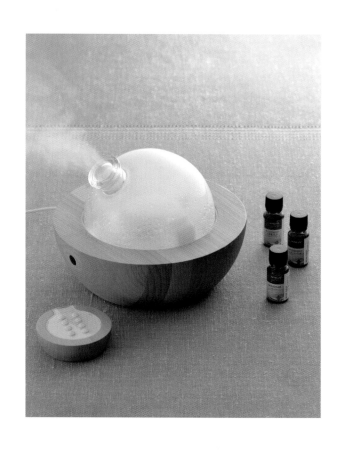

아로마 램프

전구의 열로 에센셜오일을 데워서 향기를 확산시키는 도구이다. 방의 전등으로 사용할 수 있는 커다란 사이즈부터 풋라이트(foot light)로 사용할 수 있는 작은 사이즈까지 다양한 타입이 있다. 불을 사용하지 않기 때문에 안전하게 그리고 안심하고 사용할 수 있다.

【 방 법 】

기재를 조립하고 하면 받침접시에 에센셜오일(3~4평 크기의 방은 4~5 방울이 기준)을 떨어뜨리고 스위치를 켠다.
※자세한 사용법은 설명서에 따르자.

POINT ◆◆◆◆◆◆◆◆◆◆◆◆◆◆◆◆◆◆◆◆◆◆◆◆◆◆◆◆◆◆

전기코드에 발이 걸려서 내용물을 쏟지 않도록 배선을 잘 해야 한다.

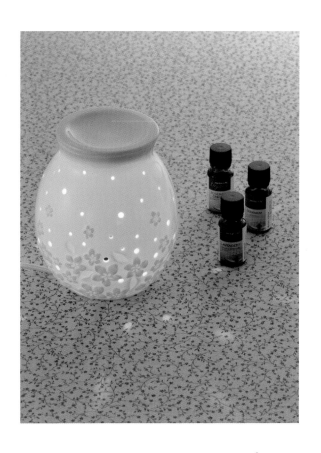

그 외에도 있다! 여러 가지 방향욕 즐기는 법

방향욕을 즐기는 방법이나 도구는 그 외에도 많다.
자기 마음에 드는 즐기는 법을 찾아내자.

아로마미스트 디퓨저

물과 에센셜오일을 넣으면 미스트와 함께 향기가 공간으로 처지는 전동식 방향기구이다. 향기와 함께 떠도는 미스트가 기분 좋으며, 피부에 수분감을 주고 릴랙스효과를 높여준다.

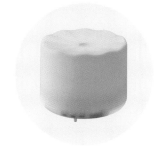

아로마 가습기

가습기와 디퓨저가 합체된 편리하고 실용적인 방향기구이다. 방 안의 건조함을 방지하면서 아로마테라피를 즐길 수 있는 훌륭한 물건이다.

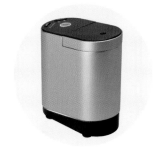

아로마 캔들

캔들 자체에 에센셜오일을 포함시킨 것. 에센셜오일이나 오일 워머가 없더라도 불을 붙이는 것만으로도 손쉽게 방향욕을 즐길 수 있다. 자신에게 맞는 향을 골라서 사용하자.

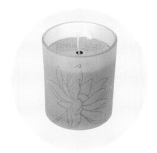

2 아로마 배스

에센셜오일을 떨어뜨린 따뜻한 물에 몸을 담그는 아로마 배스(aroma bath)는 향기의 효과와 피부로부터 침투하는 효과 양쪽을 기대할 수 있다. 몸의 일부를 물에 담그는 부분욕도 추천한다.

POINT ◆◆◆

에센셜오일을 욕조에 직접 넣을 때에는 사용량을 지키자. 또 따뜻한 물을 잘 휘저은 후에 입욕한다. 욕조에서 가벼운 스트레칭 등을 해도 좋다.

추천 에센셜오일

* 어깨결림, 요통 ·················· 라반딘
* 냉한 체질 ··············· 로즈마리 시네올
* 거칠어진 피부 ············ 캐모마일 로만
* 건조 ························ 프랑킨센스
* 쿨링다운 ····················· 페퍼민트
* 얕은잠 ························ 라벤더
* 생리통 ····················· 클라리세이지

전신욕

입욕에는 혈행을 촉진하고 신진대사를 높이거나 근육의 뭉침이나 피로를 풀어주는 효과가 있다. 거기에 에센셜오일을 추가하면 더 큰 효과를 기대할 수 있다. 심호흡을 하면서 따뜻한 물에 들어가면 릴랙스효과도 높아진다.

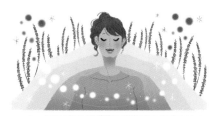

【 방 법 】

욕조에 따뜻한 물을 받아 에센셜오일 1~5 방울을 떨어뜨리고 잘 휘저어 섞어준다. 10~15분 정도 어깨까지 잠기게 한다.

반신욕

몸을 차분히 데우고 디톡스 효과나 다이어트 효과를 기대한다면 반신욕이 좋다. 미지근한 물에 장시간 몸을 담금으로써 냉한 체질을 개선하고 신진대사를 향상시킬 수 있다.

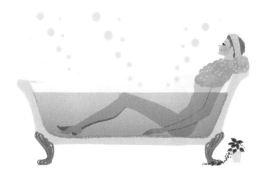

【 방 법 】

욕조에 38도 정도의 미지근한 물을 받아 에센셜오일 1~3 방울을 떨어뜨리고 잘 휘저어 섞어준다. 심장 아래쪽 근처까지 여유롭게 몸을 담그고 20~30분 정도 있는다.

샤워

평상시에 샤워를 자주 하는 사람은 욕실바닥에 에센셜오일을 떨어뜨리면 짧은 샤워 타임에도 방향욕을 즐길 수 있다.

*에센셜오일을 직접 바닥에 떨어뜨리면 바닥의 재질에 따라서는 변질될 수도 있기 때문에 반드시 물을 흘려보내면서 한다.
*바닥이 미끄러워지므로 주의할 것

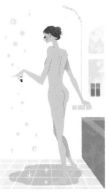

【 방 법 】

욕조바닥(샤워할 때 물이 닿는 곳)에 베이킹소다나 캐리어오일 등으로 희석시킨 에센셜오일을 떨어뜨린다.

수욕(手浴)

손가락끝에서 손목까지 따뜻한 물에 담그는 방법이다. 따뜻한 물에 양손을 담그고 있으면 어깨에서부터 전신으로 열이 전달되어 혈액순환이 좋아진다. 냉체질 개선이나 어깨결림·두통·불면증·피곤한 눈 등에도 효과적이다.

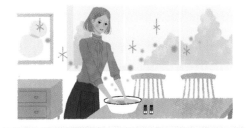

【 방 법 】

세면기나 세면대에 40~43도 정도의 물을 채우고 에센셜오일 1~3 방울을 떨어뜨려 잘 휘저어 섞어준다. 따뜻한 물에 양쪽 손목까지 5~10분 정도 담근다.

 ## 완욕(腕浴)

팔 위쪽부터 손가락끝까지 따뜻한 물에 담그는 방법이다. 세면대를 이용하고, 높이가 맞는 의자를 준비하는 것이 좋다. 등이나 어깨가 따뜻해지고, 어깨결림이나 불면·스트레스 등의 경감에도 효과가 있다.

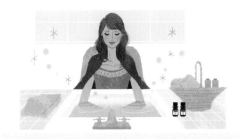

【 방 법 】

큰 사이즈의 세면기나 세면대에 40~43도 정도의 따뜻한 물을 채우고, 에센셜오일을 1~3 방울 떨어뜨려 잘 휘저어 섞어준다. 팔 위쪽에서 손가락끝까지 팔 전체를 담근다.

 ## 족욕(足浴)

무릎 또는 복사뼈에서 발끝까지를 따뜻한 물에 담그는 입욕법이다. 양동이나 세면기 이외에 족욕전용 용기나 도구 등도 판매되고 있다. 족욕은 전신욕과 마찬가지로 전신의 혈행촉진이나 노폐물 배출에 효과적이다.

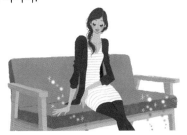

【 방 법 】

양동이나 세면기에 40~43도 정도의 따뜻한 물을 반 정도 채우고 에센셜오일을 1~3 방울 떨어뜨려 잘 휘저어 섞어준다. 복사뼈부터 발끝까지는 10분 정도 따뜻한 물에 담근다.

 ## 좌욕(座浴)

엉덩이를 따뜻한 물에 데우는 입욕법. 욕조에 따뜻한 물을 붓고 에센셜오일을 떨어뜨려 허리부터 아래쪽을 데운다. 민감한 부위의 트러블·변비·생리통·방광염 등 하반신의 문제나 냉한 체질에 적합하다.

【 방 법 】

욕조에 38도 정도의 미지근한 물을 채우고(욕조의 경우에는 허리 정도까지 물을 채운다), 자극이 적은 에센셜오일을 캐리어오일로 희석시킨 것을 떨어뜨려 잘 휘저어 섞어준다. 천천히 엉덩이를 담그면서 앉아서 5~10분 정도 허리부터 아래쪽을 따뜻하게 하자.

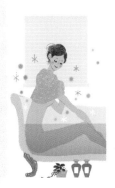

3 흡입, 페이셜 스팀

세면기 등에 물을 채우고, 에센셜오일을 떨어뜨려 증기를 얼굴에 쐬고 코나 입으로 흡입한다.
증상에 따라서 에센셜오일을 맞춘다면 목의 통증이나 피부트러블 대책 등도 기대할 수 있다.

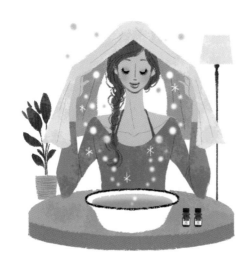

【방법】

세면기 등에 뜨거운 물을 채우고 에센셜오일을 1~2
방울 떨어뜨려서 증기를 3~5분 정도 들이마신다.
증기를 놓치지 않도록 목욕타월 등을 머리부터 뒤
집어쓰는 것이 좋다.

POINT ◆◆◆◆◆◆◆◆◆◆◆◆◆◆◆◆◆◆◆

에센셜오일의 성분이 자극이 되므로 반드시 눈을 감
고 실시한다. 또한 기침이 나오면 역효과이므로 그
만한다. 민감성 피부인 사람은 시간을 짧게 하는 편
이 안심이 된다.

추천 에센셜오일

＊노폐물 제거 ···················· 주니퍼베리
＊목의 통증 ······················· 샌달우드
＊코막힘··························· 페퍼민트

4 찜질

온수나 냉수를 채운 세면기에 에센셜오일을 떨어뜨리고 거기에 타월을 담가 물기를 짜낸 다음
환부에 댄다. 눈의 피로나 어깨결림·요통 등 부분적인 증상을 완화하는 데 최적이다.

냉찜질

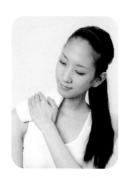

냉찜질은 상쾌감을 얻고 싶을 때 가
장 적합하다. 급성 어깨결림이나 근
육통·운동 후 쿨링다운에 좋다. 아
이마스크 대용으로 눈이나 머리를
상쾌하게 할 때도 도움이 된다.

【방법】

세면기 등에 온수 또는 냉수를 붓고 에센셜오
일을 1~3 방울 떨어뜨린다. 거기에 깨끗한 타
월을 담가 물기를 짜서 환부에 댄다.

추천 에센셜오일

＊어깨결림, 요통 ··················· 라벤사라
＊눈의 피로 ························· 라벤더
＊근육통·························· 레몬그라스

온찜질

온찜질은 혈행을 촉진시키고 통증을
완화하고 싶을 때 최적. 만성화된 어
깨결림·요통이나 취침 전에 눈에 대
서 피로를 푸는 등의 방법을 추천한
다.

POINT ◆◆◆◆◆◆◆◆◆◆◆◆◆◆◆◆◆◆◆

에센셜오일을 너무 많이 넣으면 온
도나 시간에 따라 피부트러블 등을
일으킬 수도 있으므로 주의하자.

💡 피부에 닿을 때는 패치테스트를!

아로마 배스나 찜질 등 피부에 에센셜오일이 닿을
때에는 사전에 패치테스트(자세한 것은 p.70을 참
조)를 하는 편이 좋다. 패치테스트를 함으로써 그 에
센셜오일에 포함되어 있는 성분에 알러지 반응이 없
는지를 확인할 수 있다. 특히 민감성 피부인 사람은
반드시 한다.

5 시판 제품에 첨가하기

시판되는 바디클렌저 · 샴푸 · 린스 등에 에센셜오일을 첨가하기만 하면 되는 간단한 기술이다. 향이나 효능을 고려해서 에센셜오일을 첨가하면 자신에게 딱 맞는 오리지널 화장품을 만들 수 있다.

POINT ◆◆◆◆◆◆◆◆◆◆◆◆◆◆◆◆◆◆◆◆◆◆◆◆◆◆◆◆◆◆◆◆◆◆◆

바디클렌저, 샴푸, 린스, 헤어스프레이 등은 약 1개월 이내에 전부 사용해야 한다.
피부나 두피에 맞지 않는 경우에는 즉시 사용을 중지한다.

바디클렌저

시판되는 바디클렌저에 에센셜오일을 첨가한다. 좋아하는 향의 에센셜오일을 넣거나 피부트러블에 맞춘 에센셜오일을 고른다면 목욕시간이 한층 더 충실해진다.

◆ 만드는 법 ◆

저자극성 · 무첨가 · 무향료의 바디클렌저 250ml에 에센셜오일 30방울을 첨가하여 잘 섞는다.

추천 에센셜오일
► P.77 참조

샴푸와 린스

시판되는 샴푸와 린스에 에센셜오일을 첨가한다. 머리카락이나 두피 케어에 효과가 있는 에센셜오일을 골라서 청결하고 좋은 향기가 나는 머리카락을 만들자.

◆ 만드는 법 ◆

저자극성 · 무첨가 · 무향료의 샴푸, 린스 각 250ml에 각각 에센셜오일 30방울을 첨가하여 잘 섞는다.

추천 에센셜오일
► P.75 참조

헤어스프레이

시판되는 방향 증류수에 에센셜오일을 플러스한다. 빗질하기 전에 한번 뿌려주면 빗질이 잘 되고 찰랑찰랑해진다. 잠에서 일어난 후 헝클어진 머리를 정돈할 때도 사용할 수 있다.

◆ 만드는 법 ◆

로즈마리나 캐모마일 로만 방향증류수 100ml에 에센셜오일 2~3방울을 첨가하여 잘 섞는다.

추천 에센셜오일
► P.75 참조

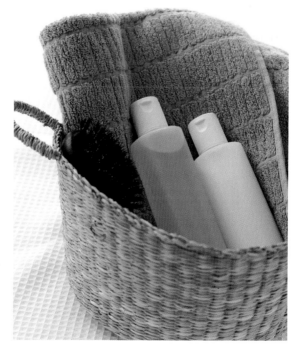

6 가사일에 플러스

냄새 제거나 살균, 벌레퇴치 효과 등을 기대할 수 있는 에센셜오일을 사용한 아로마테라피는 매일매일의 가사일에도 크게 도움이 된다. 좋은 향기에 감싸여 가사일이 더욱 즐거워질 것이다.

 ## 세탁

헹굼 단계에서 에센셜오일을 1~3방울 세탁기 속에 떨어뜨린다. 에센셜오일에 따라서는 냄새 제거·살균효과 외에 세탁 후 의류에서 기분 좋은 향기도 나게 된다.

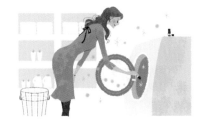

POINT

에센셜오일에 따라서는 의류의 색이 변해 버리는 것도 있으므로 사전에 잘 확인하자. 냄새 제거·살균효과가 있는 라벤더, 페퍼민트 등이 추천됨.

 ## 청소

걸레질을 할 때는 에센셜오일을 1~2방울 첨가한 물에 담가서 짜낸 것을 사용함. 방에 좋은 향기가 남는 것은 물론이고, 에센셜오일에 따라서는 살균이나 때를 벗기는 작용도.

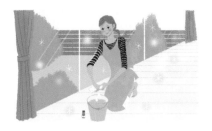

POINT

목재 바닥이나 가구를 걸레질할 때에는 변색될 수도 있으므로 사전에 잘 확인하자. 추천하는 에센셜오일은 살균작용이 있는 오렌지스위트 등.

 ## 설거지

시판되는 식기용 세제에 에센셜오일을 첨가하여 섞기만 하면 된다. 살균작용이 있는 에센셜오일을 첨가하면 세정효과가 한층 더 상승한다.

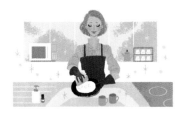

【 방 법 】
무향료 식기용세제 200ml에 에센셜오일을 20방울 첨가해 잘 섞고, 스펀지에 묻혀서 식기를 닦는다.

POINT

만들고 난 후 약 1개월 이내에 전부 사용하자. 살균작용이 있는 레몬·페퍼민트 등의 에센셜오일이 추천할 만하다.

 ## 화장실

냄새를 흡착하여 제거하는 베이킹소다와 에센셜오일의 효과로 간단하게 화장실 냄새 제거제를 만들 수 있다. 기분 좋은 향으로 가득 채운다면 화장실에 있는 시간도 릴렉스할 수 있을 것이다.

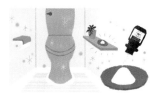

【 방 법 】
베이킹소다 10g을 작은 접시에 담고, 거기에 에센셜오일을 1~3방울 떨어뜨린 다음 화장실 구석에 놓는다.

POINT

에센셜오일은 살균작용이 있는 오렌지스위트·티트리 등을 추천. 향이 사라지면 교체한다.

7 향을 낼 때

옷장이나 책상서랍·편지함 등에 향기를 낼 때 이용할 것을 추천한다. 자연스러운 아로마테라피의 향기로 생활을 꾸며 보자.

 ## 옷장이나 책상서랍

에센셜오일을 1~2방울 뿌린 손수건이나 티슈를 옷장이나 책상서랍에 넣어두기만 하면 된다. 옷장에 넣을 때에는 방충효과가 있는 에센셜오일을 추천한다.

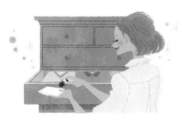

POINT ◆◆◆◆◆◆◆◆◆◆◆◆◆◆◆◆◆◆◆◆◆◆◆◆◆

시더우드 아틀라스는 방충효과가 있다. 에센셜오일에 따라서는 손수건에 얼룩이 남을 수도 있으므로 주의할 것. 에센셜오일이 직접 의복에 묻지 않도록 하자.

 ## 편지함이나 명함

에센셜오일을 뿌린 티슈나 종이를 명함철이나 편지수납케이스에 넣어 둔다. 에센셜오일의 은은한 향이 다른 사람에게 건넸을 때 좋은 인상을 준다.

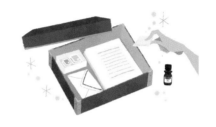

POINT ◆◆◆◆◆◆◆◆◆◆◆◆◆◆◆◆◆◆◆◆◆◆◆◆◆

효과는 1개월 정도 지속된다. 에센셜오일의 양이 너무 많으면 편지나 명함에 얼룩이 질 수도 있으므로 주의하자.

외출 시에도 아로마를 즐기자

여행 중이나 사무실 등에서도 아로마를 즐길 수 있다!
외출 시에도 사용할 수 있는 편리한 아로마 상품을 소개한다.

스트랩이나 펜던트로

소량의 에센셜오일을 넣어서 휴대할 수 있는 세련된 스트랩과 펜던트. 그날의 기분에 따라 에센셜오일을 바꾸면 하루 종일 좋아하는 향기에 감싸인 채로 지낼 수 있다.

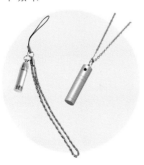

운전할 때

차의 전원 소켓에 꽂아서 운전 중에 향기를 즐길 수 있는 아로마 라이트 디퓨저. 페퍼민트 등의 에센셜오일을 사용하면 잠을 깨우는 효과도 기대할 수 있다.

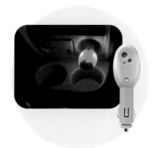

사무실에서

초벌구이한 스톤에 에센셜오일에 스며들게 해서 부드럽게 퍼지는 향기를 즐기는 아로마 스톤. 사무실 책상 등에 릴랙스&리프레시 효과가 있는 향기를.

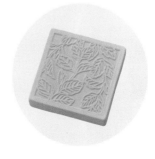

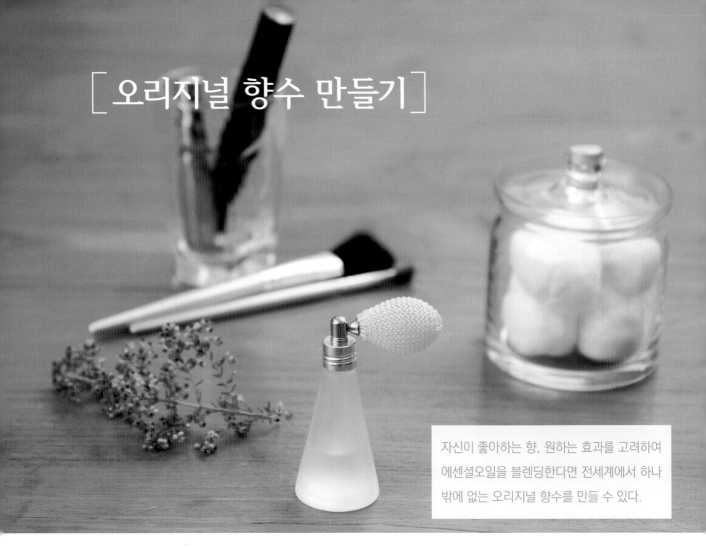

[오리지널 향수 만들기]

자신이 좋아하는 향, 원하는 효과를 고려하여 에센셜오일을 블렌딩한다면 전세계에서 하나 밖에 없는 오리지널 향수를 만들 수 있다.

향수는 농도에 따라서 4가지 타입으로 나누어진다

퍼퓸, 오드퍼퓸, 오드뚜왈렛, 오데코롱.

농도가 높을수록 향의 지속시간은 길어진다. 자세한 것은 아래의 표를 참조한다. 여기에서는 오드뚜왈렛의 제작법을 소개한다.

향의 상성효과나 휘발속도를 고려하려 블렌딩하자

에센셜오일의 향은 7가지 계통으로 나눌 수 있으며, 상성효과가 좋고나쁨이 존재한다(p.45, 46 참조). 또한 향의 휘발속도(p.44 참조)도 고려해야 한다. 밸런스가 맞게 블렌딩하여 향의 매력을 최대한으로 이끌어내자.

⚜ 향수의 종류와 특징

명칭	향료농도	향의 지속시간	특징
퍼퓸	15~25%	5~7시간	향료의 농도가 가장 높으며, 소량으로도 매우 향이 강하고 지속시간도 길다. 고가인 것이 많다.
오드퍼퓸	5~15%	5시간 정도	퍼퓸과 오드 뚜왈렛의 중간에 위치하며 깊이가 있는 향. 비교적 합리적인 가격
오드뚜왈렛	5~10%	3~4시간	부담없이 사용할 수 있는 캐주얼한 향. 퍼퓸의 밑바탕으로 사용하는 경우도.
오데코롱	3~5%	1~2시간	리프레시 효과가 높으며 가장 캐주얼한 향. 남성이라도 사용하기 쉽다.

향수 만들기에 필요한 것

향수 만들기에 필요한 기본적인 재료와 도구이다.
아로마 전문점 등에서 구입할 수 있다.

【재 료】

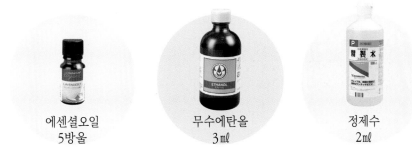

에센셜오일
5방울

무수에탄올
3㎖

정제수
2㎖

【도 구】

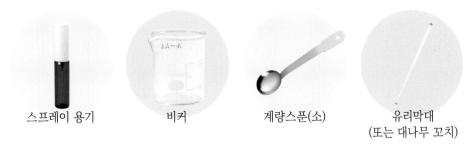

스프레이 용기

비커

계량스푼(소)

유리막대
(또는 대나무 꼬치)

향수 만드는 법

기본적인 향수 만들기의 순서이다. 재료를 섞는 것만으로 간단하게 오리지널 향수를 만들 수 있다.

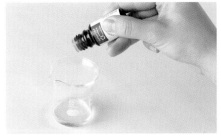

1 무수에탄올을 넣은 비커에 에센셜오일을 첨가한다.

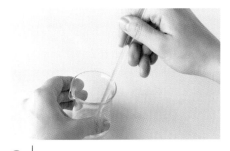

2 유리막대로 잘 섞는다.

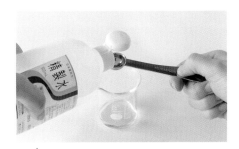

3 정제수를 더해 다시 잘 섞는다.

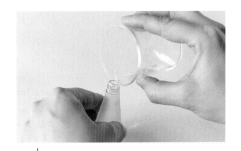

4 스프레이 용기로 옮겨서 잘 흔든다.

【주의점】

사용하기 전에 그때그때 잘 흔들어서 사용한다. 색깔이 날 때도 있으므로 의복에는 직접 뿌리지 않도록 하며, 1개월을 목표로 전부 사용하자. 여름철에는 냉장고에 보관한다.

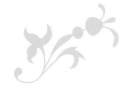
오리지널 향수 블렌딩 레시피

p.65의 향수 만들기를 마스터하면 에센셜오일 블렌딩으로 여러 가지 향수를 즐길 수 있다. 그날의 기분이나 상황에 맞추어 나누어 사용하자.

출근 전에

집중하고 싶거나, 의욕을 키우고 싶거나, 좋은 인상을 주고 싶은 등 비즈니스에 도움이 될 수 있을 만한 향기 레시피를 소개한다. 자신의 목적에 맞는 향을 고르면 일이 한층 더 순조롭게 풀릴 것이다.

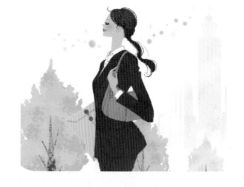

집중력을 높인다

【허브계 블렌딩】

페퍼민트 ······························· 3방울
로즈마리 시네올 ····················· 2방울

머릿속이 맑아지고 시야가 트이는 듯한 향

잠을 깨우는 듯한 신선한 향의 페퍼민트에 뇌를 활성화시키고 집중력을 높이는 효과가 있는 로즈마리 시네올을 플러스. 상쾌감 넘치는 산뜻한 향으로 머릿속을 맑게 만들고 싶을 때 추천.

청결감 있는 인상으로

【감귤계 블렌딩】

레몬 ································· 3방울
라벤사라 ····························· 2방울

마음이 정화되는 듯한 상쾌한 향

데오도란트 효과가 있으며, 프루티하고 싱싱한 향인 레몬이 베이스이다. 거기에 우디(woody, 목질)하고 다소 스파이시한 향인 라벤사라를 첨가하면 어딘가 시원하고 맑은 인상의 향이 된다.

자기 자신에게 기합을 넣어 활기 있게

【감귤계 블렌딩】

그레이프프루트 ····················· 3방울
멜리사 ······························ 1방울
라임 ································· 1방울

파워가 넘쳐오르는 듯한 에너제틱한 향

새콤달콤하고 상쾌한 향으로 마음을 긍정적으로 만드는 작용이 있는 그레이프프루트를 베이스로, 레몬과 닮은 청량감 넘치는 향의 멜리사, 샤프한 향의 라임을 조합한다. 기력이 증대되는 듯한 싱싱한 향이다.

지적이고 쿨한 이미지로

【플로럴계 블렌딩】

로즈 Abs. ···························· 2방울
페티그레인 ·························· 2방울
프랑킨센스 ·························· 1방울

자신감 넘치는 기분이 될 수 있는 풍만한 향

행복감과 자신감을 주는 효과가 있는 로즈 Abs.를 베이스로 플로럴의 달콤함과 감귤계의 상쾌함을 함께 지닌 페티그레인과 우디하고 온화한 향의 프랑킨센스를 추가한다. 완벽한 자기 자신을 연출할 수 있는 풍요로운 향이다.

휴일이나 휴식 시간에

일이 끝나고 집에 돌아온 후나 휴일에 집에서 지낼 때 추천하는 레시피이다. 싫은 일을 잊고 싶다거나, 불안을 완화시키고 싶다거나, 피로를 풀고 싶을 때 릴랙스&리프레시에 최적인 블렌딩을 소개한다.

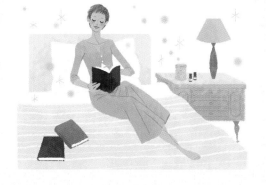

 ## 피로를 풀어 릴랙스

【플로럴계 블렌딩】

네롤리 ·· 2방울
라벤더 ·· 2방울
샌달우드 ······································· 1방울

마음에 만족감을 주는 부드러운 향

감귤계의 상쾌함과 플로럴계의 화려함을 함께 지닌 네롤리, 릴랙스효과가 높은 부드러운 향의 라벤더, 달콤하고 우디한 향의 샌달우드를 조합한다. 스트레스를 제거하고 마음을 가라앉히는 효과가 발군이다.

 ## 불안이나 긴장을 완화시킨다

【감귤계 블렌딩】

오렌지스위트 ································· 3방울
페티그레인 ···································· 2방울

온화한 기분이 되는 따뜻한 향

달콤하고 신선한 향의 오렌지스위트에는 불안이나 걱정거리를 완화시키는 효과가 있다. 거기에 플로럴계와 감귤계의 향이 섞인 개성적인 페티그레인을 플러스. 상쾌한 감귤계의 향 속에 적당량의 우디한 향도 떠돈다.

 ## 싫은 일을 잊고 기분전환

【감귤계 블렌딩】

버가못 ·· 3방울
사이프러스 ···································· 2방울

샤프함 속에 따뜻함도 있는 향

감귤계와 플로럴계가 섞인 섬세한 향인 버가못에는 릴랙스&리프레시 효과가 있다. 편백나무를 닮은 어렴풋이 스파이시한 향의 사이프러스를 추가하면 흥분되었던 마음을 진정시켜준다. 상쾌한 인상의 블렌딩이다.

 ## 활력을 되찾아 생기발랄하게

【오리엔탈계 블렌딩】

그레이프프루트 ······························· 2방울
버가못 ·· 2방울
일랑일랑 ······································· 1방울

기운이 나는 듯한 달콤하고 상쾌한 향

싱신하고 상쾌감이 넘치는 향인 그레이프프루트, 감귤계와 플로럴계가 섞인 부드러운 향인 버가못, 달콤하고 농후한 향인 일랑일랑을 블렌딩. 마음을 풀어주고 릴랙스시키며, 기분을 고양시키는 효과가 있는 향이다.

외출이나 데이트 날에

기대하고 있던 외출이나 데이트 등 바로 이때라고 생각되는 날에 추천하는 레시피이다. 기분을 고조시켜주는 향을 두르고 화려함, 고상함, 섹시 등 되고 싶은 자신의 모습을 연출하자.

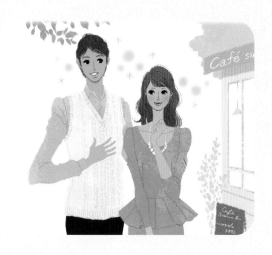

화려하고 인상적으로

【플로럴계 블렌딩】

캐모마일 로만	2방울
네롤리	2방울
일랑일랑	1방울

황홀해질 듯한 신비하고 아름다운 향

프루티한 새콤달콤함과 깊이 있는 허브 풍을 절묘하게 겸비한 향인 캐모마일 로만, 감귤계와 플로럴계가 섞인 우아하고 아름다운 향인 네롤리, 달콤하고 농후한 향인 일랑일랑을 블렌딩. 다른 사람의 눈길을 끄는 화려한 향이다.

기품있고 여성스럽게

【수목계 블렌딩】

로즈우드(잎)	3방울
프랑킨센스	2방울

차분하게 가라앉은 느낌을 주는 심오한 향

우디하고 차분한 향 속에 로즈를 닮은 화려함을 가진 로즈우드가 베이스. 거기에 온화하고 신비적인 인상의 프랑킨센스를 추가한다. 내추럴한 기품을 느끼게 하는 차분함이 있는 향이다.

섹시하고 멋지게

【플로럴계 블렌딩】

자스민	2방울
버가못	2방울
펜넬	1방울

개성적인 매력의 농후하고 아름다운 향

엑조틱하고 감미로운 향을 가진 자스민, 상쾌함과 화려함을 겸비한 버가못, 스파이함 속에 어렴풋이 플로럴한 향을 지닌 펜넬을 조합. 여성스러우면서도 어딘가 미스테리한 인상의 향기이다.

편안한 힐링 계열로

【감귤계 블렌딩】

오렌지스위트	3방울
제라늄	2방울

느긋하게 쉴 수 있을 것 같은 달콤한 향

누구나 좋아하는 달콤하고 싱싱한 향의 오렌지스위트에 로즈를 연상시키는 달콤하고 부드러운 인상의 제라늄을 플러스. 릴랙스&리프레시 효과가 있으며, 주위 사람들을 안심시키는 듯한 사랑스럽고 부드러운 향이다.

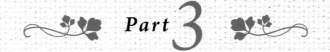

Part 3

아로마크래프트

스스로 스킨케어 화장품·비누·아로마 캔들 등을
만드는 것이 힘들다고 생각하는 사람도 많겠지만,
실제로 만들어보면 의외로 간단하다. 대부분 주방
도구로 만들 수 있으므로 부담없이 도전할 수 있
다. 여기에서는 재료를 손쉽게 갖출 수 있는 심플
한 레시피를 소개하고 있으므로 자신에게 맞는 좋
아하는 향의 크래프트를 꼭 만들어보자.

아로마테라피의 효능을 최대한으로 살린 아로마 크래프트를 안전하게 즐기기 위해 먼저 주의점이나 필요한 도구를 체크해 보자. 익숙해지기 시작하면 어레인지해보자.

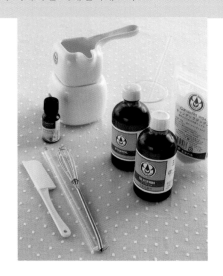

아로마테라피의 힘을 활용한 아로마크래프트 만들기에 도전해 보자

화장품이나 크림에서 시작하여 아로마 캔들(aroma candle), 사쉐(sachet, 향주머니) 등과 같은 아로마크래프트까지 간단히 직접 만들 수 있다. 다양한 삶의 현장에 아로마테라피를 도입하여 향기의 효능을 실감해 보자. 에센셜오일·캐리어오일·허브 등은 향기뿐만 아니라 피부에 대한 효과도 다양하다. 에센셜오일의 효능을 체크하여(Part 6 참조) 자신에게 맞는 물건을 만들어보자.

안전하게 즐기는 포인트

아로마크래프트를 만들 때는 주의점을 준수하자. 만일 이상을 느낀다면 즉시 사용을 중지한다.

POINT 1 패치테스트를 한다

습진이나 가려움과 같은 피부트러블을 방지하려면 반드시 재료의 패치테스트(patch test)를 실시한다. 특히 민감성 피부인 사람은 처음 사용하는 재료에는 주의해야 한다.

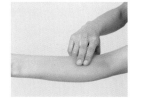

【패치테스트 방법】 팔 안쪽에 재료를 소량 바르고 24~48시간 방치하여 상태를 살핀다(에센셜오일은 p.49 참조). 이상을 느낀다면 즉시 물로 씻어내고 사용을 중지한다.

POINT 2 라벨 실을 붙인다

아로마크래프트에는 방부제나 보존재료가 들어가 있지 않기 때문에 사용할 만큼만 만들어서 빨리 전부 사용하는 것이 중요. 만든 날짜를 라벨 실(label seal)에 써서 붙이고 사용기한은 반드시 지켜야 한다. 재료의 사용기한도 확인하자.

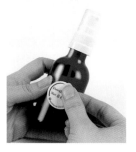

POINT 3 용기를 확실하게 소독한다

도구나 보존용기를 사용을 때는 사전에 소독용 에탄올 등을 티슈나 화장솜에 스며들게 해서 닦거나 끓여서 확실하게 소독해둔다. 아로마크래프트도 오래 가게 된다.

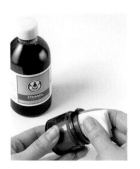

POINT 4 정확하게 계량한다

빨리 다 사용하고 싶은 아로마크래프는 재료를 소량씩 사용할 때가 많으므로 정확하게 계량하는 것이 중요하다. 배합량에 따라 효과나 질감 등의 마무리가 달라질 수도 있기 때문에 반드시 분량을 지켜야 한다.

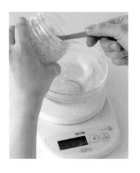

필요한 도구

집에 있는 주방도구를 사용할 때는 요리용과 같이 쓰지 않도록 한다. 유리제·도기·스테인레스제 등 에센셜오일이나 알코올에 내성이 있는 것을 고른다.

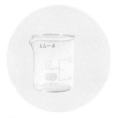

⚜ 비커

계량컵 등으로 대용할 수도 있으나 내열성 비커가 편리하다. 100ml과 30ml의 비커가 편리하다.

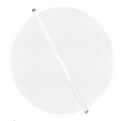

⚜ 유리막대

액체 재료를 섞을 때 사용한다. 스푼이나 미니 거품기 등으로 대용할 수도 있다.

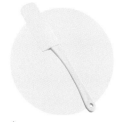

⚜ 미니주걱

크림류를 섞거나 용기에 옮길 때 사용하는 작은 사이즈의 주걱. 스테인레스제나 목제가 있다.

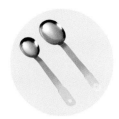

⚜ 계량스푼

정확하게 계량하는 것이 아로마크래프트 만들기의 포인트. 스테인레스제의 작은 스푼(5cc)과 큰 스푼(15cc), 아주 작은 스푼1/10(0.5cc) 등.

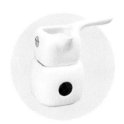

⚜ 에센셜워머 (가온기)

밀랍 등을 녹여서 크림 만들기 등에 사용. 없으면 내열성 비커로 중탕해 녹이거나 전자레인지를 사용한다.

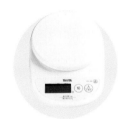

⚜ 저울

소량의 재료를 재야 하므로 가능하면 0.5g부터 계량할 수 있는 디지털 타입의 저울이 추천된다.

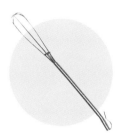

⚜ 미니 거품기

스푼이나 미니주걱으로도 대용할 수 있지만, 잘 섞어야 할 필요가 있는 크림류 등을 만들 때 편리하다.

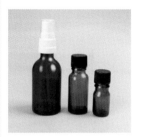

⚜ 보존용기

에센셜오일을 사용한 아로마크래프트를 보존할 때는 자외선을 통과시키지 않는 갈색이나 녹색 차광병을 사용한다.

◆ ◆ ◆ 있으면 편리한 도구 ◆ ◆ ◆

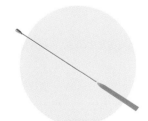

⚜ 마이크로 스파텔

끝이 귀이개처럼 되어 있는 마이크로 스파텔(micro spatel, 소형 주걱)은 극히 소량의 재료를 계량할 때 편리하다.

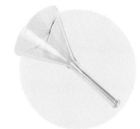

⚜ 깔때기

액체를 입구가 작은 보존용기에 넣기는 쉽지 않다. 이럴 때는 깔때기를 사용하면 간단하다.

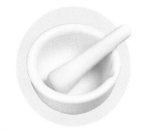

⚜ 막자사발과 막자

분말 상태의 물질을 섞거나 갈아으깰 때 사용. 없을 경우에는 작은 사발과 스푼 등을 대용한다.

[배스솔트]
Bath Salt

천연소금에 취향에 맞는 에센셜오일을 첨가해 스며들게 하는 것만으로 간단히 배스솔트(입욕제)가 완성된다. 천연소금의 보습효과가 피부에 수분감을 준다. 게다가 혈행을 촉진시키고 몸을 중심부터 데워주기 때문에 냉한 체질·어깨결림·요통에도 추천된다. 그날의 기분에 따라 드라이허브나 클레이를 추가해서 목욕시간을 즐기도록 하자.

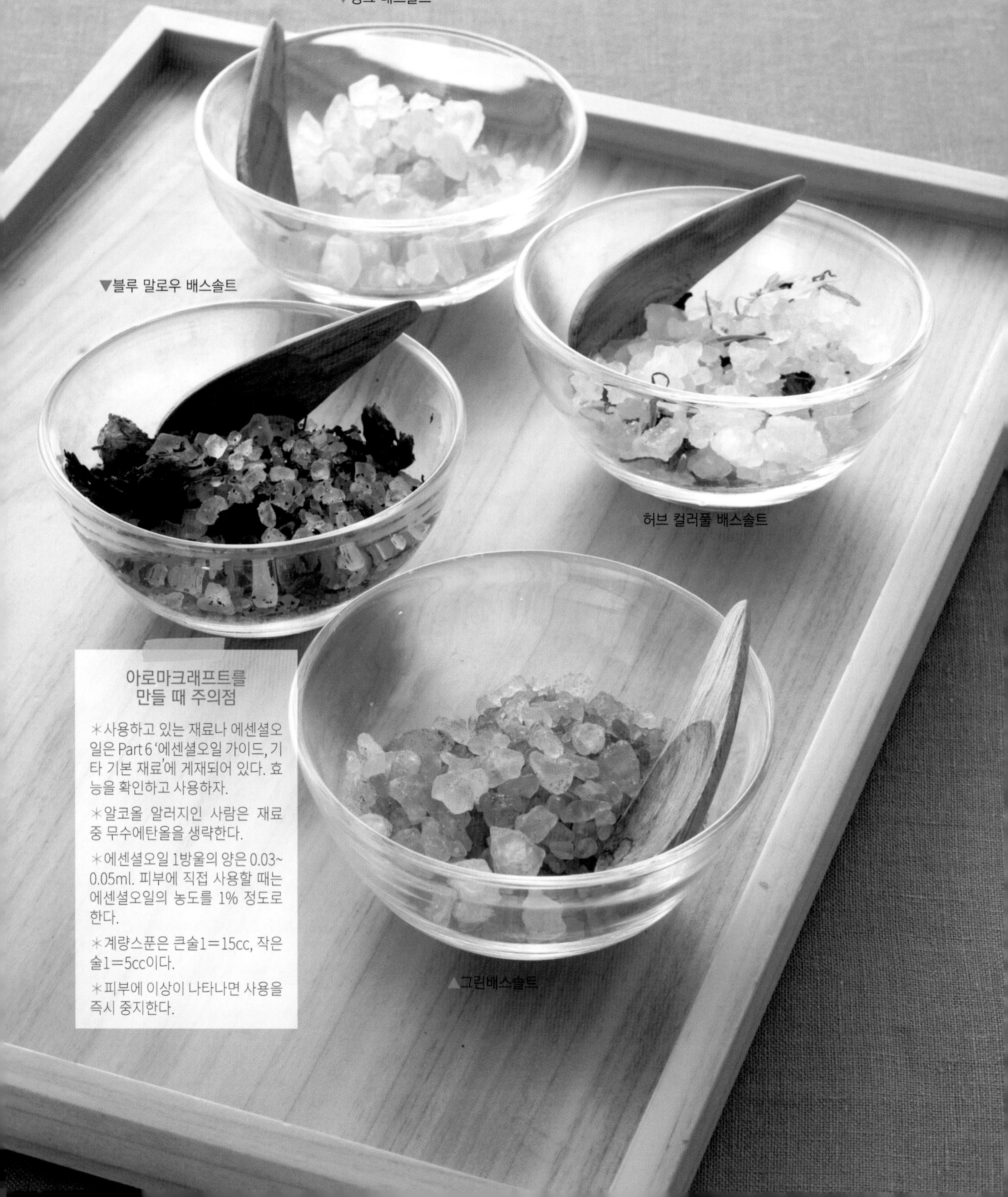

▼핑크 배스솔트

▼블루 말로우 배스솔트

허브 컬러풀 배스솔트

▲그린배스솔트

아로마크래프트를 만들 때 주의점

＊사용하고 있는 재료나 에센셜오일은 Part 6 '에센셜오일 가이드, 기타 기본 재료'에 게재되어 있다. 효능을 확인하고 사용하자.

＊알코올 알러지인 사람은 재료 중 무수에탄올을 생략한다.

＊에센셜오일 1방울의 양은 0.03~0.05ml. 피부에 직접 사용할 때는 에센셜오일의 농도를 1% 정도로 한다.

＊계량스푼은 큰술1＝15cc, 작은술1＝5cc이다.

＊피부에 이상이 나타나면 사용을 즉시 중지한다.

기 본 배 스 솔 트

【이럴 때 추천】
건조한 피부, 냉한 체질, 어깨결림, 요통, 부기, 감기 초기

【사용기한】
보존용기에 넣어 약 1개월

【사용방법】
욕조에 채운 따뜻한 물에 배스솔트 50g을 넣어 녹인 다음 입욕한다.

준비물 (약 4 회 분)

천연소금·························· 200 g
취향에 맞는 에센셜오일   10~15방울
유리볼, 저울, 스푼, 보존용기

◆ 만드는 법 ◆

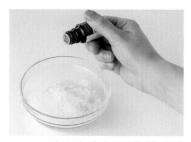

1 | 유리볼에 천연소금을 넣고 에센셜오일을 첨가한다.

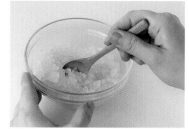

2 | 에센셜오일이 천연소금 전체에 스며들도록 잘 휘저어 섞어서 보존용기에 넣는다.

허 브 컬 러 풀 배 스 솔 트

【 사용할 때의 주의점 】
사용 후 욕조의 물을 흘려보낼 때는 허브가 배수관을 막지 않도록 주의한다. 걱정이 되면 천으로 감싸서 욕조에 넣는다. 또한 허브의 색소가 욕조에 부착될 수도 있으므로 입욕 후 바로 씻어낸다.

준비물 (약 4 회 분)

천연소금·························· 200 g
취향에 맞는 에센셜오일   10~15방울
드라이허브
┌로즈 ·························· 1작은술
│로즈마리 ···················· 1작은술
└메리골드 ···················· 1작은술
유리볼, 저울, 스푼, 보존용기

◆ 만드는 법 ◆

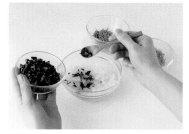

1 | 유리볼에 천연소금을 넣고 드라이허브를 추가하여 섞는다.

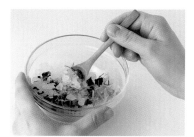

2 | 에센셜오일을 넣어 다시 잘 섞고 보존용기에 옮긴다.

◈◈ 추천 에센셜오일 ◈◈

☙피부가 매끈매끈해진다
제라늄
로즈우드(잎)

☙피곤이 풀린다
로즈마리 시네올
라벤사라

☙숙면 효과가 있다
페티그레인
라벤더

☙몸을 중심부터 데워준다
오렌지 스위트
마조람
레몬그라스

◈ 어레인지 레시피 ◈

[핑크 배스솔트]

──◆만드는 법◆──

기본 배스솔트에 레드 클레이를 작은술 1/10 첨가하여 잘 섞는다.

[그린 배스솔트]

──◆만드는 법◆──

기본 배스솔트에 말차를 작은술 1/2 첨가하여 잘 섞는다.

[블루 말로우 배스솔트]

──◆만드는 법◆──

기본 배스솔트에 블루 말로우(드라이허브)를 큰술 1~2 추가해서 잘 섞는다. 에센셜오일은 라벤더를 추천.

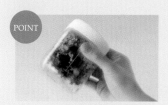
POINT

보존용기나 비닐봉지에 소금과 블루 말로우를 직접 넣어서 용기를 잘 흔들어 섞어도 괜찮다.

배스밤
Bath Bomb

따뜻한 물속에 넣으면 뭉게뭉게 거품이 일어나 향기가 퍼지는 배스밤. 만들기 어려울 것같지만 집에서 간단히 만들 수 있다. 주재료는 베이킹소다이다. 혈행을 촉진시키고 피로를 회복시키는 등의 기능이 있으며, 에센셜오일을 첨가하면 효과도 상승한다.

【이럴 때 추천】
피로회복, 건조한 피부, 어깨결림

【사용기한】
보존용기에 넣어서 2주간

【사용방법】
욕조에 채운 따뜻한 물에 배스밤 1개를 넣어 녹이고 입욕한다.

준비물 (2 개 분)

베이킹소다	3큰술	취향에 맞는 에센셜오일 10방울(1개당 5방울까지)	
구연산	1큰술		
콘스타치	1큰술	취향에 맞는 허브파우더	1작은술
벌꿀	1/2작은술	계량스푼, 비닐봉지 2장, 랩	

◆ 만드는 법 ◆

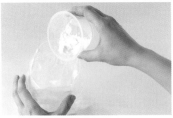

1 | 베이킹소다, 구연산, 콘스타치를 이중으로 만든 비닐봉지에 넣어서 잘 섞는다.

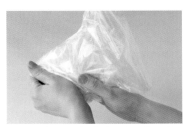

2 | 벌꿀을 추가해 섞는다. 벌꿀이 굳지 않게 문질러 비빈다.

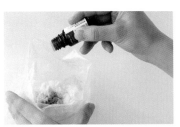

3 | 에센셜오일과 허브파우더를 넣어서 다시 잘 섞는다.

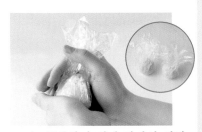

4 | 2등분하여 랩에 감싸서 삼각 김밥을 만드는 것처럼 둥글게 만든다. 랩을 느슨하게 해서 바람이 잘 통하는 곳에서 4~5시간 건조시킨다.

❈ 추천 에센셜오일 ❈

⚜ p.73의 배스솔트와 같음

❈ 어레인지 레시피 ❈

[핑크 배스밤]

◆ 만드는 법 ◆

로즈핑크 파우더를 사용하면 연한 핑크색으로 완성된다.

[옐로우 배스밤]

◆ 만드는 법 ◆

캐모마일 저먼 파우더를 사용하면 노란색 배스밤으로.

POINT 랩으로 감싸서 손으로 모양을 만드는 대신에 형틀에 채우면 취향에 맞는 모양으로 만들 수 있다. 비누형틀이나 쿠키, 얼음틀 등으로도 OK! 여러 가지 모양을 시도해 보자.

헤어팩
Hair Pack

머리카락을 특별히 관리하려고 할 때에는 헤나 (henna)를 사용한 헤어팩을 추천. 전통적으로 염료로 사용되어 온 헤나는 트리트먼트 효과도 뛰어나다(이 헤어팩은 염색이 목적은 아니지만, 연하게 물이 드는 경우도 있다).

【이럴 때 추천】
머리카락이 손상되었을 때

【사용기한】
1~2일. 가급적 그날 다 사용하며, 보존할 때는 건조되지 않도록 보존용기에 넣는다.

【사용방법】
머리카락뿌리에 크림 등을 바른다. 머리카락 전체에 헤어팩을 바른 후 샤워캡을 쓰고 방치한다. 60분 정도 지난 다음 미지근한 물로 깨끗하게 씻어낸다(물이 깨끗해질 때까지). 타월이나 옷에 묻으면 물이 들기 때문에 주의.

준비물

헤나파우더
숏 헤어의 경우 ·············· 50~100g
세미롱 헤어의 경우 ········ 100~200g
뜨거운 물(허브티도 가능)
·················· 헤나 분량의 2~3배
취향에 맞는 에센셜오일
숏 헤어의 경우 ·············· 2~3방울
세미롱 헤어의 경우 ········· 3~5방울
볼, 미니주걱, 랩, 타월(더러워져도 되는 것), 크림(머리카락뿌리에 바른다), 샤워캡

만드는 법

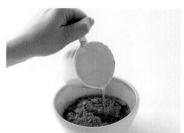

1 │ 볼에 헤나를 넣고 뜨거운 물을 조금씩 붓는다.

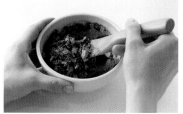

2 │ 미니주걱으로 잘 섞는다. 상태를 보면서 마요네즈 정도로 굳을 때까지 뜨거운 물을 추가하여 섞는다.

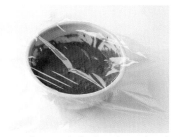

3 │ 랩으로 싸서 따뜻한 곳에 1시간 정도 방치한다. 에센셜오일을 첨가하여 잘 섞는다.

❈ 추천 에센셜오일 ❈

⚜ **건조에 의한 비듬 케어에**
(두피 살균·수복·혈행촉진)
제라늄/티트리/페퍼민트/마조람

⚜ **손상된 머리칼에**
(머리칼의 큐티클 보호)
일랑일랑/제라늄

⚜ **탈모 예방**
(두피를 활성화시켜 청결하게)
사이프러스/티트리/레몬/로즈마리 시네올

⚜ **윤기를 내고 싶다**
(피지분비 조절)
클라리세이지/제라늄/로즈우드(잎)

⚜ **탄력을 주고 싶다**
(두피의 육모력 촉진으로 건강하게)
캐모마일 로만/라벤더/로즈마리 버베논

⚜ **두피의 끈적임 줄이기**
(피지분비 억제)
클라리세이지/사이프러스/시더우드 아틀라스/제라늄

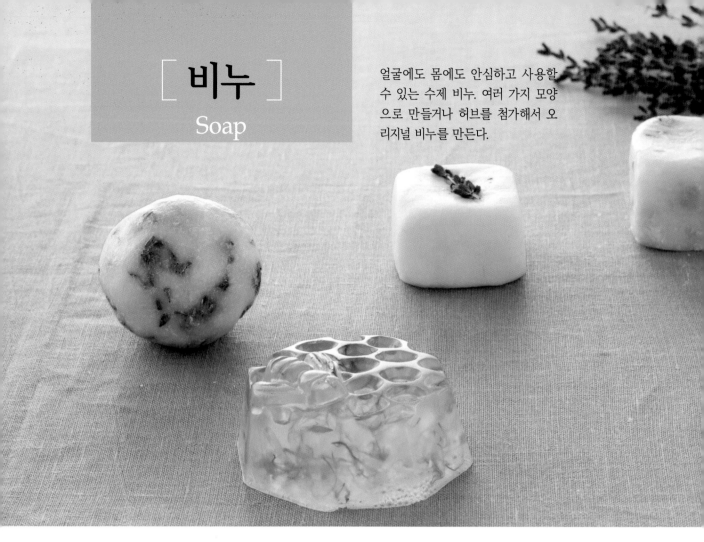

[비누]
Soap

얼굴에도 몸에도 안심하고 사용할 수 있는 수제 비누. 여러 가지 모양으로 만들거나 허브를 첨가해서 오리지널 비누를 만든다.

(기본 반죽 비누)

【사용기한】
1~2개월

준비물 (1 개 분)

비누 베이스(또는 고형 비누)
.... 150g
허브티(추출한 것) ········ 25cc
벌꿀...................... 1작은술
취향에 맞는 에센셜오일
.... 30방울
티서버, 저울, 계량스푼, 비닐봉지

◆ 만드는 법 ◆

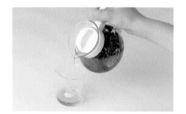

1 취향에 맞는 허브티를 진하게 추출한다.

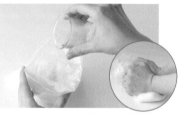

2 비닐봉지에 비누 베이스(또는 강판에 간 고형 비누)를 넣고, 허브티를 조금씩 부어서 반죽한다.

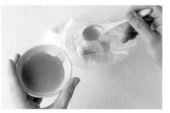

3 벌꿀과 에센셜오일을 추가하여 응어리가 지지 않도록 잘 섞는다.

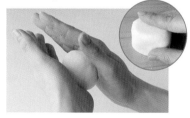

4 모양을 다듬어서(사각형으로 만들고 싶을 때는 오른쪽 위의 사진처럼 판자 등에 두들긴다) 3~4일 정도 바람이 잘 통하는 곳에서 건조시킨다.

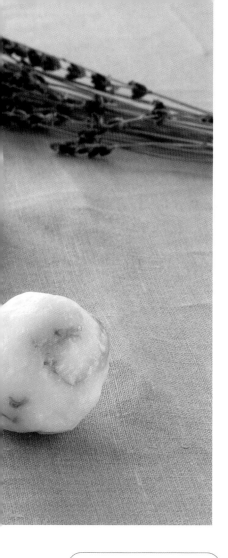

❧ **지성 피부에**
에센셜오일 : 일랑일랑, 티트리
허　　브 : 로즈마리 버베논, 페
　　　　퍼민트

❧ **건조한 피부에**
에센셜오일 : 샌달우드, 제라늄
허　　브 : 캐모마일 저먼, 라벤더

❧ **피부세포의 성장 촉진**
에센셜오일 : 프랑킨센스, 파촐리,
　　　　네롤리
허　　브 : 라벤더, 로즈

어레인지 레시피

❧ **허브를 얹어서**
비누의 모양을 다듬어 건조시키기 전에
라벤더 등의 허브나 꽃잎 등을 붙인다.

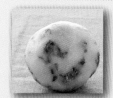

❧ **허브를 섞어서**
허브 등을 함께 섞어서 반죽한다. 허브티
를 우려내고 남은 것을 사용해도 된다.

MP 비누

【사용기한】
1~2개월

준비물 (형틀 2 개 분)

MP 비누 베이스(클리어)　150g
호호바오일 ……………… 1작은술
드라이허브(이번에는 매리골드)
…………………………… 2g
취향에 맞는 에센셜오일 …30방울
MP 비누틀(빼내기 쉬운 실리콘
얼음틀을 사용해도 됨), 티슈, 에
센셜워머(또는 전자레인지), 계량
스푼, 저울, 유리막대

◆ 만드는 법 ◆

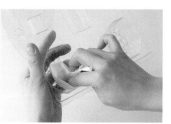

1 │ 틀에서 빼내기 쉽도록 호호바오일을 티슈에 스며들게 해서 틀에 얇게 바른다.

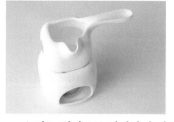

2 │ 비누 베이스를 커팅하여 에센셜워머로 데워 녹인다. 내열 용기에 넣어 전자레인지로 데워도 좋다.

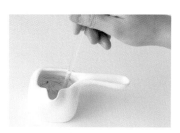

3 │ 녹은 비누 베이스에 허브와 에센셜오일을 첨가하여 유리막대로 재빨리 저어 섞는다.

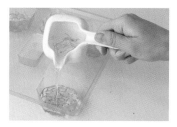

4 │ 틀에 흘려넣고 굳어지면(약 1시간) 틀에서 빼내어 2~3일 정도 건조시킨다.

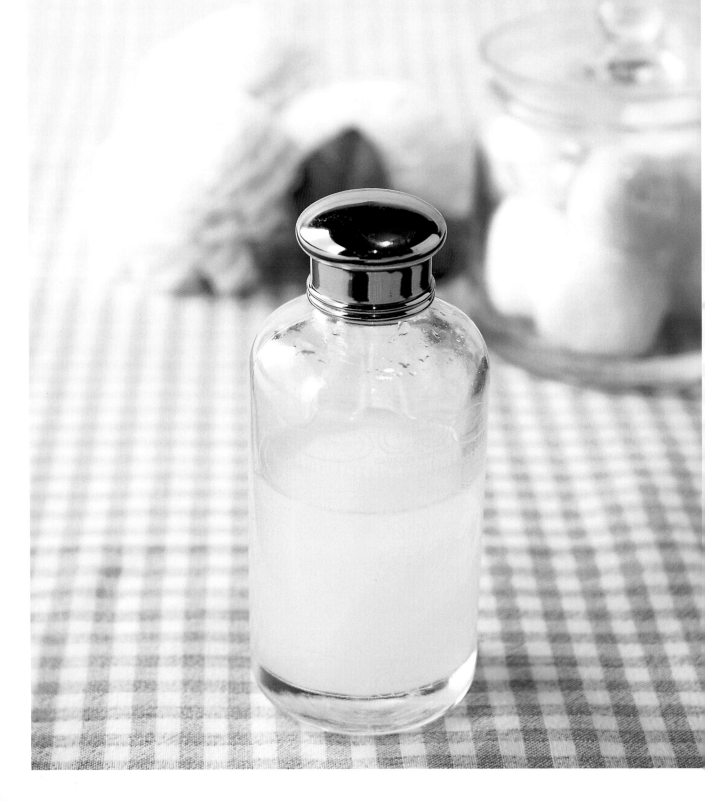

[스킨]
Face Lotion

보습효과가 좋은 글리세린을 첨가한 심플한 스킨이
다. 피부 상태에 맞춰서 에센셜오일을 고른다면 효과
도 상승. 2종류 이상의 에센셜오일을 블렌딩한다. 계
절별 피부 트러블에도 대응할 수 있다.

【이럴 때 추천】
데일리 케어에

【사용기한】
1~2주간

【사용방법】
세안 후 손이나 화장솜에 가득 묻혀서 얼굴 전체에 바른다. 특히 건조함이 신경쓰이는 부분에는 많이 바른다. 두피에도 사용할 수 있다.

준비물 (약 일주일 분량)

무수에탄올	1작은술
글리세린	1/2작은술
취향에 맞는 에센셜오일	3방울
정제수	40ml

비커, 계량스푼, 유리막대, 보존용기

◆ 추천 에센셜오일 ◆

❧ **건조한 피부에**
캐모마일 로만
샌달우드
네롤리
로즈오토

❧ **지성 피부에**
일랑일랑
네롤리
로즈마리 버베논

❧ **여드름 피부에**
티트리
라벤더

❧ **미백 효과에**
일랑일랑
캐모마일 로만
클라리세이지
제라늄
로즈오토

❧ **모공 대책에**
클라리세이지
팔마로사
로즈오토

❧ **두피에**
제라늄
티트리
페퍼민트
레몬
로즈우드(잎)
로즈마리 버베논

◆ 만드는 법 ◆

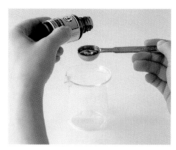

1 | 비커에 무수에탄올과 글리세린을 넣고 잘 섞는다.

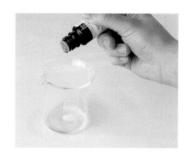

2 | 에센셜오일을 첨가한다.

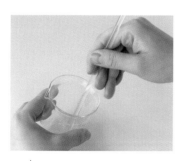

3 | 유리막대로 잘 섞는다.

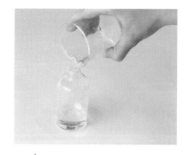

4 | 보존용기에 옮긴다.

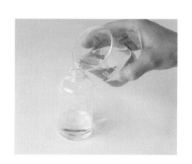

5 | 4에 정제수를 추가한다.

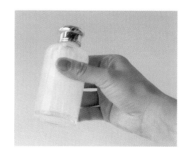

6 | 잘 흔들어 섞는다. 사용할 때마다 용기를 흔든다.

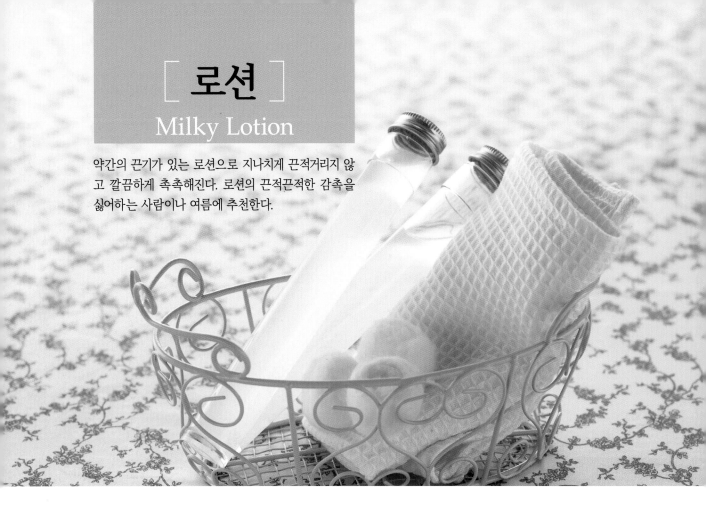

[로션]
Milky Lotion

약간의 끈기가 있는 로션으로 지나치게 끈적거리지 않고 깔끔하게 촉촉해진다. 로션의 끈적끈적한 감촉을 싫어하는 사람이나 여름에 추천한다.

【이럴 때 추천】
데일리 케어에

【사용기한】
1~2주간

【사용방법】
스킨을 바른 다음 로션을 얼굴 전체에 바른다. 특히 건조함이 신경쓰이는 부분에는 많이 바른다.

준비물 (약 일주일 분량)

글리세린·············· 1/2작은술
잔탄검·············· 1/10작은술
마카다미아넛오일········ 1큰술
취향에 맞는 에센셜오일 2방울
정제수·················· 40ml
비커, 계량스푼, 유리막대, 보존용기

추천 에센셜오일

♣ p.79의 스킨과 동일함

✦ 만드는 법 ✦

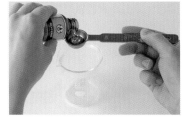

1 | 비커에 글리세린을 넣는다.

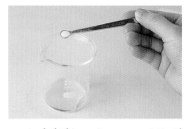

2 | 잔탄검(xanthan gum)을 첨가하고 유리막대로 휘저어 섞어 잘 녹인다.

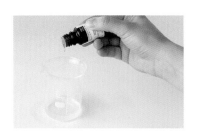

3 | 마카다미아넛오일(macadamia nuts oil)과 에센셜오일을 추가하여 잘 섞는다.

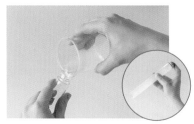

4 | 3을 보존용기로 옮겨서 정제수를 추가하고 흔들어 섞는다. 사용할 때마다 용기를 흔든다.

페이스 크림
Face Cream

보습효과가 좋은 밀랍이나 시어버터 등을 사용한 페이스 크림. 밀랍에는 항염증작용이나 살균작용도 있으므로 피부가 거칠어졌을 때도 최적이다. 에센셜워머가 없으면 내열성 비커로 중탕해서 녹여도 된다.

【이럴 때 추천】
건조함이 신경쓰일 때, 겨울의 케어

【사용기한】
냉암소(冷暗所)에서 약 1~2주일

【사용방법】
스킨과 로션을 바른 다음 페이스 크림을 얼굴 전체에 바른다.

준비물 (1~2 주 분)
밀랍(미정제) ····················· 1g
시어버터 ···························· 5g
코코아버터 ························· 3g
호호바오일(골든) ··········· 1/2큰술
글리세린 ···················· 1/2작은술
잔탄검 ····················· 1/10작은술
정제수 ························· 2작은술
취향에 맞는 에센셜오일 ···1~2방울
에센셜워머, 계량스푼, 비커, 저울,
미니주걱, 미니 거품기, 보존용기

✿ 추천 에센셜오일 ✿

⚜ p.79의 스킨과 동일함

◆ 만드는 법 ◆

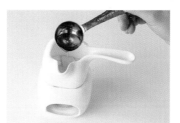

1 에센셜워머에 밀랍, 시어버터, 코코아버터, 호호바오일을 넣고 녹인다.

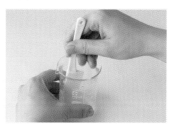

2 비커에 글리세린과 잔탄검을 넣고 미니주걱으로 잘 섞은 다음, 거기에 정제수를 첨가하여 섞는다.

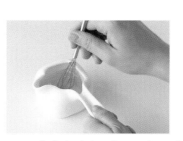

3 불에서 내려 1에 2를 넣고, 미니 거품기로 재빨리 섞는다(약 20분). 식으면 에센셜오일을 넣고 다시 잘 섞는다.

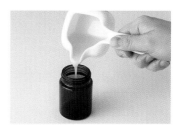

4 보존용기에 옮기고 뚜껑을 닫아 굳어지기 시작할 때까지 잘 흔든다. 한동안 방치해 두면 더욱 굳어지기 시작한다.

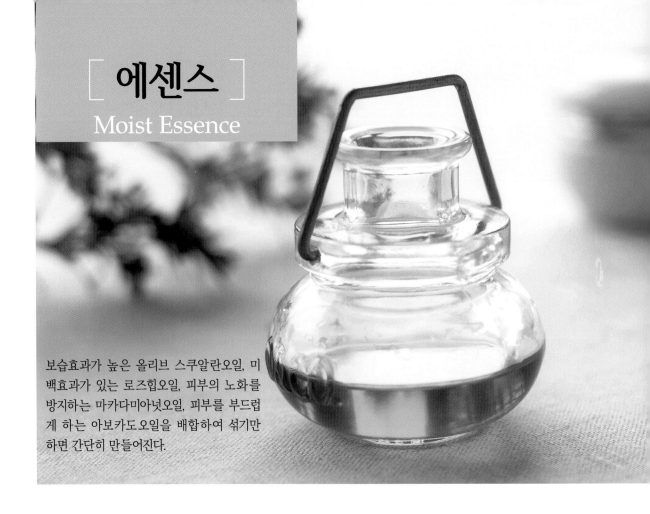

에센스
Moist Essence

보습효과가 높은 올리브 스쿠알란오일, 미백효과가 있는 로즈힙오일, 피부의 노화를 방지하는 마카다미아넛오일, 피부를 부드럽게 하는 아보카도오일을 배합하여 섞기만 하면 간단히 만들어진다.

【이럴 때 추천】
미백 케어, 건조한피부

【사용기한】
약 1개월

【사용방법】
스킨과 로션을 바른 다음 에센스를 손에 몇 방울 떨어뜨려 얼굴 전체에 얇게 바른다.

❖ 추천 에센셜오일 ❖

🌸 p.79의 스킨과 동일함

준비물 (1~2 주 분)

올리브 스쿠알란오일	2작은술
로즈힙오일	1작은술
마카다미아넛오일	1작은술
아보카도오일	1작은술
취향에 맞는 에센셜오일	1~2방울
비커, 계량스푼, 유리막대, 보존용기	

◆ 만드는 법 ◆

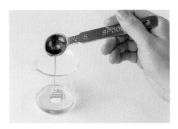

1 | 비커에 올리브 스쿠알란오일, 로즈힙오일, 마카다미아넛오일, 아보카도오일을 넣고 유리막대로 잘 섞는다.

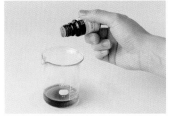

2 | 취향에 맞는 에센셜오일을 첨가한다.

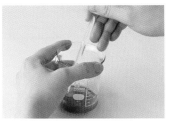

3 | 잘 섞어서 보존용기에 옮긴다. 사용할 때마다 용기를 흔든다.

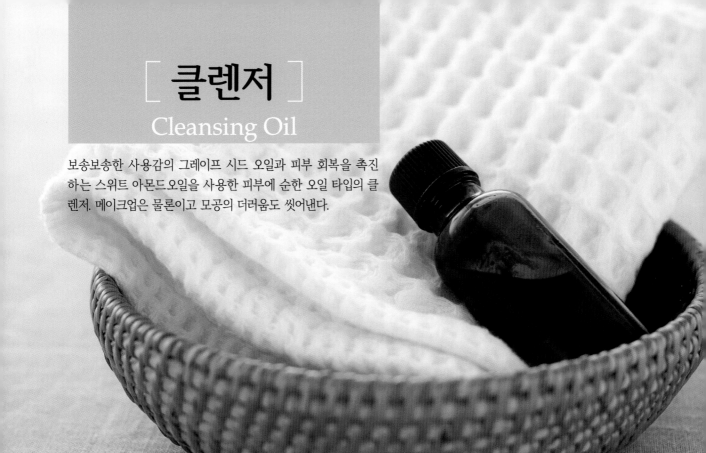

[클렌저]
Cleansing Oil

보송보송한 사용감의 그레이프 시드 오일과 피부 회복을 촉진하는 스위트 아몬드오일을 사용한 피부에 순한 오일 타입의 클렌저. 메이크업은 물론이고 모공의 더러움도 씻어낸다.

【이럴 때 추천】
민감성 피부, 건조한 피부

【사용기한】
약 1개월

【사용방법】
손에 덜어 화장한 부분에 마사지하듯이 바르고 미지근한 물로 씻어낸다.

◈ 추천 에센셜오일 ◈
❧ p.79의 스킨과 동일함

준비물 (1~2 주 분)
그레이프 시드 오일 ········ 1큰술
스위트 아몬드오일·········· 1큰술
글리세린 ·······················1작은술
잔탄검 ····················· 1/10작은술
무수에탄올 ·····················1작은술
취향에 맞는 에센셜오일 ···1~2방울
비커, 계량스푼, 유리막대,
미니주걱, 보존용기

◆ 만드는 법 ◆

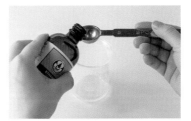

1 | 비커에 글리세린과 잔탄검을 넣고 미니주걱으로 잘 섞는다.

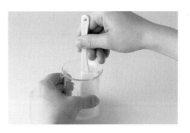

2 | 무수에탄올과 에센셜오일을 추가하여 다시 잘 섞어서 보존용기에 옮긴다.

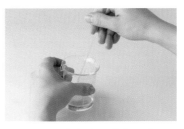

3 | 다른 비커에 그레이프 시드 오일과 스위트 아몬드오일을 넣어서 잘 섞는다.

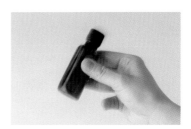

4 | 3을 보존용기에 옮기고 잘 흔들어 섞는다. 사용할 때마다 용기를 흔든다.

[허브 팅쳐]
Herb Tincture

허브의 엑기스가 단단히 응축된 허브 팅쳐는 '허브 팅크'라고도 한다. 스킨으로 사용할 수도 있고, 샴푸에 섞거나 목욕물에 넣어서 사용할 수도 있다. 드라이허브를 알코올에 담가 액을 추출하는 데에 대략 한 달이 걸리지만, 사용기한이 길기 때문에 편리하다. 여러 가지 허브로 만들어보자.

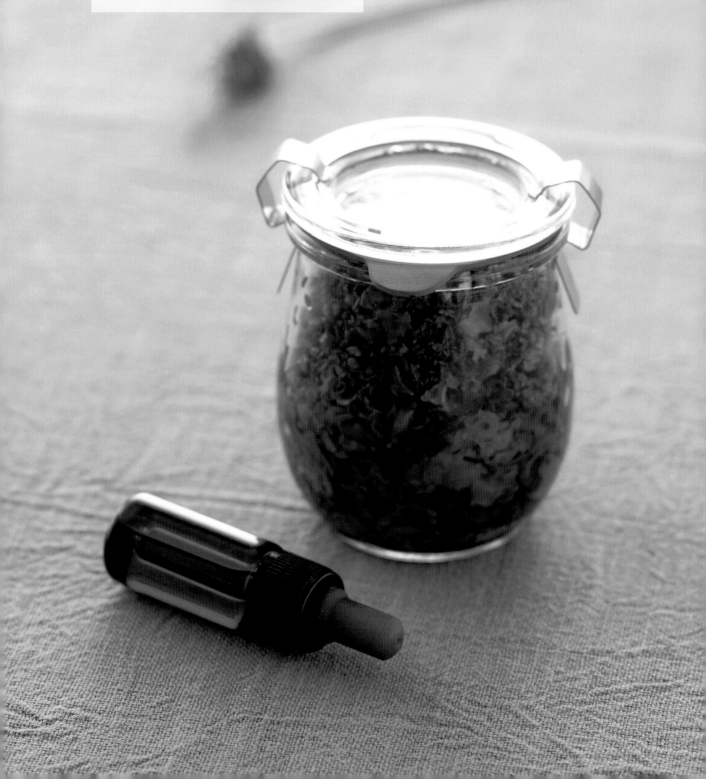

【이럴 때 추천】
고운 피부 케어, 미백 케어

──────────────

【사용기한】
약 6개월

준비물

드라이허브
　로즈 ···················· 10g
　히스 ···················· 10g
정제수 ······················· 120ml
무수에탄올 ················ 80ml
밀폐용기, 비커, 저울, 커피 필터,
보존용기

✦ 미백용 허브 팅쳐 만드는 법 ✦

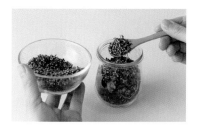

1 | 밀폐용기에 로즈와 히스를 넣는다.

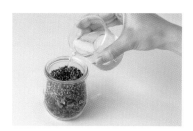

2 | 정제수와 무수에탄올을 붓고 밀폐한다.

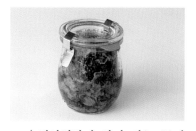

3 | 직사일광이 닿지 않는 곳에서 약 1개월간 보관한다. 매일 용기를 잘 흔들어서 스며들게 한다./사진은 약 1개월 후의 모습

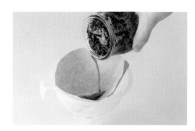

4 | 1개월 정도 지나면 커피 필터로 여과해서 액을 추출하여 보존용기에 넣는다.

✦ 어레인지 레시피 ✦

[촉촉한 피부용]

✦만드는 법✦

기본 허브 팅쳐의 드라이허브를 캐모마일 저먼 4g과 매리골드 2g으로 한다(만드는 법은 기본 허브 팅쳐와 같다).

[릴랙스용]

✦만드는 법✦

기본 허브 팅쳐의 드라이허브를 라벤더 13g로 한다(만드는 법은 기본 허브 팅쳐와 같다).

[살균 가글용]

✦만드는 법✦

기본 허브 팅쳐의 드라이허브를 타임 10g와 세이지 10g으로 하여 무수에탄올 대신에 보드카(40도 이상)를 사용한다(만드는 법은 기본 허브 팅쳐와 같다). 가글을 할 때는 물 한 컵에 4~5방울 넣는다.

✦ ✦ ✦ 허브 팅쳐 사용법 ✦ ✦ ✦

⚜ 스킨으로

그대로도 사용할 수 있지만, 피부가 민감한 사람은 정제수로 희석시켜서 사용한다. 에센셜오일을 추가하면 더욱 효과가 좋다. 화장솜에 덜어서 팩을 하는 것도 추천한다.

⚜ 샴푸나 린스에 섞어서

시판되는 샴푸나 린스, 스킨이나 로션, 크림 등에 섞어서. 허브의 힘이 더해지면 보다 효과가 좋아진다. 어렴풋이 색깔이 있고 향기가 좋은 것도 매일매일의 케어에서 기쁨을 주는 포인트이다.

⚜ 물로 희석시켜서 음료수로

찬물로 희석시키면 허브워터, 뜨거운 물로 희석시키면 허브티로 음용할 수 있다. 이 경우에는 정제수 대신 미네랄워터를, 무수에탄올 대신에 보드카를 사용하여 만든다.

⚜ 배스타임이나 수제 비누에

욕조에 넣어 허브배스로 사용한다. 은은한 향기에 감싸여 릴랙스할 수 있다. 비누를 만들 때 허브티 대신 허브 팅쳐를 첨가하는 것도 추천한다.

페이스팩
Face Pack

미네랄이 풍부하고 고운 피부를 만드는 효과가 높은 2종류의 클레이(땅속에서 파낸 점토)를 사용한 페이스팩. 모공의 더러움을 잘 제거하여 신진대사를 촉진하고, 촘촘하고 매끈매끈한 피부로 되돌려준다.

【이럴 때 추천】
주 1회의 스페셜 케어에

【사용기한】
그날 모두 사용한다.

【사용방법】
세안 후 타월로 물기를 제거하고 얼굴에 팩을 두텁게 바른다. 이때 눈이나 입 주위는 피한다. 약 5분 간 방치한 다음 잘 씻어내서 타월로 닦고, 스킨으로 피부를 정돈한다.

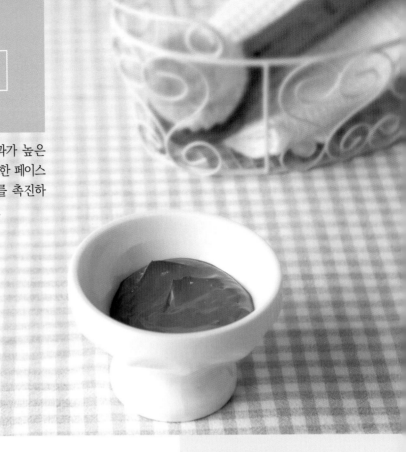

준비물 (1 회분)

몬모릴로나이트	2큰술
레드 클레이	1큰술
정제수	1~2큰술
스위트 아몬드오일	1작은술
벌꿀	1작은술
취향에 맞는 에센셜오일	1방울
볼, 계량스푼, 미니주걱	

✦ 만드는 법 ✦

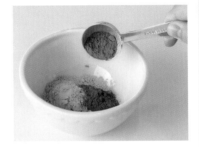

1 볼에 몬모릴로나이트와 레드 클레이를 넣는다.

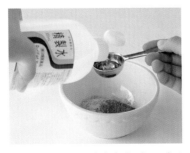

2 정제수를 첨가하여 잘 스며들 때까지 한동안 방치한다.

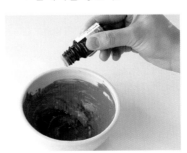

3 스위트 아몬드오일과 벌꿀을 첨가해 마요네즈 정도로 굳을 때까지 미니주걱으로 섞고, 에센셜오일을 첨가하여 다시 섞는다.

❖ 추천 에센셜오일 ❖

❧ 반들반들한 피부로
파촐리
로즈우드(잎)

❧ 미백 케어에
일랑일랑
네롤리
프랑킨센스

❧ 모공 케어에
클라리세이지
팔마로사

 POINT 민감성 피부인 사람은 레드 클레이를 사용하지 말고 피부에 순한 몬모릴로나이트만 사용할 것을 추천한다.

[핸드크림]
Hand Cream

물을 사용하는 일을 한 다음이나 겨울철에 빠뜨릴 수 없는 핸드크림. 손톱끝에 발라서 네일케어로도 사용할 수 있다. 손에서 에센셜오일의 어렴풋한 향기가 나서 릴랙스할 수 있다.

【이럴 때 추천】
손이 거칠어질 때 겨울 대책에

【사용기한】
약 1개월

준비물 (1~2 주 분)

시어버터	20g
호호바오일(클리어)	1작은술
칼렌듈라 오일	1작은술
취향에 맞는 에센셜오일	2방울

에센셜워머, 유리막대, 보존용기

◆ 만드는 법 ◆

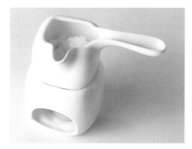

1 에센셜워머에 시어버터, 호호바오일, 칼렌듈라 오일을 넣어 녹인다.

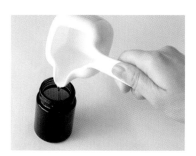

2 보존용기에 옮긴다.

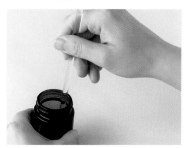

3 열이 식으면 에센셜오일을 첨가하여 유리막대로 잘 휘저어 섞고 뚜껑을 닫는다. 한동안 방치해 두면 더 굳어지기 시작한다.

❖ 추천 에센셜오일 ❖

⚜ **보습 크림**
오렌지 스위트
캐모마일 저먼
벤조인

⚜ **갈라짐에**
사이프러스
라벤더
로즈우드(잎)

⚜ **네일 케어에**
샌달우드
미르
레몬

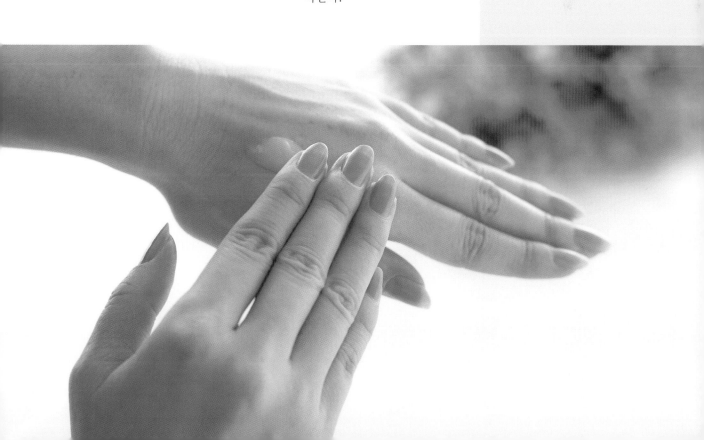

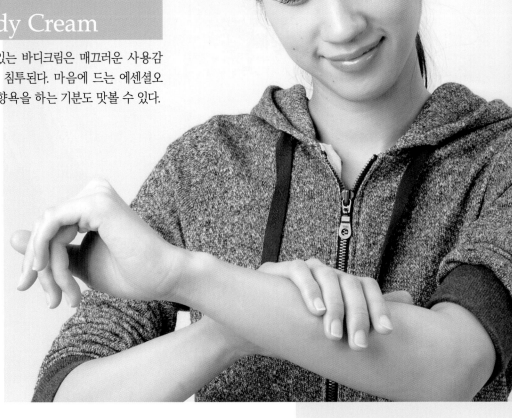

[바디크림]
Body Cream

전신에 사용할 수 있는 바디크림은 매끄러운 사용감으로 재빨리 피부에 침투된다. 마음에 드는 에센셜오일을 블렌딩하면 방향욕을 하는 기분도 맛볼 수 있다.

【이럴 때 추천】
팔이나 다리 등의 건조가 신경쓰일 때, 목욕 후의 케어에

【사용기한】
약 1개월

준비물 (1~2 주 분)

코코아버터	20g
호호바오일(클리어)	2작은술
세인트존스워트 오일	2작은술
밀랍(정제)	1g
취향에 맞는 에센셜오일	5방울

에센셜워머, 계량스푼, 미니주걱, 보존용기

추천 에센셜오일 블렌딩

⚜ 건조 대책에

로즈우드(잎) 3방울
샌달우드 2방울

⚜ 외출할 때

오렌지 스위트 3방울
자스민 1방울
네롤리 1방울

⚜ 릴랙스하고 싶을 때

라벤더 2방울
그레이프프루트 2방울
마조람 1방울

⚜ 근육 피로에

라반딘 2방울
레몬그라스 2방울

◆ 만드는 법 ◆

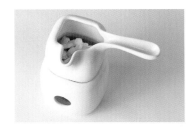

1 │ 에센셜워머에 코코아버터와 호호바오일, 세인트존스워트 오일, 밀랍을 넣고 녹인다.

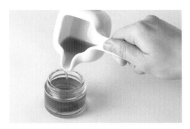

2 │ 열이 식으면 보존용기로 옮겨서 에센셜오일을 첨가하여 미니주걱으로 휘저어 섞고 뚜껑을 닫는다. 한동안 방치해 두면 굳어진다.

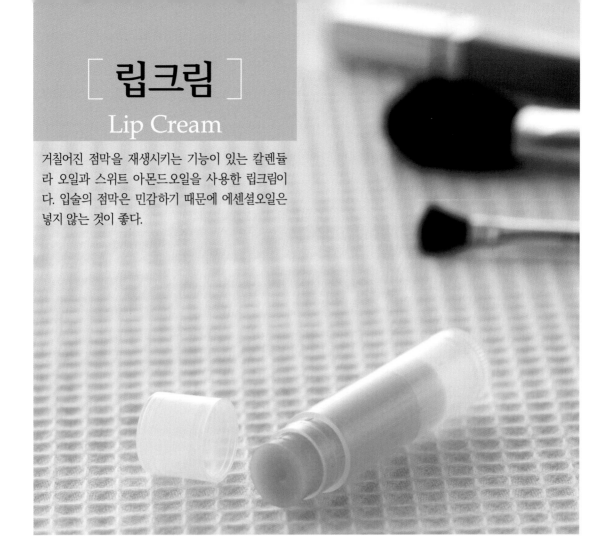

[립크림]
Lip Cream

거칠어진 점막을 재생시키는 기능이 있는 칼렌듈라 오일과 스위트 아몬드오일을 사용한 립크림이다. 입술의 점막은 민감하기 때문에 에센셜오일은 넣지 않는 것이 좋다.

【이럴 때 추천】
매일매일의 입술 케어에, 입술의 건조함이 신경쓰일 때 립스틱을 바르기 전에

【사용기한】
약 1개월

준비물 (1 개 분량)

밀랍(정제) ························· 2g
코코아버터 ······················· 1g
칼렌듈라 오일 ············ 1/2작은술
스위트 아몬드오일········ 1/2작은술

에센셜워머, 계량스푼, 저울, 유리막대, 립크림 용기

◆ 만드는 법 ◆

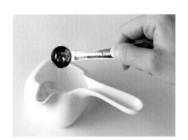

1 │ 에센셜워머에 밀랍, 코코아버터, 칼렌듈라 오일, 스위트 아몬드오일을 넣고 녹인다.

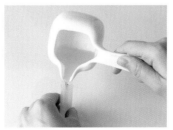

2 │ 불에서 내려 유리막대로 섞고 립크림 용기에 옮긴다.

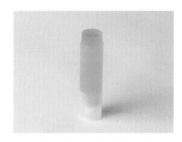

3 │ 한동안 방치해 두고, 굳어지기 시작하면 뚜껑을 닫는다.

[사쉐]
Sachet

유향(乳香) 등의 보류제에 마음에 드는 드라이허브와 에센셜오일을 섞어 주머니 등에 넣으면 수제 사쉐가 완성된다. 내추럴한 향이므로 시판되는 방향제를 꺼리는 사람에게도 추천한다.

【사용방법】
방이나 화장실, 세면대, 자동차 등 냄새가 신경쓰이는 곳에 두거나 문에 걸어둔다. 향이 줄어들면 에센셜오일을 추가한다.

【사용기한】
약 1개월

준비물

유향(보류제) ·························· 5g
드라이허브
　레몬 버베나 ················· 15g
　라벤더 ·························· 5g
　매리골드 ······················ 5g
　블루 말로우 ··················· 1g
취향에 맞는 에센셜오일 10방울
유리볼, 저울, 스푼, 랩, 통기성이 좋은 주머니

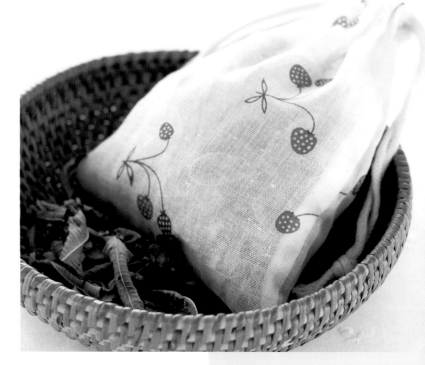

◆ 만드는 법 ◆

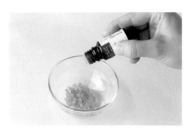

1 │ 유리볼에 유향을 넣고 에센셜오일이 스며들게 한다.

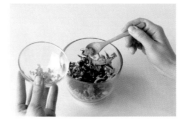

2 │ 드라이허브를 혼합하여 1을 넣고 스푼으로 잘 섞는다.

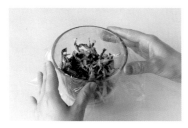

3 │ 랩을 씌워 1주일 정도 두어 향이 스며들게 한다.

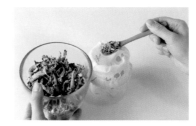

4 │ 넣기 쉽도록 컵 등에 주머니를 넣어 3을 옮긴다. 천으로 감싸 리본을 달아도 좋다.

추천 에센셜오일 블렌딩

❀싱그러운 향

라벤더 4방울
레몬 4방울
스피아민트 2방울

❀여성스러운 향

그레이프프루트 4방울
제라늄 3방울
로즈우드(잎) 3방울

❀오리엔탈 향

만다린 5방울
일랑일랑 3방울
파촐리 2방울

아로마 보틀
Aroma Bottle

보틀에 알코올과 에센셜오일을 넣고 목제 스틱을 꽂으면 인기 있는 아로마 보틀이 완성된다. 액이 조금씩 스틱을 따라 휘발되어 은은한 향을 즐길 수 있다.

【사용방법】
현관이나 방에 두고 흘리지 않도록 주의한다. 향이 없어지면 에센셜오일을 추가하거나 목제스틱을 교환한다.

준비물

보드카(40도 이상) ················60ml
취향에 맞는 에센셜오일 ······ 20방울
비커, 유리막대, 보틀(입구가 좁은 것),
목제 스틱

✦ 만드는 법 ✦

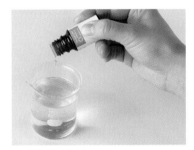

1 │ 비커에 보드카와 에센셜오일을 넣고 유리막대로 섞는다.

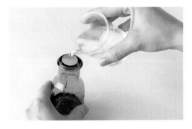

2 │ 보틀에 1을 옮긴다.

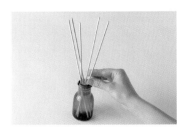

3 │ 목제 스틱을 꽂는다.

❖ 추천 에센셜오일 블렌딩

⚜ 릴랙스되는 향

오렌지 스위트 8방울
제라늄 6방울
라벤더 6방울

⚜ 부드러운 향

팔마로사 10방울
만다린 10방울

⚜ 기운이 나는 향

버가못 14방울
유칼립투스 시트로도라 6방울

⚜ 공기 청정에

편백나무 8방울
라벤사라 6방울
레몬 6방울

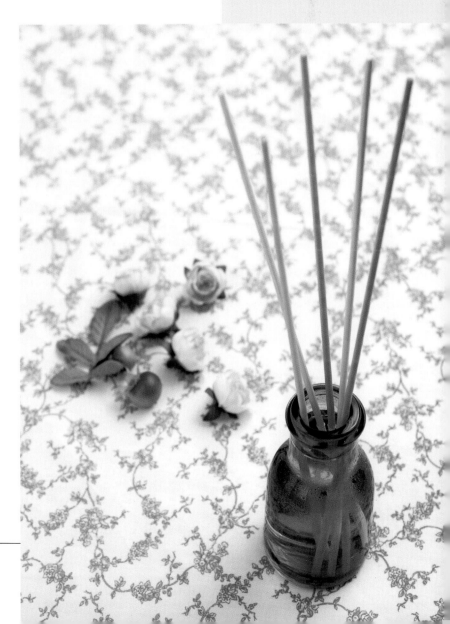

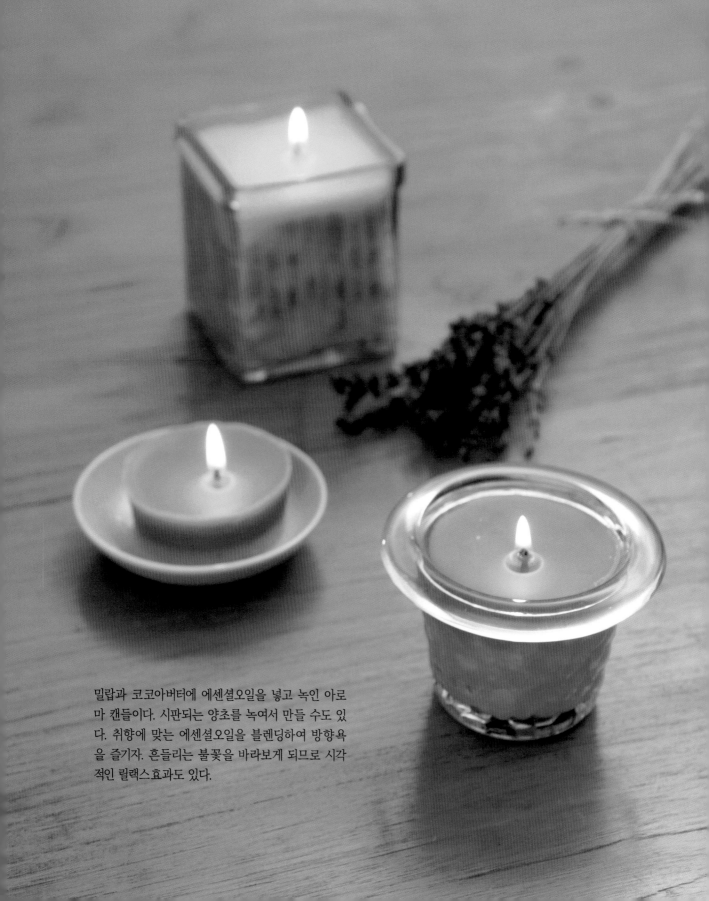

[아로마 캔들]
Aroma Candle

밀랍과 코코아버터에 에센셜오일을 넣고 녹인 아로
마 캔들이다. 시판되는 양초를 녹여서 만들 수도 있
다. 취향에 맞는 에센셜오일을 블렌딩하여 방향욕
을 즐기자. 흔들리는 불꽃을 바라보게 되므로 시각
적인 릴랙스효과도 있다.

준비물

밀랍·······················80g
코코아버터······················20g
캔들 심지 ·······················1개
취향에 맞는 에센셜오일 ····· 30방울
종이컵, 나무젓가락, 에센셜워머,
저울, 유리막대

◆ 만드는 법 ◆

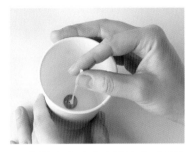

1 | 종이컵 바닥의 중심에 밀랍을 한 알 눌러 붙이고, 캔들 심지가 똑바로 서도록 부착한다.

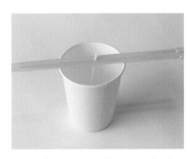

2 | 캔들 심지를 나무젓가락 사이에 끼워서 고정한다.

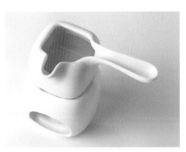

3 | 밀랍과 코코아버터를 에센셜 워머에 넣고 녹인다.

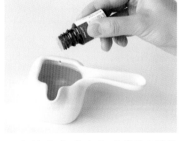

4 | 불에서 내려서 에센셜오일을 첨가한다.

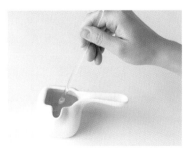

5 | 굳어지기 전에 유리막대로 재빠르게 섞는다.

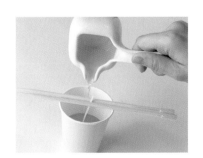

6 | 2에 흘려넣고 한동안 그대로 둔다. 완전히 굳어지면 종이컵에서 빼내고, 캔들 심지를 1cm 정도 남기고 자른다.

◈◈◈ 추천 에센셜오일 블렌딩 ◈◈◈

🍀 집중력 상승
로즈마리 시네올 15방울
주니퍼베리 10방울
사이프러스 5방울

🍀 모기를 쫓는다
레몬그라스 10방울
유칼립투스 시트로도라 20
　방울
라반딘 10방울

🍀 초조함에
라벤더 15방울
레몬 10방울
페퍼민트 5방울

🍀 릴랙스 타임에
오렌지 스위트 20방울
페티그레인 5방울
마조람 5방울

🍀 해피 타임에
라임 15방울
만다린 10방울
벤조인 5방울

◈◈◈ 추천 에센셜오일 ◈◈◈

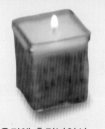

🍀 용기에 흘려넣어서
유리로 된 용기에 캔들을 흘려넣으면 틀에서 꺼내지 않고 그대로 사용할 수 있다.

🍀 색을 바꾸어 층을 만든다
타메릭이나 시나몬 파우더 등을 넣어서 색을 바꾸어도 OK. 한 층이 굳으면 다음 층을 흘려넣어서 여러 층의 색으로 만들어도 된다.

슈즈 키퍼
Shoes Keeper

신발의 냄새를 제거해주는 슈즈 키퍼. 페퍼민트 등 살균효과도 있고 청량감이 있는 에센셜오일 사용을 추천한다. 어린이용 양말에 채워서 입구를 끈으로 묶어도 예쁘다.

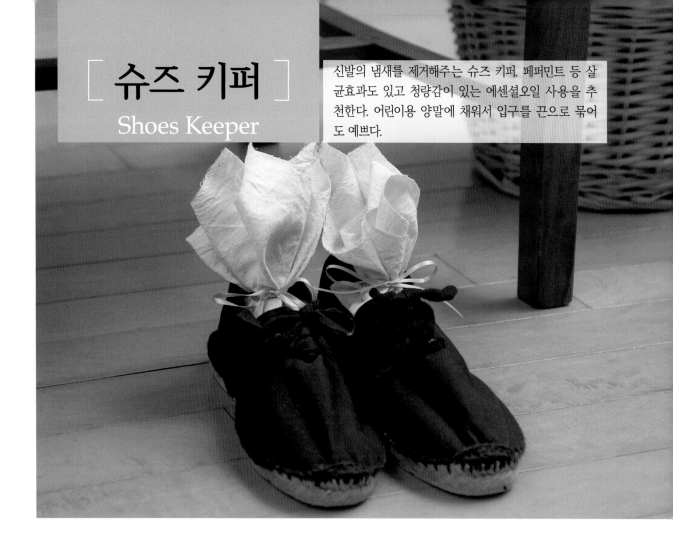

【사용방법】
벗은 신발 속에 넣어 둔다.

준비물

오리스 루트(보류제) ············5g
드라이허브
　세이지 ····················· 10g
　타임 ······················· 10g
　라벤더 ························5g
취향에 맞는 에센셜오일 ···10방울
유리볼, 스푼, 랩, 천, 리본, 저울

추천 에센셜오일 블렌딩

냄새가 걱정되는 신발에

제라늄 5방울
페퍼민트 5방울

◆ 만드는 법 ◆

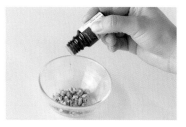

1 | 유리볼에 오리스 루트를 넣고 에센셜오일을 스며들게 한다.

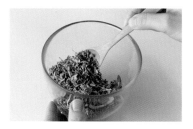

2 | 드라이허브를 추가하여 잘 섞는다.

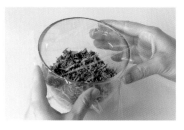

3 | 랩을 씌우고 1주간 정도 방치하여 향기를 스며들게 한다.

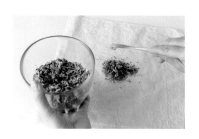

4 | 반 정도씩 천에 넣어 입구를 졸라 리본을 묶는다.

룸 스프레이
Room Spray

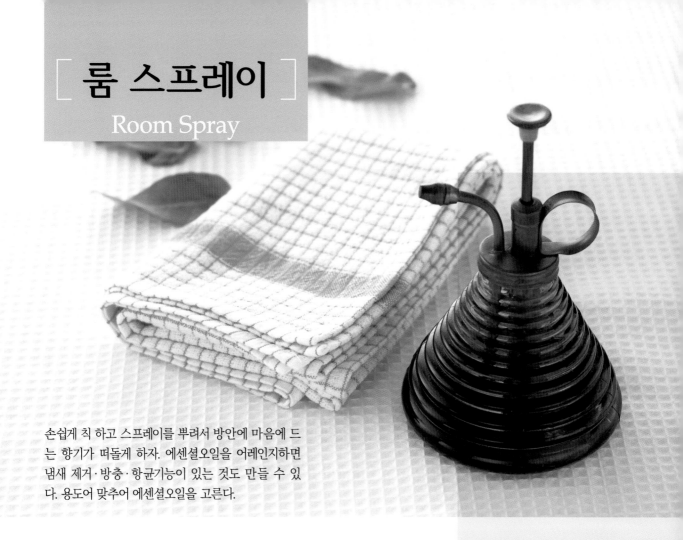

손쉽게 칙 하고 스프레이를 뿌려서 방안에 마음에 드는 향기가 떠돌게 하자. 에센셜오일을 어레인지하면 냄새 제거·방충·항균기능이 있는 것도 만들 수 있다. 용도어 맞추어 에센셜오일을 고른다.

【사용방법】
공간이나 의류에 2~3회 스프레이한다. 사람이나 반려동물을 향해 분사하지 않도록 주의.

【 보존기한 】
약 1개월

준비물

무수에탄올 ·······················10ml
정제수 ·····························40ml
취향에 맞는 에센셜오일 ··· 10방울
비커, 유리막대, 보존용기(스프레이 타입)

◆ 만드는 법 ◆

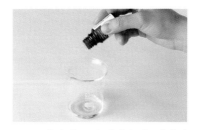

1 │ 비커에 무수에탄올과 에센셜오일을 넣는다.

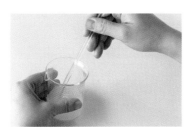

2 │ 정제수를 추가하여 유리막대로 잘 섞는다.

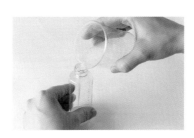

3 │ 보존용기에 옮긴다. 사용할 때마다 잘 흔든다.

◆ 추천 에센셜오일 ◆

⚜ 냄새 제거에
레몬그라스

⚜ 방충에
시트로넬라
유칼립투스 시트로도라

⚜ 항균에
티트리
제라늄

 POINT 냄새 제거·방충·항균 등이 목적인 경우에는 증발되기 쉽도록 정제수를 줄이고 에탄올의 양을 많게 하여 농도를 약 30%로 만든다.

Part 4

아로마 트리트먼트

캐리어오일에 에센셜오일을 더해 실시하는 트리트
먼트는 향기를 즐길 수 있을 뿐만 아니라 에센셜오
일 성분이 피부로 침투하여 여러 가지 효과를 준
다. 부위별로 트리트먼트 방법을 소개하므로 신경
쓰이는 부분을 트리트먼트하여 근육의 결림이나
좋지 않은 몸 상태를 케어하자. 또한 다른 사람에
게 트리트먼트를 할 때는 자기 책임 하에, 기분좋
게 느낄 수 있도록 연구하는 것이 중요하다.

시작하기 전에

향기에 감싸여 행하는 아로마 트리트먼트는 본래의 마사지효과에 더해 여러 가지 장점이 있다. 사전에 주의점이나 포인트 등을 확인하여 효과적으로 실시한다.

심신 양면으로 릴랙스할 수 있는 아로마 트리트먼트의 효능

에센셜오일과 캐리어오일을 이용한 트리트먼트(마사지)는 근육의 결림이나 긴장을 풀거나 통증이나 피로감을 완화시키는 마사지 본래의 효과에 더해 에센셜오일의 향기도 즐길 수 있다. 게다가 에센셜오일이나 캐리어오일의 유효성분이 피부에 침투함으로써 효과가 더욱 상승된다. 이것은 심신 모두 릴랙스할 수 있는 아로마테라피의 실천적 수단이다.

자신의 몸뿐만 아니라 가족 등 친한 상대에게 커뮤니케이션의 일환으로 실시해도 좋을 것이다. 부드럽게 접촉하는 '터칭'에는 마음을 안정시키는 효과가 있어서 마음과 몸 양면에서 케어가 가능하다. 기분이 좋다고 느끼는 강도로 부드럽게 수행하자.

이것은 의료행위가 아니므로 반드시 상대의 동의를 얻은 다음 책임감을 가지고 수행해야 한다. 또한 사용할 캐리어오일이나 에센셜오일 등을 정확하게 설명하고, 사전에 건강상 문제가 없는지 등을 확인해야 한다.

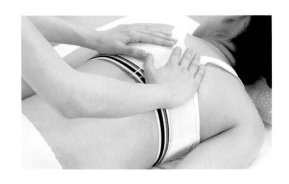

다른 사람에게 실시할 때는 반드시 동의를 얻은 다음 세심한 주의를 기울여 상대가 기분 좋다고 느낄 수 있게 하자.

몸 상태가 좋지 않을 때나 몸에 부담이 갈 때는 피한다

몸 상태가 불안하거나 피부에 질환이나 상처가 있을 때, 음주 후나 공복 시, 식후 등은 트리트먼트를 피한다. 반드시 몸 상태가 좋을 때 수행하자. 한편 지병이 있거나 약을 복용하고 있는 사람은 몸에 부담이 갈 수도 있으므로 사전에 의사와 상담하여 트리트먼트를 수행해야 한다.

임신 중에는 사용해서는 안 되는 에센셜오일도 있으므로 사전에 확인하자. 배에 당김이 있을 때는 피하고, 수행할 때는 편한 자세로 단시간에 머무르도록 하자. 임산부의 요통을 완화시키고 초조함을 진정시키는 데에도 트리트먼트가 유효하지만, 몸 상태가 변화하기 쉬우므로 사전에 의사와 상담하고 나서 수행하면 안심이 된다.

아로마 트리트먼트의 주의점

* 트리트먼트를 하기 전에 패치테스트를 한다(상세는 p.70).
* 열이 날 때나 상처를 입었을 때 등 몸 상태가 좋지 않을 때는 피한다.
* 공복 시나 식후, 음주 후는 피한다.
* 통증이 있는 부분은 하지 않는다.
* 시술 전에 손톱을 제대로 깎고, 시계나 반지 등의 액세서리류는 뺀다.
* 더러워져도 되는 옷이나 시트·타월을 사용한다.
* 3세 미만의 유아에게는 에센셜오일 사용을 피한다(상세는 p.159).

에센셜오일의 희석농도에 대해

캐리어오일과 에센셜오일을 섞은 트리트먼트 오일은 적절한 희석농도로 제조하는 것이 중요하다.

희석농도란?

에센셜오일은 원액 그대로 사용하지 않고, 캐리어오일로 희석해서 사용한다. 캐리어오일에 대한 에센셜오일의 농도를 '희석농도' 라고 한다. 트리트먼트 오일을 만들 때의 희석농도는 1% 이하가 기준이다. 에센셜오일의 비율이 높다고 해서 효과가 높아지는 것은 아니며, 반대로 피부에 대한 자극이 지나치게 강하거나 기분이 나빠지는 경우도 있으므로 반드시 지켜야 한다.

계산방법은 오른쪽에 기재한 것과 같다. 캐리어오일 10ml에 에센셜오일 2방울이 기준이 되므로 기억해 두자.

에센셜오일 방울 수의 계산법

트리트먼트 오일 1% 상당의
에센셜오일의 ml 수 산출
30ml×0.01=0.3ml

↓

에센셜오일 1방울은 약 0.05ml이므로
0.3ml÷0.05ml=6방울

↓

30ml의 캐리어오일로 1% 농도의 오일을 만들 때는 6방울의 에센셜오일이 필요하다. 그런데 얼굴이나 머리 등 델리케이트한 부분에 사용할 때는 희석농도가 0.1~0.5%가 되도록 에센셜오일을 블렌딩한다.

효과를 높이는 포인트

트리트먼트 효과를 보다 높이기 위한 포인트를 소개한다. 이때에는 릴랙스할 수 있는 공간의 연출도 중요하다.

 POINT 1 마음을 안정시킬 수 있는 공간을 연출한다

차분한 분위기 속에서 수행하여야 심신의 릴랙스효과가 높아진다. 조명은 다소 어둡게 하고, 캔들을 켜거나 적당한 음량으로 음악을 틀면 차분한 분위기를 연출할 수 있다.

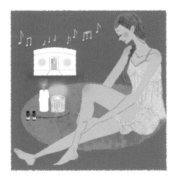

 POINT 2 목욕하고 난 직후에 행하는 것이 효과적

목욕을 하고 난 직후에는 몸이 따뜻해져 있어서 대사가 좋아진 상태이므로 트리트먼트를 수행하는 베스트 타이밍. 게다가 에센셜오일 성분이 몸에 침투하기 쉽다는 장점도 있다.

 POINT 3 부드럽게 접촉한다

다른 사람에게 트리트먼트할 때는 갑자기 몸을 만지거나 손을 떼면 불쾌감을 주기 쉽다. 처음에는 특히 부드럽게 몸에 닿도록 하고, 마지막에는 여운을 남기듯이 조용히 손을 뗀다. 또한 차가운 손으로 하면 릴랙스할 수 없으므로 사전에 따뜻하게 해 두자.

 POINT 4 오일은 씻어내지 않는다

시간을 들여 에센셜오일의 성분을 몸에 침투시키기 위해서도 트리트먼트 후에는 씻어내지 말고 물기를 짜낸 따뜻한 타월로 닦아내는 정도로 하자. 아무리 해도 오일이 신경쓰인다면 가볍게 샤워로 씻어내는 정도로 하자.

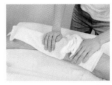

오일이 묻어 있는 부분을 타월로 덮어 가볍게 닦는다.

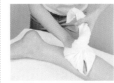

타월을 손으로 말아서 문지르듯이 닦아내는 방법도 있다.

트리트먼트의 기본

트리트먼트 오일 만드는 법이나 사용하는 법, 테크닉 등의 기본을 먼저 배워 보자. 기본기술을 제대로 마스터하면 트리트먼트의 효과가 높아진다.

트리트먼트 오일 만드는 법

트리트먼트 오일을 만들 때는 캐리어오일과 에센셜오일의 양을 반드시 지켜야 한다.

준비물

캐리어오일 ·····························30ml
에센셜오일 ····················· 3~6방울
비커, 유리막대, 보존용기

【주의점】
많이 만들어두지 말고, 사용할 때마다 사용할 만큼만 만든다. 남으면 보존용기에 넣어 약 1개월 안에 전부 사용한다.

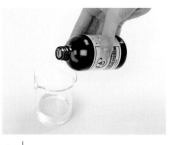

1 | 비커에 캐리어오일을 넣는다.

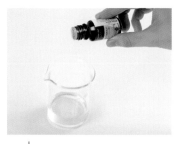

2 | 에센셜오일을 더한다.

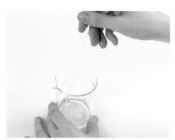

3 | 유리막대로 잘 섞는다.

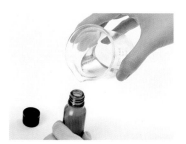

4 | 보존할 때는 보존용기에 옮긴다.

트리트먼트 오일 사용법

⚜ 100원짜리 동전 정도의 크기를 손에 던다

오일은 너무 많으면 힘이 들어가기 어렵고, 너무 적으면 피부에 마찰이 일어나 빨갛게 되어 버릴 수도 있다. 100원 동전 정도의 분량을 손에 덜어서 줄어들면 그때마다 보충한다.

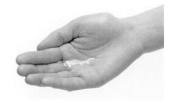

⚜ 오일을 손에 잘 묻힌다

오일을 손에 덜고 나서 손바닥을 따뜻하게 하는 것처럼 손에 잘 묻혀서 사용한다. 양손바닥이나 손가락에 오일이 균등하게 묻어 있으면 잘 퍼지고 수행하기 쉽다.

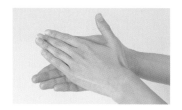

테크닉의 기본

트리트먼트를 할 때 기본이 되는 테크닉을 확실하게 기억해 두자.

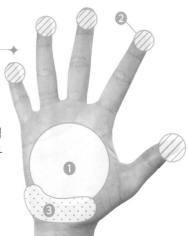

⚜️ 손과 손가락 사용법

① 손바닥
손바닥 전체로 구석구석 압력을 가하듯이 문지르거나 주무른다.

② 손가락 지문쪽
다섯손가락의 제1관절까지 사용하여 주무르거나 누른다. 손톱은 미리 깎아놓는다.

③ 손목
손목을 사용하여 압력을 가해 누르거나 주무른다.

⚜️ 트리트먼트의 기본기술

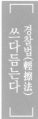
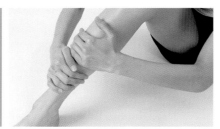

경찰법(輕擦法) 쓰다듬는다

손바닥 전체나 손가락으로 압력을 가하면서 부드럽게 쓰다듬는다. '에플라지(effleurage)'라고도 하며, 몸의 경직을 풀고 신진대사를 높이는 효과가 있다. 릴랙스효과도 높은 수법이다.

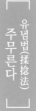
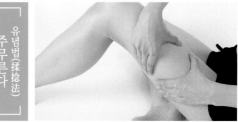

유념법(揉捻法) 주무른다

손바닥이나 손가락을 밀착시켜 압력을 가하면서 근육을 쥐고 주물러서 풀어준다. '페트리사지(patrissage)'라고도 하며, 신체 조직의 경직을 완화하여 신진대사를 촉진하고 세포를 활성화시킨다.

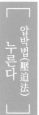
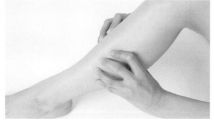

압박법(壓迫法) 누른다

손바닥이나 손가락을 사용하여 압력을 가하면서 누른다. 신체의 심부에 작용하며, 지속적으로 누르면 신경이나 근육의 경직을 억제한다. 단속적으로 누르면 혈액이나 림프액의 흐름을 촉진시킨다.

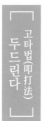
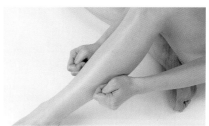

고타법(叩打法) 두드린다

손·손가락·주먹 등을 사용하여 일정한 리듬으로 경쾌하게 두드린다. 단시간이라도 가볍게 두드리면 신경이나 근육의 흥분성이 높아진다. 장시간·리드미컬하게 약간 세게 두드리면 신경이나 근육이 진정된다.

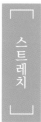
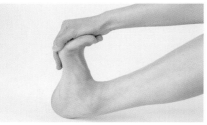

스트레치

관절이나 근육 등을 부드럽게 늘리면 유연성이 높아지고 말초혈액이나 림프액의 순환이 촉진되어 관절의 가동범위가 넓어진다.

【베드 세팅 방법】
지저분해져도 되는 시트나 타월로 베드를 덮고, 베개 대신에 타월을 접어서 둔다. 발쪽에도 타월을 준비하여 시술하는 부위 이외의 부위는 덮어서 추위를 느끼는 것을 방지한다.

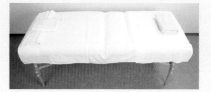

[셀프 트리트먼트]

혼자서 손쉽게 할 수 있는 트리트먼트는 많다. 매일매일의 피로나 컨디션 부조를 누적시키지 말고 정기적인 트리트먼트로 완화하자.

머리 | 기분 좋은 자극을 주어 모발 활성과 스트레스 케어를

머리에는 의외로 피로가 축적되어 있다. 머리 전체를 적당하게 자극하면 피로가 풀리는 이외에 탈모 예방이 되고, 건강한 머리카락을 유지할 수 있다. 각 과정을 5회씩 실시한다.

추천 오일 레시피

【캐리어오일】
카멜리아 오일 ·························· 30ml

【에센셜오일】
캐모마일 로만 ·························· 1방울
클라리세이지 ·························· 1방울
로즈마리 시네올 ······················ 1방울

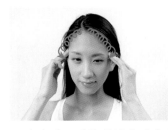

1 | 손에 오일을 묻혀서 이마의 발제(머리카락이 난 곳)부위 언저리의 중심에서 좌우 귀쪽을 향해 검지·중지·약지 세손가락 지문부위로 원을 그려 나간다.

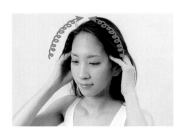

2 | 머리 전체를 다섯손가락의 지문부위로 원을 그리듯이 아래쪽에서 정수리쪽을 향해 주무르며 풀어준다.

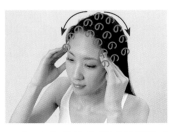

3 | 머리 중앙의 발제부위부터 관자놀이를 향해 검지·중지·약지 세손가락의 지문부위로 'の' 글자를 그리듯이 하여 조금씩 위치를 바꿔가면서 압박한다.

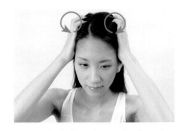

4 | 머리의 상부→측면→뒤통수 순서로 손바닥 전체로 위치를 바꾸지 않고 누르며 돌린다.

POINT

손바닥 전체로 머리를 압박하면서 조용히 원을 그린다.

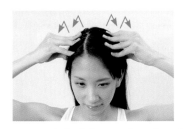

5 | 머리 전체를 두피를 쥐듯이 해서 다섯손가락으로 힘차게 튕긴다.

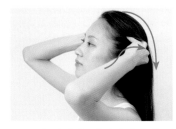

6 | 이마의 발제부위부터 뒤통수를 지나 머리카락끝을 향해 압력을 가하면서 다섯손가락을 슬라이드시킨다. 같은 행동을 귀 위쪽 발제부위에서부터도 실시한다.

효과있음!

【머리의 혈자리】 백회(百會)

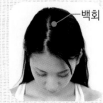
—백회

신체의 좌우 중앙을 세로로 지나는 선과, 좌우 귀의 가장 높은 부분을 이은 선이 교차되는 부분이 백회혈이다. 백회를 자극하면 머리가 무거운 느낌이나 어깨결림의 완화를 기대할 수 있다.

얼굴 | 혈행이 좋아져 고운 피부로. 리프트 업 효과도

얼굴의 건조·부기·처짐 등의 트러블은 매우 신경쓰인다. 트리트먼트로 혈류를 좋게 하면 각질층의 수분 유지력도 상승한다. 각 과정을 5회씩 실시한다.

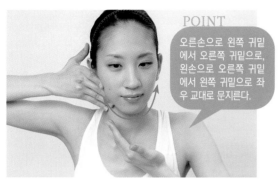

POINT
오른손으로 왼쪽 귀밑에서 오른쪽 귀밑으로, 왼손으로 오른쪽 귀밑에서 왼쪽 귀밑으로 좌우 교대로 문지른다.

1 | 손에 오일을 묻혀 양손바닥으로 좌우 귀밑에서 반대쪽 귀밑까지의 페이스 라인을 끌어올린다.

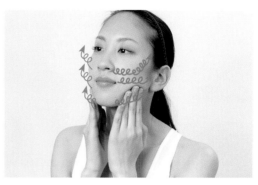

2 | 턱부터 귀밑, 입 양쪽 옆에서 귀 바로 앞쪽, 코 양쪽 옆에서 관자놀이까지의 3개 라인을 검지·중지·약지를 가지런히 모아 작게 원을 그리듯이 근육을 풀어준다.

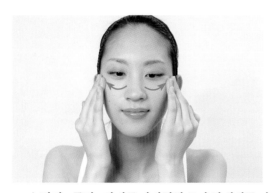

3 | 검지·중지·약지를 가지런히 모아 광대뼈를 따라 가볍게 포물선을 그리듯이 관자놀이까지 문지른다.

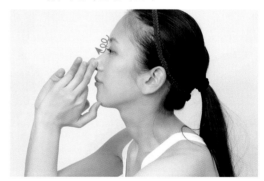

4 | 콧날부터 콧방울을 중지 안쪽으로 작게 원을 그리듯이 조금 강하게 문지른다. 마지막에는 중지로 코끝을 가볍게 쥐듯이 하며 손을 뗀다.

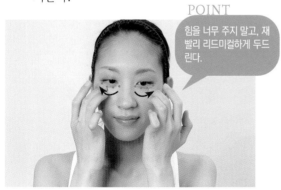

POINT
힘을 너무 주지 말고, 재빨리 리드미컬하게 두드린다.

5 | 눈밑을 눈 앞쪽에서 뒤쪽을 향해 검지와 중지로 번갈아가며 가볍게 두드린다.

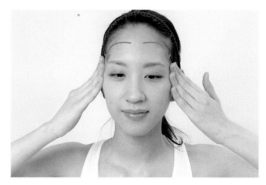

6 | 엄지손가락 이외의 네손가락의 안쪽 전체를 사용하여 이마 중앙에서부터 압력을 가해 강하게 펴듯이 하여 관자놀이까지 문지른다.

어깨 · 목

어깨의 근육을 움직여서 어깨결림이나 두통을 완화

어깨의 근육을 움직이면 혈액이나 림프액의 흐름이 좋아지며, 쌓인 노폐물을 배출할 수 있다. 어깨결림이나 어깨결림에 의한 두통 완화에 도움이 된다. 각 과정을 5회씩 반복한다.

추천 오일 레시피

【캐리어오일】
세인트존스워트 오일·················· 30ml

【에센셜오일】
라반딘······························· 2방울
라벤더······························· 2방울
페퍼민트····························· 1방울

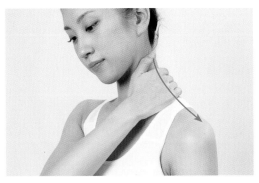

1 | 손에 오일을 묻혀 손바닥 전체로 목에서 어깨를 향해 쓰다듬듯이 문지른다. 오른쪽 어깨는 왼손으로, 왼쪽 어깨는 오른손으로 실시한다.

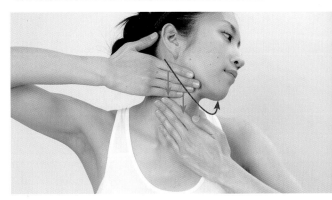

2 | 양손바닥으로 번갈아서 오른쪽부터 왼쪽 방향으로 목덜미부터 빗장뼈(쇄골)쪽으로 문지른다. 반대쪽도 마찬가지로 실시한다.

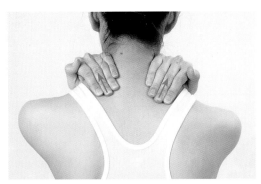

3 | 양손으로 목덜미를 잡고 천천히 들어올리듯이 주무른다.

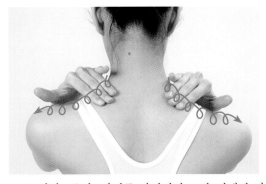

4 | 검지 · 중지 · 약지를 가지런히 모아 어깨의 안쪽에서 바깥쪽을 향해 원을 그리듯이 주물러 풀어준다.

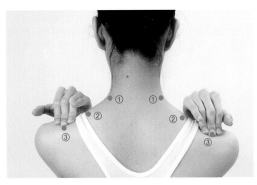

5 | 검지 · 중지 · 약지를 가지런히 모아 어깨 안쪽에서 바깥쪽을 향해 세 군데를 눌러준다.

POINT
바깥쪽으로 원을 그리면서 주물러 풀어준다.

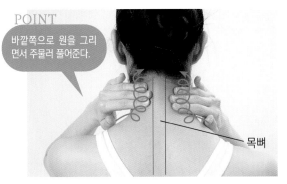

목뼈

6 | 검지 · 중지 · 약지를 가지런히 모아 목뼈 양옆 라인을 발제부위를 향해 원을 그리듯이 주물러 풀어준다.

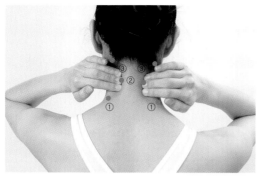

7 | 검지·중지·약지를 가지런히 모아 목뼈 양옆 라인을 발제부위를 향해 세 군데 눌러준다.

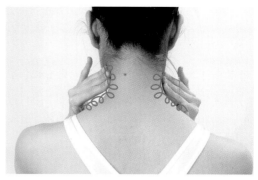

8 | 검지·중지·약지를 가지런히 모아 목 바깥쪽 라인을 발제부위를 향해 원을 그리듯이 주물러 풀어준다.

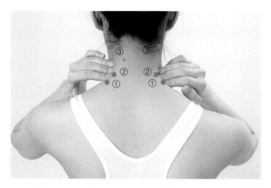

9 | 검지·중지·약지를 가지런히 모아 목 바깥쪽 라인을 발제부위를 향해 세 군데 눌러준다.

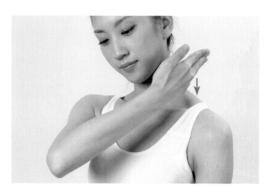

10 | 펼친 손의 손날로 가볍게 어깨를 두드린다. 오른쪽 어깨는 왼손으로, 왼쪽 어깨는 오른손으로 실시한다.

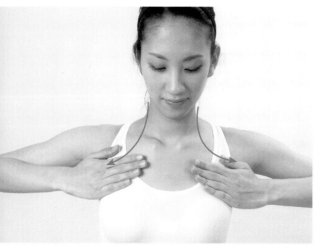

11 | 손바닥 전체로 목부터 겨드랑이 밑까지를 어깻죽지의 라인을 따라 문지른다.

POINT

손바닥으로 가볍게 압력을 가하면서 한번에 미끄러지게 한다.

효과 있음!

【목·어깨의 혈자리】

천주(天柱)·풍지(風池)· 견정(肩井)

천주혈은 목 뒤쪽의 발제부위에 있으며, 두 줄기의 무거운 근육 바깥쪽 우묵한 곳에 있다. 자극하면 어깨결림이나 코막힘이 완화되고 전신의 혈행이 좋아진다고 알려져 있다. 또한 목 중앙에 있는 견정혈도 자극하면 어깨결림이 완화된다. 천주에서 2cm 정도 바깥쪽 위에는 풍지혈은 자극하면 두통이나 눈의 피로·어깨결림의 완화에 도움이 된다.

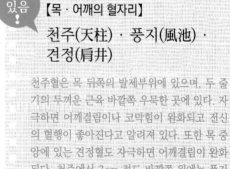

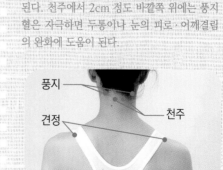

풍지
견정
천주

팔 위쪽부터 손목까지를 자극하여 셰이프 업

팔의 위쪽부터 손목까지의 근육을 확실하게 풀어 위팔부위를 셰이프 업(shape-up)한다. 게다가 혈행도 개선되므로 부기도 완화된다. 각 과정을 5회씩 실시한다.

추천 오일 레시피

【캐리어오일】
호호바오일 ····························· 30ml

【에센셜오일】
오렌지스위트 ························· 4방울
주니퍼베리 ···························· 1방울
마조람 ································· 1방울

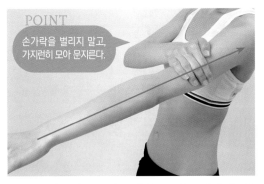

POINT
손가락을 벌리지 말고, 가지런히 모아 문지른다.

1 │ 손에 오일을 묻혀 손바닥으로 손목에서 팔 위쪽을 향해 팔 전체를 문지른다.

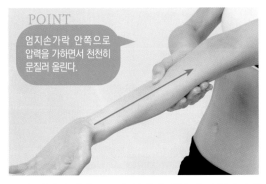

POINT
엄지손가락 안쪽으로 압력을 가하면서 천천히 문질러 올린다.

2 │ 엄지손가락으로 손목에서 팔꿈치 안쪽까지 팔 중심 라인을 강하게 문지른다.

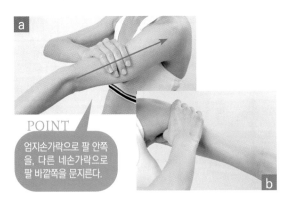

POINT
엄지손가락으로 팔 안쪽을, 다른 네손가락으로 팔 바깥쪽을 문지른다.

3 │ 팔꿈치를 잡고 팔꿈치 안쪽에서 팔 위쪽을 향해 강하게 문지르고(a), 겨드랑이 아래까지 오면 엄지손가락으로 가볍게 누른다(b).

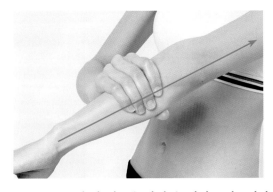

4 │ 손목부터 팔 위쪽을 향해 손 전체로 잡으면서 주물러 풀어준다.

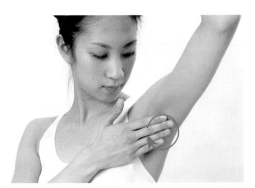

5 │ 팔을 올리고, 검지·중지·약지를 가지런히 모아 겨드랑이 아래를 원을 그리듯이 약간 세게 문지른다.

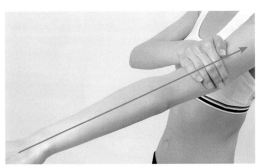

6 │ 1과 마찬가지로 손바닥으로 손목부터 팔 위쪽을 향해 팔 전체를 문지른다. 반대쪽 팔도 마찬가지로 1~6을 실시한다.

**손이나 손가락의 피로를 풀고
냉증이나 거칠어진 손을 케어**

손은 일상생활에서 자주 사용하는 부위이므로 피로가 쌓이기 쉽다. 손가락을 하나하나 확실하게 트리트먼트하면 피로도 풀어지고, 냉증도 방지할 수 있다. 각 과정을 5회씩 실시한다.

추천 오일 레시피	
【캐리어오일】	
호호바오일	30ml
【에센셜오일】	
제라늄	3방울
레몬	2방울
샌달우드	1방울

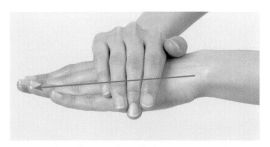

1 | 손에 오일을 묻혀 손바닥으로 손목부터 손끝을 향해 쓰다듬듯이 문지른다. 손바닥쪽도 실시.

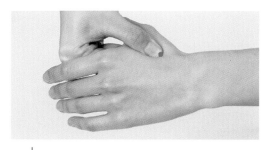

2 | 엄지로 엄지와 검지 사이를 약간 세게 주무른다.

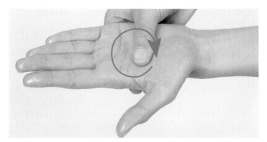

3 | 엄지로 손바닥에 원을 그리듯이 주무른다.

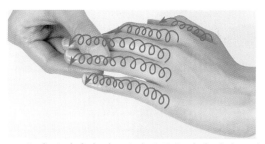

4 | 각 손가락의 밑동부터 손톱을 향해 엄지로 작게 원을 그리면서 문지른다. 손톱 부분까지 오면 가볍게 눌러준다.

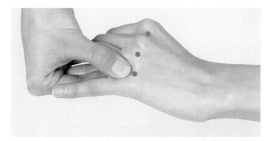

5 | 각 손가락 사이에 엄지손가락을 끼워서 가볍게 눌러준다.

POINT

천천히 아프지 않을 정도로 돌린다. 돌리기 힘들 때는 책상 등에 손을 올려놓고 실시한다.

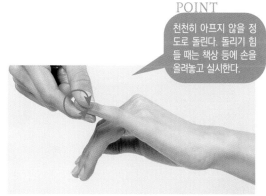

6 | 손끝을 쥐고 오른쪽 방향, 왼쪽 방향으로 각 1회씩 돌린다. 새끼손가락부터 엄지손가락까지 순서대로 실시한다.

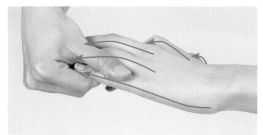

7 | 손가락을 손으로 감싸듯이 미끄러뜨리면서 문지르고, 손끝에서 손을 뗀다. 새끼손가락부터 엄지손가락까지 순서대로 실시한다.

8 | 1과 마찬가지로 손목에서 손끝을 향해 쓰다듬듯이 문지른다. 반대쪽 손과 손가락도 1~8을 마찬가지로 실시한다.

적당한 자극으로 셰이프 업

적당한 힘으로 배 주위에 자극을 주면 배나 허리가 셰이프 업이 되고, 잘록한 허리 만들기에 도움이 된다. 배변을 좋게 하는 효과도 있다. 각 과정을 5회씩 실시한다.

추천 오일 레시피

【캐리어오일】	
스위트 아몬드오일	30ml
【에센셜오일】	
그레이프프루트	4방울
주니퍼베리	2방울

POINT
> 하복부에서 가슴밑 언저리까지 전체적으로 문질러준다.

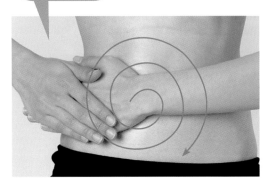

1 | 손에 오일을 묻혀 배꼽을 중심으로 양손을 겹쳐 손바닥으로 시계방향으로 원을 그리듯이 다소 세게 문지른다.

POINT
> 양손을 교대로 재빨리 움직여서 문질러준다.

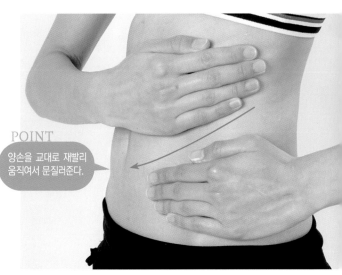

2 | 양손을 번갈아 사용하여 옆구리부터 배꼽을 향해 다섯손가락으로 강하게 문지른다. 반대쪽도 마찬가지로 실시한다.

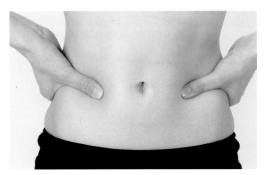

3 | 손바닥을 허리에 대고 엄지와 검지로 옆구리를 감싸고 주물러 풀어준다.

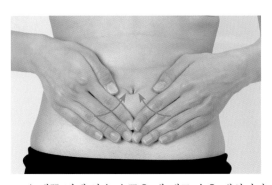

4 | 배꼽 밑에 양손 손끝을 댄 채로 숨을 내쉬면서 배꼽을 향해 살을 들어올리듯이 눌러준다.

효과
있음!

【배의 혈자리】

천추(天樞) · 대거(大巨)

배꼽을 중심으로 좌우 손가락 2개 정도 바깥쪽에 천추혈이 있고, 거기에서 손가락 2개 정도 아래쪽에 대거혈이 있다. 어느 쪽의 혈자리든 자극하면 장의 운동을 가다듬는 기능이 있으며, 설사나 변비 등에 대한 효과를 기대할 수 있다.

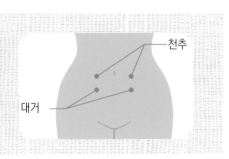
천추
대거

엉덩이 근육을 풀어주면 힙업 효과 있음

장시간 앉아 있으면 엉덩이가 의외로 피곤해진다. 엉덩이나 엉덩이 주변의 근육을 확실하게 주물러 피로를 풀고 힙업. 각 과정을 5회씩 실시한다.

※실제로 트리트먼트할 때는 피부에 직접 한다.

추천 오일 레시피

【캐리어오일】
그레이프 시드 오일 ·················· 30ml

【에센셜오일】
그레이프프루트 ························· 3방울
제라늄·································· 2방울
주니퍼베리 ···························· 1방울

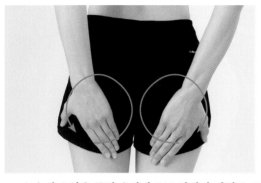

1 | 손에 오일을 묻혀 손바닥으로 엉덩이 전체를 크게 원을 그리듯이 문지른다.

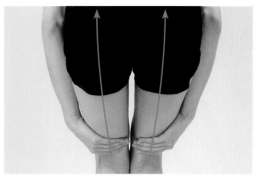

2 | 조금 몸을 굽힌 상태로 무릎 뒤쪽에서 엉덩이까지 손바닥으로 다리를 쥐듯이 쓸어올린다.

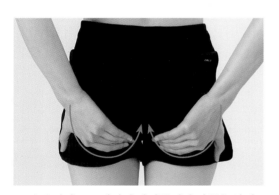

3 | 손바닥으로 엉덩이 바깥쪽에서 안쪽을 향해 크게 원을 그리며 엉덩이 살을 들어올리듯이 문지른다.

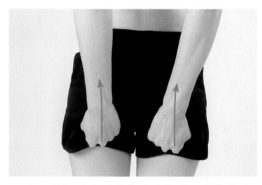

4 | 주먹을 쥐어 엉덩이 아래에 대고 약간 세게 들어올린다.

POINT
엄지손가락을 손 가운데에 넣은 상태로 손가락의 제1관절과 제2관절 사이로 꽉 쓸어올린다.

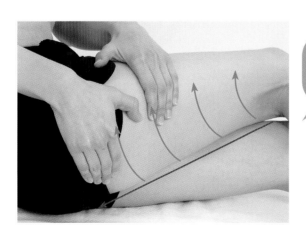

POINT
한쪽 무릎과 엉덩이를 조금 들고, 다른쪽 다리에 무게중심을 두는 것이 요령이다.

5 | 다리를 뻗고 앉아서 한쪽 무릎과 엉덩이를 조금 들고 무릎 안쪽부터 양쪽 손바닥으로 번갈아 쓸어올린다. 엉덩이를 향해 조금씩 강하게 문지른다. 반대쪽 다리에도 1~5를 마찬가지로 실시한다.

서서 하는 작업을 하면 피로가 몰려와 붓기 쉬운 부위이다. 제대로 근육을 풀어 혈행을 좋게 하여 부기를 모르는 아름다운 다리를 만들자. 각 과정을 5회씩 실시한다.

추천 오일 레시피

【캐리어오일】
그레이프 시드 오일 ····················· 30ml

【에센셜오일】
레몬······························· 3방울
사이프러스····························· 2방울
블랙페퍼······························ 1방울

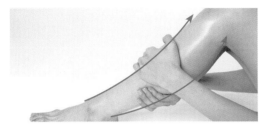

1 │ 손에 오일을 묻혀 무릎을 조금 굽힌 채로 발목부터 무릎을 향해 양손바닥으로 감싸듯이 하여 다리 바깥쪽과 안쪽을 문지른다.

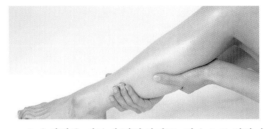

2 │ 손바닥을 피부에 밀착시키고, 양손으로 번갈아 발목에서 무릎 안쪽을 향해 장딴지를 주물러 풀어주면서 쓸어올린다.

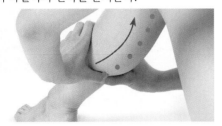

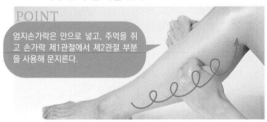

POINT

엄지손가락은 안으로 넣고, 주먹을 쥐고 손가락 제1관절에서 제2관절 부분을 사용해 문지른다.

3 │ 양손 엄지손가락 지문 부위로 장딴지 중심에서 무릎 안쪽까지 눌러준다.

4 │ 주먹을 쥐고 장딴지 옆쪽을 사이에 끼우듯이 해서 원을 그리면서 약간 세게 눌러 풀어준다.

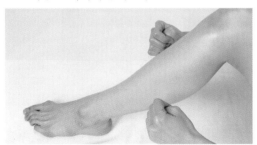

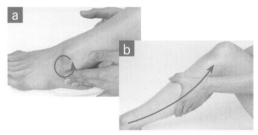

a

b

5 │ 주먹을 쥐고 발목에서 무릎을 향해 장딴지 양옆을 리드미컬하게 가볍게 두드린다.

6 │ 검지·중지·약지 세손가락을 가지런히 모아 양쪽 복사뼈 주변을 원을 그리듯이 문지르고 (a), 다리를 양손으로 감싸 무릎 안쪽까지 쓸어올린다(b). 반대쪽 다리도 1~6을 마찬가지로 실시한다.

효과
있음
！

【다리의 혈자리】태계(太谿)

다리 안쪽 복사뼈가 솟아오른 부분 바로 뒤쪽에 있는 움푹 파인 곳에 태계라는 혈자리가 있다. 이곳을 자극하면 다리의 혈행이 좋아지며, 두통·생리통·냉증·부기 등에 효과가 있다고 한다.

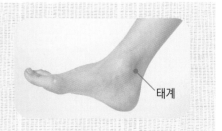

태계

허벅지 | 확실하게 주물어 풀어주어 셰이프 업

허벅지는 살이 붙기는 쉽지만 좀처럼 빠지지 않는 부위이다. 트리트먼트로 적당한 자극을 주면 탄력강화 효과와 셰이프 업을 기대할 수 있다. 각 과정을 5회씩 실시한다.

추천 오일 레시피

【캐리어오일】
그레이프 시드 오일 ·················· 30ml

【에센셜오일】
레몬···································· 3방울
사이프러스····························· 2방울
블랙페퍼······························· 1방울

1 | 손에 오일을 묻히고 허벅지를 손바닥으로 감싸듯이 해서 문지른다.

2 | 허벅지를 양손으로 꽉 잡고 다리 위쪽을 향해 주물러 풀어준다. 바깥쪽과 안쪽 모두 실시한다.

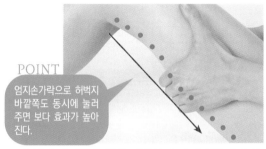

POINT

엄지손가락으로 허벅지 바깥쪽도 동시에 눌러주면 보다 효과가 높아진다.

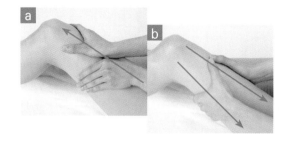

3 | 허벅지 안쪽을 무릎 안쪽부터 다리 위쪽까지 엄지손가락 이외의 네손가락으로 약간 세게 눌러준다.

4 | 양손으로 V자를 만들어 허벅지 위쪽부터 무릎을 향해 세게 문지르고(a), 허벅지 양사이드를 통해 다리 위쪽으로 되돌아온다(b). 반대쪽 허벅지도 1~4를 마찬가지로 실시한다.

발바닥 | 혈자리에 자극을 주어 컨디션 부조를 없앤다

발바닥에는 신체의 장기와 관계된 혈자리가 여러 개 있다. 그것들을 적당히 자극하면 몸 전체의 찌뿌둥함이나 냉증을 정상화하는 효과가 있다. 각 과정을 5회씩 실시한다.

추천 오일 레시피

【캐리어오일】
그레이프 시드 오일 ·················· 30ml

【에센셜오일】
레몬···································· 3방울
사이프러스····························· 2방울
블랙페퍼······························· 1방울

1 | 손에 오일을 묻혀 발바닥 전체를 엄지로 문지른다.

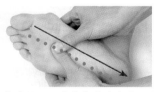

2 | 엄지 안쪽으로 발바닥의 발가락 쪽에서 발꿈치쪽을 향해 중심선을 눌러준다.

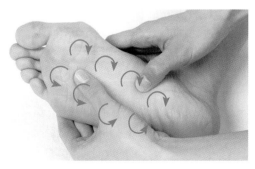

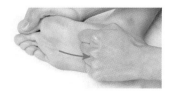

3 | 양손 엄지를 사용하여 발바닥 전체를 구석구석 작은 원을 그리듯이 주무른다.

4 | 엄지손가락은 안에 넣은 상태로 주먹을 쥐고 손가락 제1관절과 제2관절 사이로 발바닥의 아치를 강하게 문지른다. 반대쪽 발바닥도 1~4를 마찬가지로 실시한다.

파트너 트리트먼트

다른 사람에게 실시하는 트리트먼트는 커뮤니케이션의 하나이다. 상대에게 무리가 없도록 신경을 쓰면서 심신을 치유해 주자.

커뮤니케이션의 일환으로 '터칭'을 추천

터칭이란 '만지다'라는 뜻으로, 사람에게 기분 좋은 느낌을 주는 자연스러운 행위이다. 향기의 힘이 작용하는 아로마 트리트먼트에서는 정신적·신체적인 이완 효과가 보다 높아진다.

서로 접촉하는 파트너 트리트먼트를 일상의 커뮤니케이션의 일환으로 도입하면 심신의 안정에 의한 QOL(Quality of life : 생활의 질) 향상과도 연결된다.

우선은 스킨십으로 받아들여지기 쉬운 손의 트리트먼트부터 시작할 것을 추천한다.

파트너 트리트먼트의 터칭에 의한 효과

* 받는 쪽에게 기분좋음과 안심감을 주며 신뢰 관계를 준다
* 심신의 항상성 유지와 촉진. QOL(생활의 질) 향상
* 받는 쪽과의 비언어적 커뮤니케이션을 가질 수 있다(기분의 상호 전달).

손 상대의 손을 확실하게 벌려 손가락을 사용해 주물러 풀어준다

손바닥을 주무를 때는 상대의 손과 손가락을 확실하게 벌려서 실시한다. 엄지손가락 지문부위를 사용해 손바닥·손등·손가락도 트리트먼트하자. 각 과정을 5회씩 실시한다.

추천 오일 레시피
【캐리어오일】
호호바오일 ································ 30ml

【에센셜오일】
오렌지스위트 ···················· 4방울
제라늄 ······························ 2방울

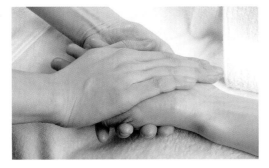

1 | 손에 오일을 묻혀 손바닥으로 한쪽 손을 감싸듯이 하여 문지른다.

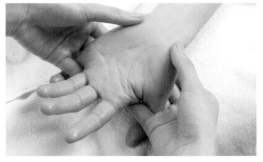

2 | 손바닥을 위로 하여 새끼손가락과 약지 사이, 엄지와 검지 사이에 각각 자신의 새끼손가락을 끼우고 손을 벌리듯이 하여 잡는다.

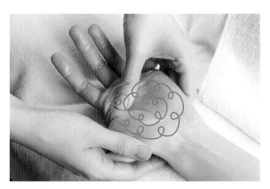

3 | 엄지 안쪽으로 손바닥 중심에서 바깥쪽을 향하
여 작게 원을 그리듯이 문지른다.

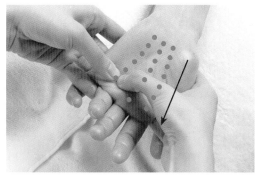

4 | 엄지 안쪽으로 손목에서 손가락밑동을 향해 눌
러준다. 이것을 3라인 실시한다.

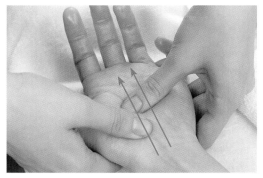

5 | 손목부터 손가락밑동을 향해 엄지 안쪽으로 번
갈아가면서 세로로 슬라이드하듯이 강하게 문
지른다.

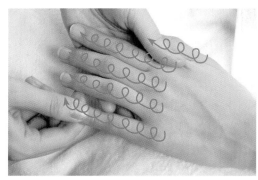

6 | 손등을 위로 하여 엄지 안쪽으로 손가락밑동부
터 원을 그리듯이 손가락을 하나씩 주물러 풀어
주고 손끝에서 손을 뗀다.

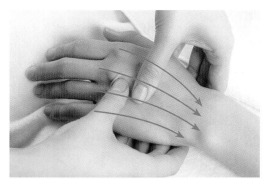

7 | 엄지 안쪽을 번갈아 사용하여 손등의 뼈와 뼈 사
이를 슬라이드하듯이 문지른다. 이것을 4라인
실시한다.

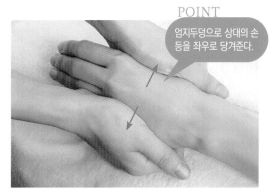

POINT

엄지두덩으로 상대의 손
등을 좌우로 당겨준다.

8 | 손목 앞부분을 사용하여 손등을 좌우로 넓히듯
이 늘려준다. 반대쪽 손도 1~8을 마찬가지로 실
시한다.

자세를 약간 낮추고 양손으로 압력을 가하면서
양팔을 확실하게 트리트먼트한다. 팔의 바깥쪽과
안쪽·위쪽부터 손목까지 구석구석 주물러 풀어
준다. 각 과정을 5회씩 실시한다.

추천 오일 레시피	
【캐리어오일】	
호호바오일	30ml
【에센셜오일】	
제라늄	3방울
라벤더	2방울
레몬그라스	1방울

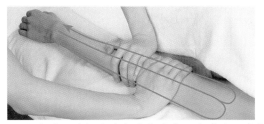

1 | 손에 오일을 묻혀 손바닥 전체로 팔 전체를 어깨
쪽으로 쓰다듬고 손목쪽으로 되돌아온다.

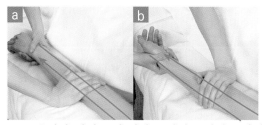

2 | 손바닥 전체로 팔 바깥쪽 전체를 어깨를 향해
문지르고, 손목쪽으로 되돌아온다(a). 손바닥
전체로 팔 안쪽 전체를 어깨를 향해 문지르고
손목쪽으로 되돌아온다(b).

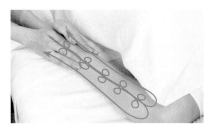

3 | 손바닥 전체로 팔 전체를 어깨를 향해 원을 그리
듯이 문지르고 손목쪽으로 되돌아온다.

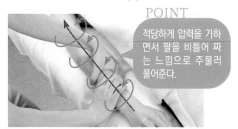

POINT
적당하게 압력을 가하
면서 팔을 비틀어 짜
는 느낌으로 주물러
풀어준다.

4 | 손목부터 팔 위쪽을 향해 양손으로 쥐고 주물러
풀어준다.

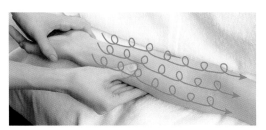

5 | 팔 안쪽을 위로 하여 엄지손가락 지문부위로 팔
꿈치를 향해 작은 원을 그리면서 강하게 문지른
다. 이것을 3라인 실시한다.

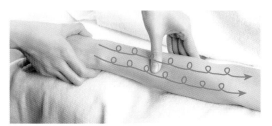

6 | 팔 바깥쪽을 위로 하여 엄지손가락 지문부위로
팔꿈치를 향해 작은 원을 그리면서 강하게 문지
른다. 이것을 2라인 실시한다.

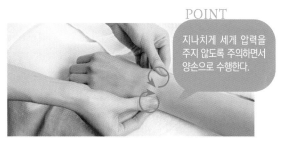

POINT
지나치게 세게 압력을
주지 않도록 주의하면서
양손으로 수행한다.

7 | 엄지 안쪽으로 손목의 완골 주변을 원을 그리듯
이 문지른다.

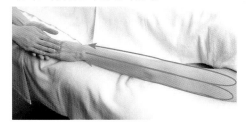

8 | 양손바닥 전체로 팔 전체를 손목부터 어깨를 향
해 문지르고, 5회째에서 천천히 손목쪽으로 되
돌아와 손을 감싼 후 뗀다. 반대쪽 팔도 1~8을
마찬가지로 실시한다.

<table>
<tr><td>

어깨 ·
목

</td><td>

상대의 머리쪽에 서서
어깻죽지부터 목을 자극

</td></tr>
</table>

포인트는 상대의 머리쪽에 서서 실시하는 것. 어깻죽지부터 목덜미까지를 자극한다. 1, 2, 4를 되돌아올 때는 힘을 주지 말고 가볍게 문지른다. 각 과정을 5회씩 실시한다.

추천 오일 레시피	
【캐리어오일】	
세인트존스워트 오일 ·················	30ml
【에센셜오일】	
라벤더 ·····························	3방울
유칼립투스 시트로도라 ·············	2방울
페퍼민트 ····························	1방울

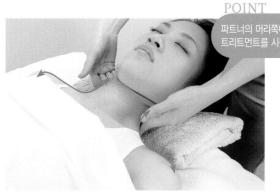

POINT
파트너의 머리쪽에 서서
트리트먼트를 시작한다.

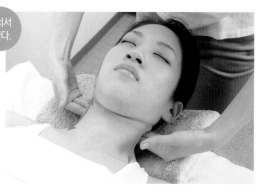

1 │ 손에 오일을 묻혀서 엄지 이외의 손가락 지문부위를 사용하여 어깻죽지부터 목덜미를 향해 문질러주고 되돌아온다.

2 │ 검지·중지·약지 세손가락 지문부위를 사용하여 목 뒤 라인을 약간 세게 문지르고 되돌아온다.

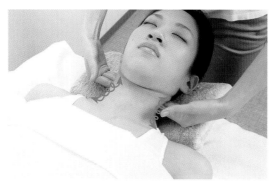

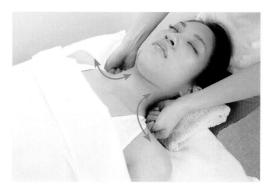

3 │ 검지·중지·약지 세손가락 지문부위를 사용하여 목 뒤의 라인을 원을 그리면서 문지른다.

4 │ 엄지손가락은 안에 넣고 주먹을 쥐고 어깨 라인을 어깻죽지부터 목덜미를 향해 문지른다.

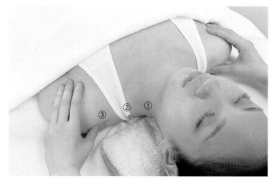

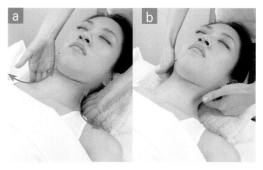

5 │ 엄지 지문부위로 어깨 라인을 안쪽부터 바깥쪽을 향해 세 부분을 눌러준다.

6 │ 엄지 지외의 손가락 지문부위를 사용하여 어깻죽지와 목덜미 사이를 왕복하며 문지른다(a). 5회째에는 천천히 문지르며, 목덜미를 중지로 눌러준다(b).

허리·등 | 등과 허리를 시술하여 요통을 완화한다

허리나 등은 몸을 지탱하고 있는 부위이므로 피로가 쌓이기 쉽다. 꼼꼼하게 시술해서 피로감이나 요통을 완화시킨다. 각 과정을 5회씩 실시한다.

※실제로 트리트먼트를 할 때는 피부에 직접 실시한다.

추천 오일 레시피

【캐리어오일】
세인트존스워트 오일························· 30ml

【에센셜오일】
라벤더···································· 4방울
유칼립투스 시트로도라················· 1방울
레몬그라스······························· 1방울

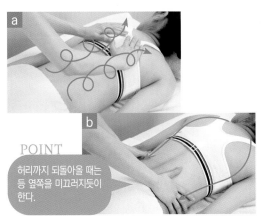

POINT
허리까지 되돌아올 때는 등 옆쪽을 미끄러지듯이 한다.

1 | 손에 오일을 묻혀 손바닥 전체로 원을 그리듯이 허리에서 등 전체를 쓰다듬은 다음(a) 허리까지 되돌아온다(b)

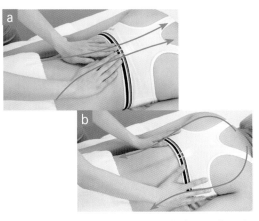

2 | 손바닥 전체로 허리부터 등 전체를 문지른 다음 (a) 허리까지 되돌아온다(b).

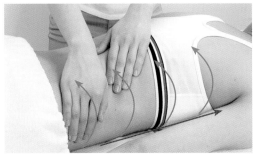

3 | 손바닥 전체로 옆구리를 허리부터 어깨를 향해 양손을 번갈아 사용하여 들어올린다. 반대쪽에 서서 동일하게 실시한다.

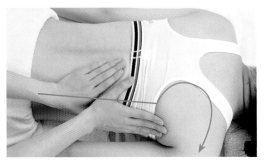

4 | 양손바닥 전체를 한쪽 허리에 손으로 쥐듯이 대고 그대로 옆구리를 따라 어깨뼈까지 강하게 쓸어올려 어깨에서 손을 뗀다. 반대쪽도 동일하게 실시한다.

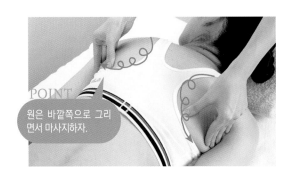

POINT
원은 바깥쪽으로 그리면서 마사지하자.

5 | 머리쪽에 서서 엄지 안쪽으로 어깨뼈를 따라 원을 그리듯이 압력을 가하면서 문지른다.

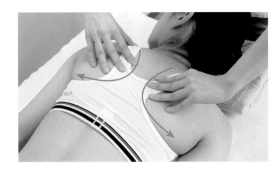

6 | 다섯손가락 안쪽을 사용하여 어깨뼈를 따라 약간 세게 문지른다.

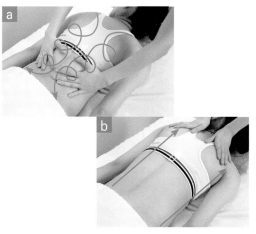

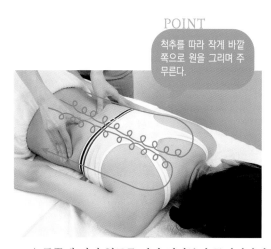

POINT

척추를 따라 작게 바깥 쪽으로 원을 그리며 주무른다.

7 | 손바닥 전체로 허리를 향해 크게 원을 그리며 등을 문지르고(a), 옆구리를 통과하듯이 해서 목 쪽으로 되돌아온다(b).

8 | 등쪽에 서서 척추를 따라 허리부터 목덜미까지 엄지 안쪽으로 작게 원을 그리며 강하게 주물러 풀어주고 문지르면서 허리로 되돌아온다.

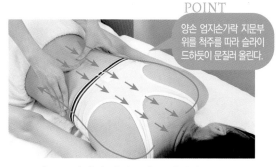

POINT

양손 엄지손가락 지문부위를 척추를 따라 슬라이드하듯이 문질러 올린다.

9 | 척주를 따라서 허리부터 목덜미까지 양손 엄지 지문부위로 번갈아서 문지르고 허리 쪽으로 되돌아온다.

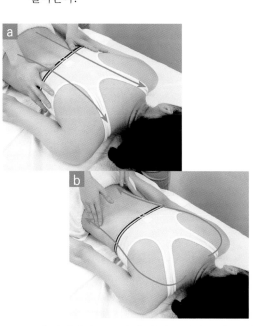

10 | 2와 마찬가지로 손바닥 전체로 허리부터 등 전체를 문지른 다음(a), 5회째에 천천히 허리 쪽으로 되돌아온다(b).

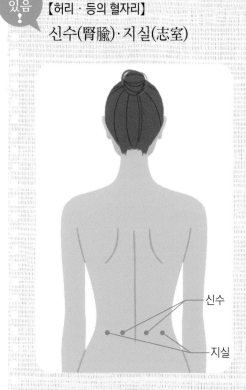

효과 있음!

【허리·등의 혈자리】

신수(腎兪)·지실(志室)

신수

지실

허리에 있는 대표적인 혈이 신수와 지실이다. 신수는 허리의 가장 가는 부분의 척주에서 좌우로 손가락 하나 반 정도 바깥쪽에, 지실은 신수보다 손가락 하나 반 더 바깥쪽에 있다. 신수를 자극하면 부기에 효과가 있으며, 지실을 자극하면 요통을 완화하고 피로 회복에 도움이 된다.

엉덩이 손바닥 전체로 적당하게 압박

엉덩이는 의외로 피로가 쌓이는 부위이다. 손바닥 전체로 적당하게 압박하면서 확실하게 근육을 주물러 풀어준다. 각 과정을 5회씩 실시한다.

※실제 트리트먼트는 피부에 직접 실시한다.

추천 오일 레시피

【캐리어오일】

스위트 아몬드오일 ·················· 30ml

【에센셜오일】

레몬·························· 3방울
그레이프프루트 ·················· 2방울
주니퍼베리 ···················· 1방울

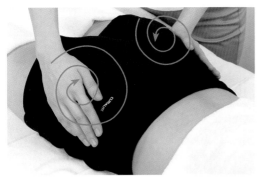

1 | 손바닥에 오일을 묻혀 손바닥 전체로 엉덩이 전체를 원을 그리듯이 쓰다듬어 근육을 풀어준다.

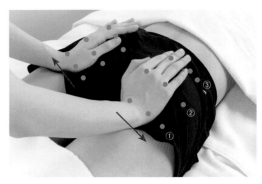

2 | 손꿈치로 엉덩이 세 군데를 안쪽에서 바깥쪽을 향해 체중을 실으면서 눌러준다. 아래에서 위쪽으로 3라인 실시한다.

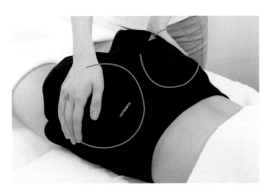

3 | 손바닥 전체로 엉덩이 전체에 압력을 가하면서 크게 원을 그리듯이 문지른다.

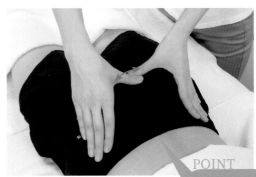

4 | 양손 엄지 지문부위를 번갈아 사용하여 엉치뼈를 좌우로 슬라이드시키듯이 눌러준다.

POINT
엉치뼈는 꼬리뼈 위에 있으며, 골반의 중심에 해당하는 뼈이다.

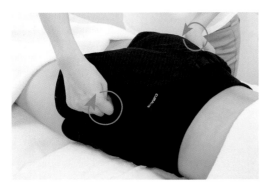

5 | 주먹을 쥐고 엉덩이 옆쪽(움푹 들어간 부분)을 원을 그리듯이 강하게 문지르고 주물러서 풀어준다.

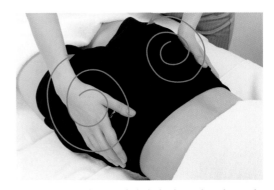

6 | 손바닥 전체로 엉덩이에 작은 원부터 큰 원을 그리듯이 문지르른 다음 손을 뗀다.

다리

양손을 사용하여 다리 전체를 아래에서 위로 주물러 올라간다

피로감이 나타나기 쉬운 다리는 발목부터 다리 위쪽까지를 양손으로 확실하게 주물러 풀어주면 혈행이 촉진된다. 각 과정을 5회씩 실시한다.

추천 오일 레시피

【캐리어오일】
스위트 아몬드오일 ···················· 30ml

【에센셜오일】
그레이프프루트 ·························· 3방울
제라늄 ······································ 2방울
주니퍼베리 ································· 1방울

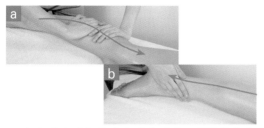

1 손에 오일을 묻혀 손바닥 전체로 발목에서 다리 위쪽을 향해 쓰다듬듯이 미끄러지게 한 다음(a) 발목으로 되돌아와 손을 뗀다(b).

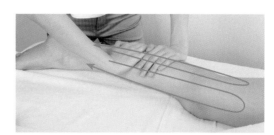

2 손바닥 전체로 다리 전체를 발목에서 허벅지를 향해 쓸어주고 발목 쪽으로 되돌아온다.

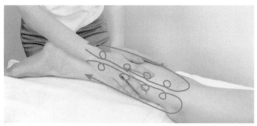

3 손바닥 전체로 다리 전체를 발목에서 허벅지를 향해 원을 그리듯이 문지른 다음 발목쪽으로 되돌아온다.

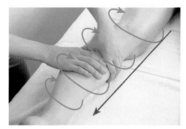

4 손바닥 전체로 다리 전체를 발목에서 허벅지를 향해 양손으로 쥐고 주물러 풀어준 다음 발목 쪽으로 되돌아온다.

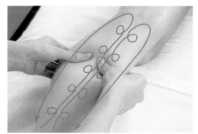

5 엄지 지문부위로 허벅지 중심 라인을 원을 그리면서 강하게 쓸고 발목쪽으로 되돌아온다.

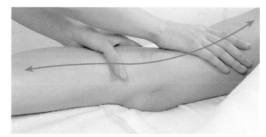

6 손바닥 전체로 다리 전체를 발목부터 허벅지를 향해 양손으로 번갈아 압박하면서 주물러 풀어주고 발목 쪽으로 되돌아온다.

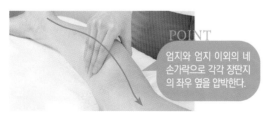

POINT
엄지와 엄지 이외의 네 손가락으로 각각 장딴지의 좌우 옆을 압박한다.

7 한 손으로 장딴지 옆을 잡고 압박하면서 무릎 안쪽까지 주물러 풀어준다.

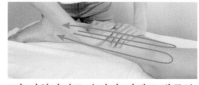

8 2와 마찬가지로 손바닥 전체로 발목부터 허벅지를 향해 쓰다듬듯이 미끄러뜨리며 발목 쪽으로 되돌아온다. 5회째에 천천히 발바닥까지 되돌아와 손을 뗀다. 반대쪽 다리도 1~8을 마찬가지로 실시한다.

힘을 조절하여 발바닥의 혈자리를 자극

발바닥에는 장기와 연결되는 혈자리가 여러 개 있다. 전신의 컨디션 부조에 효과를 발휘하므로 발바닥을 우선적으로 트리트먼트해도 좋다. 각 과정을 5회씩 실시한다.

추천 오일 레시피

【캐리어오일】
호호바오일 ····························· 30ml

【에센셜오일】
그레이프프루트 ······················ 2방울
티트리 ································· 2방울
라벤더 ································· 2방울

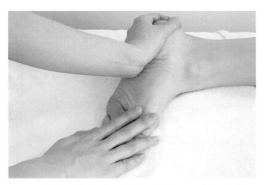

1 | 손에 오일을 묻혀 손바닥 전체로 발바닥 전체를 문지른다.

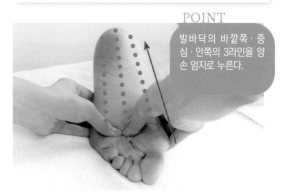

POINT
발바닥의 바깥쪽·중심·안쪽의 3라인을 양손 엄지로 누른다.

2 | 양손 엄지손가락 지문부위로 발끝부터 발꿈치를 향해 눌러준다. 이것을 3라인 실시한다.

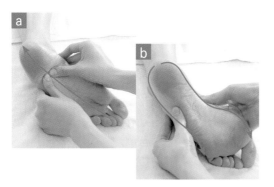

3 | 발끝에서 발꿈치를 향해 발바닥 중심 라인에 양손 엄지 지문부위로 압력을 가하면서 슬라이드 시키듯이 누른 다음(a), 발바닥 양옆을 통과해 되돌아온다(b).

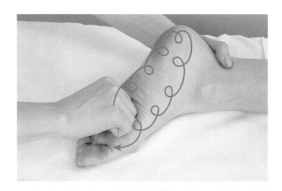

4 | 주먹을 쥐고 발바닥 전체를 원을 그리며 주물러 풀어준다.

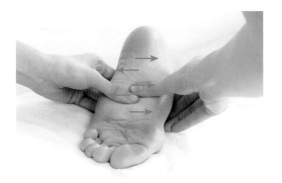

5 | 양손 엄지손가락 지문부위를 사용하여 발꿈치 쪽에서 발끝을 향해 좌우로 슬라이드시키듯이 약간 세게 잡아당긴다.

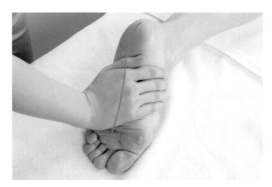

6 | 한 손으로 손바닥 전체로 발꿈치부터 발끝을 향해 문지른다. 반대쪽 발바닥도 1~5를 마찬가지로 실시한다.

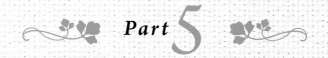

Part 5

증상별 셀프케어

집에서 간단하게 할 수 있는 아로마테라피를 이용한 셀프케어 방법을 자주 있는 증상별로 소개한다. 증상완화에 효과적인 에센셜오일이나 허브도 함께 소개하니 참고하자.

아로마테라피는 의료가 아니다. 따라서 증상이 심하거나 오래 지속되면 반드시 병원에서 진료를 받도록 한다. 아로마테라피는 어디까지나 보조적인 수단이다.

시작하기 전에

여러 가지 기능이 있는 에센셜오일을 능숙하게 이용하면 많은 트러블에 대처할 수 있다. 증상별 케어를 하면 보다 더 아로마테라피의 효과를 실감할 수 있을 것이다.

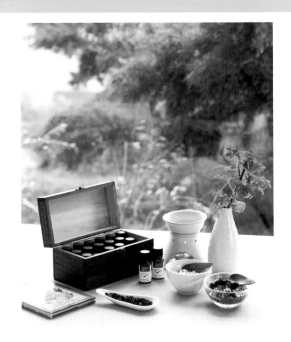

**증상이 가벼울 때나 예방으로
아로마테라피의 도움을 받아 보자.**

병원에 갈 정도는 아니지만 컨디션이 조금 나쁘다거나 병을 예방하고 싶을 때는 아로마테라피를 활용해 보자. 에센셜오일은 증상을 좋아지게 할 뿐만 아니라 스트레스를 완화하거나 릴랙스하게도 하므로 마음 케어에도 효과가 있다.

그런데 아로마테라피는 어디까지나 의료의 보조에 지나지 않는다. 중증일 때나 스스로 판단할 수 없을 때는 반드시 병원에서 진료를 받아야 한다.

셀프케어의 포인트

증상별 셀프케어를 안전하고 효과적으로 수행하기 위한 포인트나 주의사항을 확실히 기억해 두자.

 스스로 '기분좋다' 라고 느끼는 것이 중요

아로마테라피를 수행할 때는 에센셜오일의 효능에 지나치게 얽매이지 말고. 마음에 드는 향을 사용하는 것이 중요하다. 아무리 증상에 효과가 있다고 하더라도 향이 불쾌하다면 심신을 릴랙스시키는 것이 불가능하다.
여기에서는 각각의 증상에 맞는 에센셜오일을 몇 종류씩 소개하므로 그중에서 자신이 가장 마음에 드는 향을 고르면 될 것이다.

 여러 가지 방법으로 어프로치한다

한 번 시험해 본 케어에 곧바로 효과가 나타나지 않더라도 불쾌하게 느끼지 않는다면 몇 번 더 시도해 보자. 몇 번 해보면 지금까지 눈치채지 못했던 기분 좋음을 느낄 수 있을지도 모른다. 반대로 항상 같은 에센셜오일을 사용하거나 동일한 어프로치를 하면 효과가 약해질 수도 있다. 때로는 배합을 바꾸거나 다른 어프로치 방법을 고려하면 좋을 것이다.

 주위 사람들도 신경쓰면서 수행한다

티슈나 더운물을 채운 머그컵에 에센셜오일을 떨어뜨려 방향욕을 즐기거나, 아로마크림을 살짝 발라 릴랙스하거나, 일하는 도중이나 외출 시에도 손쉽게 즐길 수 있는 것이 아로마테라피의 장점이다. 그러나 사람마다 취향이 다르므로 불쾌하게 느끼는 사람도 있을 수 있다. 주위에 사람이 있을 때는 향에 대한 배려도 잊어서는 안 된다.

 다른 사람에게 실시할 때에는 최대한의 배려를

아로마테라피의 효능을 실감하기 시작하면 주위 사람들에게도 추천하고 싶어지게 되는 법이다. 그러나 아로마테라피는 의료가 아니다. 올바른 지식없이 실시한다면 증상이 악화될 수도 있다. 개인의 책임하에서 실시한다는 사실을 잊어서는 안 된다. 제대로 상대의 의사를 확인한 다음 수행해서 트러블이 발생하지 않도록 주의하자.

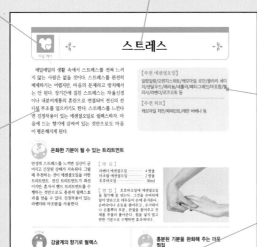 읽는 방법

증상별 카테고리

'마음 케어', '컨디션 난조', '응급처치', '데일리 케어'의 네 가지 카테고리로 나누어서 셀프케어를 소개.

증상의 특징

일상적으로 발생하기 쉬운 증상을 소개한다. 그 증상이 왜 일어나는지, 어떤 케어 방법이 있는지, 아로마테라피는 어떠한 효과가 있는지 알 수 있다.

증상이나 고민

추천 에센셜오일, 허브

그 증상에 효과를 기대할 수 있는 에센셜오일이나 허브 소개. 블렌딩해서 사용하면 효과가 높아진다.

셀프케어 소개

추천 에센셜오일이나 허브 등을 사용하여 증상을 완화시키는 어프로치 방법을 1~3 패턴 소개한다. 익숙해지기 시작하면 스스로 어레인지해 보는 것도 좋을 것이다.

셀프케어 아이콘

전부 간단하게 할 수 있는 셀프케어 어프로치 방법으로 다음 7종류를 소개한다. 아이콘으로 알기 쉽게 표시하였다.

 아로마크래프트
에센셜오일이나 캐리어오일 등의 기본재료를 조합하여 스프레이·로션·크림 등을 만드는 방법. 자세한 제작법 등은 pp.70~95에서 소개한다.

 방향욕
아로마 포트나 디퓨저 등을 이용하여 방에 향기를 떠돌게 하는 방법. 부담없이 즐길 수 있고 릴랙스할 수 있다. pp.55~57에서 자세한 방법을 소개한다.

 아로마 배스
에센셜오일이나 아로마 배스솔트를 넣고 목욕을 하거나, 에센셜오일을 사용한 족욕 등 부분욕을 실시한다. 몸을 따뜻하게 하면서 릴랙스할 수 있다. pp.58~59에서 자세한 방법을 소개한다.

 트리트먼트
캐리어오일에 에센셜오일을 첨가하여 오일을 만들고 트리트먼트를 한다. 에센셜오일 성분이 직접 피부에 작용하여 향기의 효과를 기대할 수 있다. pp.98~120에서 자세한 방법을 소개한다.

 흡입
더운물을 넣은 머그컵이나 세면대에 에센셜오일을 떨어뜨리고 증기를 들이마신다. 목의 통증이나 피부트러블 대책에 효과적. p.60에서 자세한 방법을 소개한다.

 허브티
허브를 차로 마시고 약효를 얻는다. 릴랙스된 기분으로 향을 즐기면서 마시면 효과가 상승. pp.244~253에서 자세한 방법이나 허브 종류를 소개한다.

 찜질
에센셜오일을 넣은 더운물이나 찬물에 타월이나 천을 담가 물기를 짜고 환부에 댄다. 피부에 밀착되기 때문에 에센셜오일의 양이나 시간에 주의하자. p.60에서 자세한 방법을 소개한다.

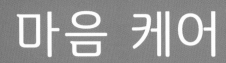

마음 케어

Mental Care

매일매일의 생활 속에서 느끼는 스트레스, 인간관계의 고민, 이유 없는 초조함 등으로 누구나 정신적으로 불안정해질 때가 있다. 이럴 때는 마음에 드는 향기에 감싸여 릴랙스하여 냉정함을 회복하고 행복한 기분으로 환기시키자.

마음 케어

스트레스

　　매일매일의 생활 속에서 스트레스를 전혀 느끼지 않는 사람은 없을 것이다. 스트레스를 완전히 배제하기는 어렵지만, 마음의 문제라고 방치해서는 안 된다. 장기간에 걸친 스트레스는 자율신경이나 내분비계통의 혼란으로 연결되어 전신의 컨디션 난조를 일으키기도 한다. 스트레스를 느낀다면 진정작용이 있는 에센셜오일로 릴랙스하자. 마음에 드는 향기에 감싸여 있는 것만으로도 마음이 평온해지게 된다.

【추천 에센셜오일】

일랑일랑/오렌지스위트/캐모마일 로만/클라리세이지/샌달우드/제라늄/네롤리/페티그레인/마조람/멜리사/라벤더/로즈오토 등

【추천 허브】

캐모마일 저먼/페퍼민트/레몬 버베나 등

온화한 기분이 될 수 있는 트리트먼트

　　만성적 스트레스를 느끼면 심신이 굳어지고 긴장된 상태가 지속된다. 그럴 때 추천하는 것이 에센셜오일을 더한 트리트먼트. 전신 트리트먼트가 최선이지만, 혼자서 핸드 트리트먼트를 수행하는 것만으로도 충분히 릴랙스효과를 얻을 수 있다. 진정작용이 있는 라벤더와 마조람을 사용한다.

【재　료】

라벤더 에센셜오일	4방울
마조람 에센셜오일	2방울
호호바오일	30ml

【방 법】　호호바오일에 에센셜오일을 첨가해 잘 섞는다. 그것을 손바닥에 덜어 양손으로 데우듯이 손에 문지른다. 손바닥이나 손등을 쓸어주고, 손가락이나 손톱뿌리 부분·관절을 쓸어주고 전체를 주물러 풀어준다. 힘을 넣지 말고 편한 기분으로 수행하면 효과적이다.

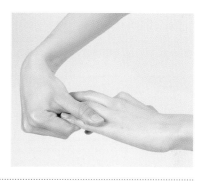

감귤계의 향기로 릴랙스

　　긴장이나 불안으로 약간 흥분해 있을 때는 오렌지스위트 등의 감귤계 향과 릴랙스효과가 있는 에센셜오일을 방에 확산시킨다. 향의 농도가 지나치게 높으면 자극이 강해 역효과이므로 사용량에 주의한다. 외출 시에는 손수건 등에 에센셜오일을 떨어뜨린다.

【재　료】

오렌지스위트 에센셜오일	2방울
제라늄 에센셜오일	2방울
일랑일랑 에센셜오일	1방울

【방 법】　아로마 포트 등의 방향 확산기에 에센셜오일을 떨어뜨려 향이 어렴풋이 떠돌기 시작하면 눈을 감고 천천히 심호흡한다. 릴랙스된 기분이 되면서 점차 온화한 기분을 회복할 수 있게 된다.

흥분된 기분을 완화해 주는 더운찜질

　　기분이 지나치게 고양되거나 감정을 억누를 수 없을 때는 에센셜오일을 스며들게 한 따뜻한 타월을 대본다. 배가 천천히 따뜻해지면서 전신의 긴장감이 제거되고 안심감을 얻을 수 있다.

【재　료】

라벤더 에센셜오일	2방울
클라리세이지 에센셜오일	1방울

【방 법】　세면대에 적당한 온도의 따뜻한 물을 채워 에센셜오일을 떨어뜨려 잘 섞어 타월이나 천에 스며들게 하여 물기를 짜서 배에 댄다. 찜질은 오랫동안 피부에 밀착해야 하므로 에센셜오일에 대한 피부의 반응·찜질 시간·온도 등에도 신경써야 한다.

마음 케어

잠이 잘 오지 않는다

몸은 피곤한데 잠이 오지 않는다, 잠을 설친다 등 수면에 관한 고민을 가진 사람은 3명 중 1명이라고도 한다. 수면장애의 원인은 스트레스 등 다양하지만, 규칙적인 생활 스타일의 유지가 무엇보다 중요하다. 가급적 매일 같은 시간에 자고 일어나는 습관을 들이자. 좀처럼 잠이 오지 않을 때는 머리맡에 에센셜오일의 향기가 나게 하는 간단한 방법이라도 충분히 효과가 있다.

【추천 에센셜오일】

오렌지스위트/캐모마일 로만/클라리세이지/샌달우드/네롤리/페티그레인/마조람/만다린/멜리사/라벤더/레몬/로즈오토 등

【추천 허브】

캐모마일 저먼, 레몬 버베나 등

방향욕

숙면을 유도하는 자기 전의 방향욕

진정작용이 있는 성분을 포함한 라벤더, 페티그레인 등은 각성한 뇌의 흥분 상태를 가라앉히고 숙면을 유도한다. 잠들기 전에 이들 에센셜오일로 방향욕을 하자. 잠이 깊으면 기분 좋게 잠에서 깨어 상쾌한 하루가 시작된다.

【재 료】

라벤더 에센셜오일······························3방울
페티그레인 에센셜오일·······················1방울
레몬 에센셜오일·································1방울

【방 법】 수면 1시간쯤 전부터 아로마 포트 등의 방향확산기를 사용하여 침실 전체에 향기가 나게 한다. 또 에센셜오일을 스며들게 한 화장솜을 베갯속이나 파자마 주머니에 넣어두는 것도 방법이다. 한밤중에 눈이 떠진다면 시험해 보자.

아로마 배스

미지근한 물에 에센셜오일을 첨가하여 숙면 배스

잠들기 전의 입욕은 편안한 잠으로 이끈다. 샤워만으로 끝내지 말고 미지근한 물에 천천히 몸을 담그고 데우는 것이 중요. 하루의 피로를 확실하게 제거하고 잘 준비를 하자. 향이 남아 있을 때 잠자리에 들면 더욱 효과적이다.

【재 료】

오렌지스위트 에센셜오일························2방울
페티그레인 에센셜오일·························1방울

【방 법】 잠들기 전에 섭씨 37~39도의 미지근한 물의 욕조에 에센셜오일을 떨어뜨린다. 잘 휘저어 섞고 천천히 욕조에 들어가자. 시간에 여유가 있다면 오래 욕조에 몸을 담그는 반신욕도 추천한다.

트리트먼트

전신의 근육을 풀어주어 릴랙스

몸이 딱딱하게 굳어 있으면 졸립다고 느껴도 잠이 오지 않는 경우가 있다. 이럴 때에는 잠자리에 들기 10~15분쯤 전에 목덜미·어깨·등 부위를 트리트먼트하여 몸의 피로를 풀어주자. 에센셜오일과 캐리어오일을 사용한 오일을 사용하면 후각으로부터의 아로마테라피 효과에 더해 피부에 유효성분을 침투시킬 수 있다.

【재 료】

네롤리 에센셜오일··········· 2방울
라벤사라 에센셜오일········ 2방울
라벤더 에센셜오일··········· 2방울
호호바오일 ···················· 30ml

【방 법】 호호바오일에 에센셜오일을 첨가해 잘 섞고, 손바닥에 덜어 양손으로 데우듯이 문지른다. 목덜미부터 등과 가슴에 바르고 5~10분 정도 부드럽게 주물러 풀어준다.

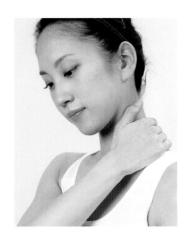

마음 케어

불안이나 부담감을 느낀다

뭔가 신경쓰이는 일이 있어서 마음이 편치 않거나 개운치 않아 불안이나 걱정거리가 있으면 기분이 안정되지 않고 스트레스나 불면증의 원인이 된다. 뿐만 아니라 소화기계통의 장애나 두통 등의 원인이 될 수도 있다. 이럴 때는 진정작용 등이 있는 에센셜오일이나 허브로 기분전환을 도모해보자. 평상시의 자신을 되찾고 기운을 차릴 수 있게 된다.

【추천 에센셜오일】

일랑일랑/오렌지스위트/클라리세이지/그레이프프루트/자스민/제라늄/샌달우드/네롤리/프랑킨센스/버가못/라벤더/로즈오토 등

【추천 허브】

캐모마일 저먼/세인트존스워트/레몬 버베나 등

아로마 배스

간단히 할 수 있는 수욕(손목욕)으로 기분전환을 도모한다

불안한 기분을 긍정적으로 만들어주는 항우울 작용이 있는 그레이프프루트나 행복한 기분을 느낄 수 있는 샌달우드의 향으로 우울한 기분을 걷어내자. 욕조에 넣어 아로마배스를 즐기는 것도 효과적이지만, 간단히 할 수 있는 수욕(손목욕)으로도 충분하다. 피어오르는 증기를 천천히 들이마시면 기분이 밝아지고 긍정적이 되며 기분전환도 된다.

【재료】

그레이프프루트 에센셜오일… 2방울
샌달우드 에센셜오일……… 1방울

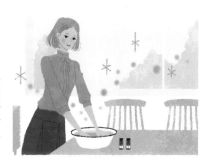

【방법】 세면기에 40~43도의 더운 물을 넣고 에센셜오일을 떨어뜨려 잘 섞은 다음 손목까지 담근다. 손을 따뜻하게 하면 팔·어깨뿐만 아니라 전신도 따뜻해지며, 세면기에서 피어오르는 향으로 방향욕의 효과를 얻을 수 있다.

트리트먼트

불안한 기분을 풀어주는 아로마 트리트먼트

트리트먼트로 얻을 수 있는 기분 좋은 느낌은 걱정거리나 불안을 완화하고 기분을 풀어준다. 취침 전에 어깨나 목덜미를 중심으로 실시한다. 정신을 안정시켜주는 제라늄과 기분을 고양시켜주는 네롤리가 마음을 충족시키고, 고민거리를 작게 느껴지게 한다.

【재료】

제라늄 에센셜오일····························4방울
네롤리 에센셜오일····························2방울
호호바오일·····································30ml

【방법】 호호바오일에 에센셜오일을 더해 잘 섞은 다음 손바닥에 덜어 양손에 데우듯이 문지른다. 목덜미부터 어깨에 발라 5~10분 정도 부드럽게 쓰다듬듯이 주물러 풀어준다.

아로마 배스

불안으로부터 해방되어 한숨 돌릴 수 있는 아로마 배스

불안을 완화하고 스트레스를 경감시키는 클라리세이지, 긴장을 풀어 기분을 가라앉히는 그레이프프루트, 불안이나 긴장을 없애는 로즈오토가 마음을 밝게 만들어 행복감을 불러일으킨다. 천천히 욕조에 잠겨서 자신감을 되찾도록 하자.

【재료】

그레이프프루트 에센셜오일·····························2방울
클라리세이지 에센셜오일·····························1방울
로즈오토 에센셜오일·····························1방울
벌꿀·····························1큰술

【방법】 벌꿀에 에센셜오일을 섞어 욕조에 잘 녹여 천천히 몸을 담근다. 벌꿀의 달콤한 향에도 진정작용이 있기 때문에 상승효과를 기대할 수 있다.

마음 케어

 ❖ # 초조함을 억제하고 싶다 ❖

　이유도 없이 초조해지거나 분노나 흥분으로 히스테리 상태가 되면 일이 생각대로 진행되지 않거나 인간관계에 트러블이 발생하는 등 악순환에 빠지기 쉽다. 주위 사람들에게 상처를 주고 말았다는 사실을 깨닫고 자기혐오에 빠지는 경우도 있을 것이다. 이럴 때는 흥분을 가라앉히는 작용이 있는 에센셜오일로 초조함을 억제하고 평온한 마음을 되찾도록 하자.

【추천 에센셜오일】

일랑일랑/오렌지스위트/캐모마일 로만/클라리세이지/사이프러스/샌달우드/제라늄/파촐리/프랑킨센스/페퍼민트/라벤더 등

【추천 허브】

세인트존스워트/레몬 버베나/레몬밤 등

 아로마크래프트

기분을 전환시키는 룸 스프레이

　초조함을 억제하고 마음을 평온하게 하려면 자신이 좋아하고 마음을 가라앉힐 수 있는 향을 고르는 것이 중요하다. 마음에 드는 향의 룸 스프레이를 칙 하고 한 번 뿌려서 기분을 전환해보자. 집에 있을 때는 방 전체에 향기가 나게 하는 것이 효과적이지만, 일하는 중에는 책상 주변에 가볍게 한 번 뿌려도 된다.

【재　료】

라벤더 에센셜오일	4방울
오렌지스위트 에센셜오일	3방울
페퍼민트 에센셜오일	3방울
무수에탄올	10ml
정제수	40ml

【방　법】　무수에탄올에 에센셜오일을 더해 잘 섞는다. 다음으로 정제수를 더해 섞고 스프레이 용기에 넣는다. 잘 흔들어 사용하자.

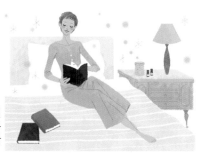

 아로마크래프트

온화한 마음을 되찾는 릴랙스 크림

　마음을 온화하게 하는 캐모마일 로만과 진정작용이 있는 파촐리, 정신을 안정시켜 주는 라벤더를 블렌딩한 크림을 추천한다. 가지고 다니면서 긴장을 풀고 싶을 때 손목이나 명치에 발라서 은은한 향기를 느끼자.

【재　료】

라벤더 에센셜오일	2방울
캐모마일 로만 에센셜오일	1방울
파촐리 에센셜오일	1방울
시어버터	20g
호호바오일	10ml

【방　법】　시어버터를 녹이고 호호바오일을 첨가하여 섞는다. 열이 식으면 에센셜오일을 더해 잘 섞는다. 시간이 지나면 크림이 굳어진다.

 아로마 배스

불쾌한 기분을 씻어내는 아로마 배스솔트

　마음이 흥분된 상태에서는 좀처럼 잠이 들지 못한다. 우선은 배스 타임으로 심신 모두 릴랙스한다. 청량감이 있는 페퍼민트가 초조한 기분을 쿨링다운시키고 냉정한 판단력을 되찾게 해 준다. 그다음에는 충분히 수면을 취한다.

【재　료】　(4회분)

라벤더 에센셜오일	5방울
페퍼민트 에센셜오일	3방울
프랑킨센스 에센셜오일	2방울
천연소금	200g

【방　법】　천연소금에 에센셜오일을 더해 잘 섞은 다음 50g을 미지근한 물의 욕조에 넣어서 잘 녹인다. 심호흡을 하면서 느긋한 기분으로 입욕하고, 욕조에서 스트레칭을 하면 보다 효과적. 불쾌한 기분을 씻어내고 릴랙스할 수 있다.

의욕을 내고 싶다

마음 케어

정신적 피로나 스트레스가 겹치면 우울한 기분이 지속되고 무기력한 상태가 될 수도 있다. 그럴 때는 정신을 자극하고 활력을 주자. 부드러운 꽃향기의 에센셜오일이 자신감을 높이고 의욕을 이끌어낸다.

【추천 에센셜오일】 그레이프프루트/자스민/주니퍼베리/제라늄/버가못/레몬/로즈마리 시네올 등

【추천 허브】 페퍼민트/레몬 버베나/레몬밤/로즈마리 등

아침의 아로마 배스로 기운찬 하루를 스타트

아침의 입욕은 하루의 시작으로 최적. 주니퍼베리의 향으로 정신을 다잡고, 로즈마리 시네올로 기운을 내게 한다.

【재 료】

| 오렌지스위트에센셜오일 … 2방울 | 로즈마리 시네올 에센셜오일 |
| 주니퍼베리에센셜오일 … 1방울 | 1방울 |

【방 법】 섭씨 40~42도 정도의 다소 높은 온도의 물을 채운 욕조에 에센셜오일을 떨어뜨려 넣고 잘 섞은 다음 입욕한다. 수욕(손목욕)이나 족욕으로도 OK.

자신감과 활력을 되찾는 아로마 트리트먼트

자스민의 향은 무기력하고 우울한 기분을 완화시키고 버가못이 활력을 주며, 제라늄이 정신의 밸런스를 조정해 준다.

【재 료】

| 제라늄에센셜오일…… 3방울 | 자스민 에센셜오일……1방울 |
| 버가못에센셜오일…… 2방울 | 호호바오일 ………… 30ml |

【방 법】 호호바오일에 에센셜오일을 더해 섞은 다음 손바닥으로 덜어 양손으로 비빈다. 목덜미부터 어깨까지 바르고 5~10분 정도 주무른다.

충격적인 일이 있었다

마음 케어

충격적인 일이나 슬픈 일이 있으면 항우울 작용이 있는 에센셜오일로 마음을 가라앉힌다. 마음과 몸이 기분좋다고 느끼는 향이 베스트. 천천히 심호흡을 하면 좋아하는 향기가 평온한 기분으로 이끌어준다.

【추천 에센셜오일】 오렌지스위트/클라리세이지/그레이프프루트/제라늄/네롤리/버가못/마조람/만다린/라벤더/레몬그라스/로즈오토/로즈우드(잎) 등

【추천 허브】 레몬밤 등

좋아하는 향으로 손쉽게 방향욕

침울한 때는 이것저것 하는 것은 번거롭다. 과감하게 럭셔리한 로즈나 네롤리로 방향욕을 하자.

【재 료】

| 네롤리 에센셜오일……2방울 | 프랑킨센스에센셜오일 … 1방울 |
| 로즈오토 에센셜오일 …2방울 | |

【방 법】 뜨거운 물을 넣은 머그컵이나 방향 확산기에 행복감을 환기하는 꽃 에센셜오일을 떨어뜨려 느긋하게 심호흡한다.

우울한 기분을 리프레시하는 아로마 배스

정신 밸런스를 정돈하는 제라늄과 우울함에 효과가 있는 네롤리, 자신감을 주는 버가못으로 목욕을 하면 긍정적인 기분이 된다.

【재 료】

| 네롤리 에센셜오일…… 2방울 | 제라늄 에센셜오일…… 1방울 |
| 버가못 에센셜오일…… 2방울 | |

【방 법】 섭씨 37~39도의 미지근한 물을 채운 욕조에 에센셜오일을 떨어뜨린 다음 잘 섞어서 취침 전에 느긋하게 입욕한다.

마음 케어

긴장을 풀고 싶다

극도의 긴장으로 손발이 떨리고 땀이 나거나 머릿속이 새하얘진 경험은 없는가? 그럴 때는 마음을 가라앉히고 본래의 능력을 발휘할 수 있는 냉정함을 되찾고 싶어지는 법. 한숨 돌릴 수 있고 마음에 활력을 주는 꽃의 에센셜오일이 효과가 있다. 또한 진정작용이 있는 허브도 활용하자. 허브티를 마시며 한숨 돌리면 마음이 안정되기 시작할 것이다.

【추천 에센셜오일】

오렌지스위트/캐모마일 로만/샌달우드/제라늄/네롤리/마조람/라벤더/레몬/레몬그라스/로즈오토 등

【추천 허브】

캐모마일 저먼/페퍼민트/레몬 버베나/로즈 등

아로마 배스

중요한 날의 아침을 깨우는 아로마 배스

긴장되는 이벤트가 있는 날에는 외출 전에 아로마 배스를 한다. 전신을 따뜻하게 함으로써 고양된 교감신경을 진정시키고 어깨나 팔꿈치의 긴장을 풀고, 머리가 상쾌해져 자신감이나 집중력을 높여준다. 레몬그라스는 극도로 긴장했을 때 유효하다.

【재 료】

라벤더 에센셜오일	2방울
레몬그라스 에센셜오일	2방울
벌꿀	1큰술

【방 법】 벌꿀에 에센셜오일을 섞어 욕조에 넣고 잘 녹여서 입욕한다. 벌꿀의 달콤한 향기에도 진정작용이 있다. 눈을 감고 깊게 향기를 들이마시며 오늘이 좋은 하루가 될 것을 머릿속에 그려 보는 것도 좋을 것이다.

방향욕

외출한 곳에서도 간단한, 바로 지금이다 싶을 때의 방향욕

긴장이 지속되어 도망쳐 버리고 싶을 때는 네롤리나 로즈, 감귤계의 에센셜오일을 블렌딩하자. 훅 하고 힘이 빠지며 평온한 기분이 될 수 있다. 외출 시에 손수건에 떨어뜨려 대응한다면 즉효성이 있다. 긴장할 것 같은 날에는 가방에 넣어 두자.

【재 료】

네롤리 에센셜오일	2방울
로즈오토 에센셜오일	2방울
레몬 에센셜오일	1방울

【방 법】 외출 시에는 손수건이나 티슈 등에 에센셜오일을 떨어뜨리고 눈을 감고 천천히 향기를 들이마시자. 집에 있을 때는 아로마 포트 등의 방향 확산기에 에센셜오일을 떨어뜨려 취향에 맞는 향기로 방안을 가득 채운다.

허브티

한숨 돌려 편안하게 쉴 수 있는 긴장완화를 위한 허브티

긴장이 지속될 때나 평정심을 잃어버렸을 때는 프레시한 향기가 기분을 전환해 준다. 리프레시 효과가 있는 레몬 버베나와 페퍼민트, 마음을 가라앉혀 주는 캐모마일 저먼을 블렌딩한 허브티로 한숨 돌리도록 하자. 매우 마시기 편하므로 허브티를 꺼려하는 사람에게도 추천. 향기를 즐기면서 릴랙스할 수 있다.

【재 료】

레몬 버베나	1작은술
캐모마일 저먼	1/2작은술
페퍼민트	1/2작은술

【방 법】 티포트에 허브를 넣고 뜨거운 물을 조용히 붓는다. 뚜껑을 덮고 3분 정도 뜸을 들여서 컵에 붓는다. 천천히 음미하면서 증기의 향기도 느껴 보자.

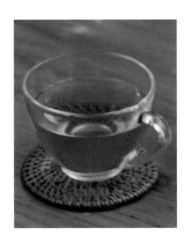

마음 케어

집중력을 높이고 싶다

두뇌를 명석하게 하여 공부나 일 등을 능률적으로 진행하고 싶을 때는 기억력이나 집중력을 상승시키는 향기의 힘을 빌려 보자. 아이들의 공부 중에 은은하게 향기가 나게 하는 것도 추천된다. 상쾌한 향의 에센셜오일이 머리를 산뜻하게 해서 집중력을 높여준다. 반대로 클라리세이지나 샌달우드 등 집중력을 저하시키는 에센셜오일도 있으므로 주의하자(p. 51 참조)

【추천 에센셜오일】
바질 리나롤/페퍼민트/유칼립투스 글로불루스/유칼립투스 라디아타/레몬/로즈마리 시네올/로즈마리 버베논 등

【추천 허브】
페퍼민트/로즈마리/타임/레몬 버베나 등

뇌의 작용을 활성화시키는 허브티

리프레시 효과가 있는 레몬 버베나와 뇌를 자극해 활성화시키는 페퍼민트를 블렌딩해서 허브티로 만들면 끝맛도 상큼하다. 프레시한 향이 정체된 기분을 전환시켜주며, 효율적인 작업을 하고 싶을 때 추천된다. 일하는 도중 잠이 올 때나 의욕이 나지 않을 때 허브티로 기분을 전환해 보자.

【재 료】
레몬 버베나 ············· 1작은술
페퍼민트 ················· 1/2작은술

【방 법】 티포트에 허브를 넣고 뜨거운 물을 조용히 붓는다. 뚜껑을 덮고 3분 정도 뜸을 들여서 컵에 붓는다. 향기를 느끼면서 음미함으로써 후각으로부터도 성분을 흡수할 수 있다.

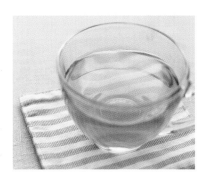

집중력을 되찾는
두뇌 명석 룸 스프레이

페퍼민트나 유칼립투스 글로불루스는 양쪽 모두 집중력을 높여준다. 공기를 정화하여 머릿속을 클리어하게 만들어주므로 스프레이로 만들어 사용하면 좋을 것이다. 조금 자극적인 향으로 항균작용도 기대할 수 있다. 흐리멍덩한 공기도 리프레시하자.

【재 료】
레몬 에센셜오일 ··················4방울
페퍼민트 에센셜오일··············3방울
유칼립투스 글로불루스 에센셜오일 ··············3방울
무수에탄올 ····················10ml
정제수····················40ml

【방 법】 무수에탄올에 에센셜오일을 더해 잘 섞는다. 마지막으로 정제수를 더해 스프레이 용기에 옮긴다. 사용하기 전에 잘 흔든다. 피부나 반려동물에게 직접 닿지 않도록 주의한다.

의욕을 높여주는
리프레시 수욕(손목욕)

'조금만 더 분발하고 싶다!' 라는 때는 졸음을 깨우는 것을 겸해 자극이 있는 향의 에센셜오일로 수욕(손목욕)을 해서 기분전환을 하자. 레몬은 정신을 자극하여 기억력을 강화하고, 유칼립투스 라디아타는 집중력을 높여준다.

【재 료】
레몬 에센셜오일 ··················2방울
유칼립투스 라디아타 에센셜오일 ··············1방울

【방 법】 세면기에 따뜻한 물을 채우고 에센셜오일을 떨어뜨려 손목까지 넣는다. 손을 따뜻하게 함으로써 팔·어깨뿐만 아니라 전신도 데워져 상쾌한 기분이 된다. 거기에 세면기에서 피어오르는 청량감이 있는 향기와 증기가 '열심히 하자!'라는 기분으로 만들어준다.

마음 케어

고독감에 괴롭다

사람들 사이에 있으면서도 쓸쓸한 기분이 되거나, 사소한 한마디 말에 눈물이 나거나, 마음에 구멍이 뻥 뚫려 버렸을 때는 기분이 편안해지고 행복한 기분이 될 수 있는 에센셜오일로 마음을 치유하자.

【추천 에센셜오일】 오렌지스위트/사이프러스/샌달우드/자스민/제라늄/버가못/라벤더/로즈우드(잎) 등

【추천 허브】 세인트존스워트/타임/레몬밤 등

행복한 기분이 되는 아로마 배스솔트

사람이 그리워지는데도 아무와도 만나고 싶지 않을 때는 배스솔트를 넣은 욕조에 몸을 담그자.

【재 료】 (4회분)

오렌지스위트에센셜오일 …4방울 자스민 에센셜오일… 2방울
버가못 에센셜오일········4방울 천연소금 ………… 200g

【방 법】 천연소금에 에센셜오일을 넣고 잘 섞는다. 50g을 욕조에 넣고 잘 섞어서 입욕한다. 부드럽게 트리트먼트를 수행하면 효과가 상승.

온기를 느끼는 트리트먼트

마음이 어딘지 모르게 쓸쓸할 때는 우아함이나 온기를 느끼게 하는 꽃향기의 트리트먼트가 추천된다.

【재 료】

제라늄 에센셜오일·········3방울 호호바오일 ……… 30ml
로즈우드(잎)에센셜오일 …3방울

【방 법】 호호바오일에 에센셜오일을 넣어서 섞고 손이나 팔·발바닥에서 허벅지에 걸쳐 바르고 5~10분 정도 부드럽게 주무른다.

마음 케어

정서불안정

감정의 기복이 심해지거나, 자신의 감정을 제대로 컨트롤할 수 없을 때는 주위 사람들을 불쾌하게 만들기 전에 아로마테라피로 대처하자. 생리 전 기분이 안정되지 않을 때도 효과가 있다.

【추천 에센셜오일】 오렌지스위트/사이프러스/샌달우드/자스민/제라늄/버가못/라벤더/로즈우드(잎) 등

【추천 허브】 캐모마일 저먼/레몬 버베나/레몬밤 등

마음과 몸의 피로를 치유하는 아로마 배스

희로애락이 격렬하면 마음도 몸도 피로해진다. 로즈의 우아한 향에 감싸여 느긋하게 입욕하자.

【재 료】

로즈오토 에센셜오일 …2방울 페티그레인에센셜오일… 1방울
제라늄 에센셜오일······1방울 벌꿀······················1큰술

【방 법】 벌꿀에 에센셜오일을 섞어 욕조에 녹인다. 손발을 확실하게 뻗어서 몸의 피로도 제거하자.

감정이 흐트러지면 곧바로 방향으로 대처를

오렌지스위트의 달콤하고 프레시한 향으로 고양된 기분을 진정시키면서 신경의 밸런스를 정돈한다.

【재 료】

오렌지스위트 에센셜오일···························1~2방울

【방 법】 손수건이나 티슈에 에센셜오일을 떨어뜨리고 천천히 향기를 맡는다. 눈을 감아 성가신 정보를 차단하는 효과가 있다.

마음 케어

❖ 연애가 제대로 되지 않는다 ❖

다툼이나 질투, 이별…… 연애는 즐거운 시간만 있는 것이 아니다. 이것저것 지나치게 생각하는 것은 그만두고, 자신이 좋아하는 향기에 마음을 맡기고 잠깐 사이를 두자. 네거티브한 기분에서 탈출하여 연애를 할 파워가 샘솟는다.

【추천 에센셜오일】 일랑일랑/오렌지스위트/클라리세이지/샌달우드/자스민/제라늄/네롤리/페티그레인/버가못/만다린/로즈우드(잎) 등

【추천 허브】 캐모마일 저먼 등

여성스러움을 이끌어내는 페이셜 트리트먼트

연애가 잘 되는 매력적인 웃는 얼굴이 될 수 있도록 얼굴 · 두피 · 어깨 · 가슴까지 부드럽게 트리트먼트한다.

【재 료】

샌달우드 에센셜오일…1방울	네롤리 에센셜오일……1방울
제라늄 에센셜오일……1방울	마카다미아넛오일 ……30ml

【방 법】 마카다미아넛오일에 에센셜오일을 더해 섞어 손에 비비고 양손으로 코를 덮고 심호흡한다. 그다음 얼굴부터 두피를 리프트업하고 목덜미 · 가슴 · 어깨를 부드럽게 쓰다듬는다.

연애로 고민하는 마음을 리셋하는 느슨한 배스타임

고민으로 피로해진 마음을 치유하는 배스타임. 감귤계 향을 블렌딩하면 산뜻한 기분이 될 수 있다.

【재 료】 (4회분)

오렌지스위트에센셜오일 …4방울	로즈우드(잎)에센셜오일 …2방울
버가못 에센셜오일……4방울	천연소금……………200g

【방 법】 천연소금에 에센셜오일을 더해 잘 섞은 다음 50g을 욕조에 넣어 잘 섞는다. 심호흡을 하고 느긋한 기분으로 입욕하자.

마음 케어

❖ 갱년기 트러블 ❖

폐경 전후 10년 정도를 갱년라 한다. 이 기간 동안 느껴지는 머리로 피가 몰리는 느낌이나 가슴 두근거림 등의 불쾌증상을 갱년기 장애라고 한다. 갱년기는 여성 호르몬의 감소와 관계되므로 여성 호르몬과 비슷한 작용을 하는 에센셜오일이 효과가 있다.

【추천 에센셜오일】 일랑일랑/오렌지스위트/클라리세이지/제라늄/네롤리/파인/페티그레인/만다린/라벤더 등

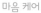

열이 오른 몸을 쿨링다운시키는 크림

자율신경실조증상일 때는 호르몬 밸런스를 조정하는 제라늄과 심신의 긴장을 억제하는 페티그레인 크림으로 쿨링다운시킨다.

【재 료】

제라늄에센셜오일…………2방울	시어버터……………… 20g
페티그레인에센셜오일……1방울	호호바오일 ………… 10ml

【방 법】 시어버터를 녹여 호호바오일을 첨가하고 열이 식으면 에센셜오일을 더해 섞어 굳을 때까지 둔다. 손목이나 명치 부분에 바른 다음 향기를 즐기자.

답답한 기분을 풀어주는 리프레시 스프레이

교감신경의 과도한 흥분을 억제하는 네롤리와 강장작용이 있는 파인의 스프레이를 방에 한번 뿌려서 답답한 기분을 맑게 한다.

【재 료】

네롤리 에센셜오일… 4방울	무수에탄올 ………… 10ml
파인 에센셜오일 … 2방울	정제수………… 40ml

【방 법】 무수에탄올에 에센셜오일을 넣어 섞고, 정제수를 더해 스프레이 용기에 옮긴다. 사용하기 전에 잘 흔들고, 기분 전환을 하고 싶을 때 방에 스프레이한다.

[컨디션 난조]

Disorder of the body

'몸 상태가 조금 이상하다' 라는 초기의 컨디션 난조나 예방에는 아로마테라피가 도움이 된다. 특히 스트레스 등으로 오는 컨디션 난조에는 크게 활용할 수 있다. 그러나 몸 상태가 악화되면 곧바로 병원으로 가야 한다.

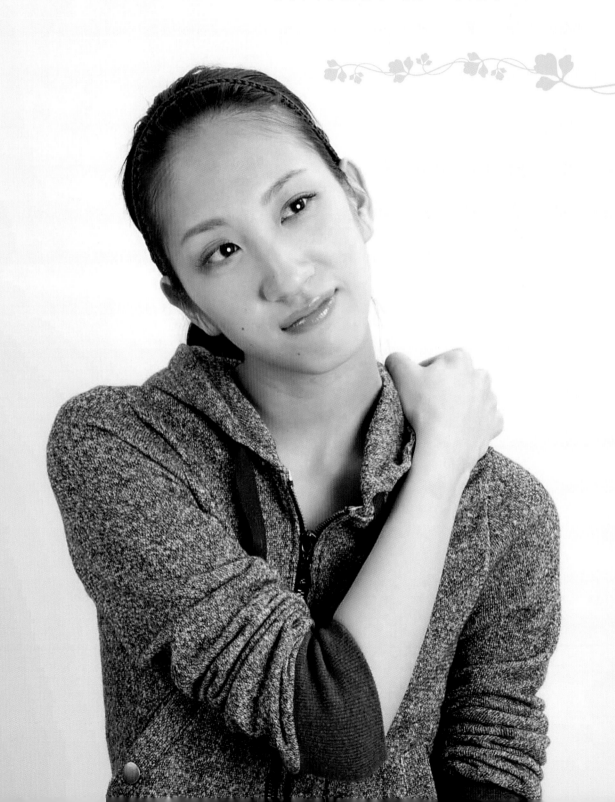

어깨결림 · 요통

컨디션 난조

사무실 업무 등으로 장시간 같은 자세를 유지하면 근육이 경직되어 혈행이 나빠진다. 그 결과 산소가 조직에 도달하지 못하게 될 뿐만 아니라 젖산 등의 피로물질이 근육에 대량으로 쌓여 어깨결림이나 요통이 발생한다. 혈행촉진작용이나 진정작용이 있는 에센셜오일로 트리트먼트를 하는 등 피로물질이 모이지 않도록 하는 것이 중요하다.

【추천 에센셜오일】

캐모마일 저먼/캐모마일 로만/클라리세이지/그레이프프루트/사이프러스/주니퍼베리/진저/세이지/타임 리나롤/파인/바질 리나롤/블랙페퍼/베티버/페퍼민트/마조람/유칼립투스 글로불루스/유칼립투스 라디아타/라반딘/라벤더/레몬/레몬그라스/로즈마리 시네올 등

아로마 배스

혈행을 촉진하는 배스솔트

허리나 어깨를 따뜻하게 해서 혈행을 좋게 하는 데에는 입욕이 효과적이다. 시간이 없다면 수욕(손목욕)이나 족욕이라도 상관없다. 통증이 있는 근육을 릴랙스시키는 라벤더, 화끈거림을 진정시키고 통증을 완화하는 유칼립투스 시트로도라, 통증뿐만 아니라 마음도 개운하게 하는 로즈마리 시네올 등이 효과적이다.

【재 료】 (4회분)

라벤더 에센셜오일	4방울
로즈마리 시네올 에센셜오일	3방울
유칼립투스 시트로도라 에센셜오일	3방울
천연소금	200g

【방 법】 천연소금에 에센셜오일을 더해 잘 섞고, 50g을 욕조에 넣어 녹이고 심호흡을 하면서 입욕한다. 근육이나 어깨의 아픈 부분을 부드럽게 트리트먼트하거나 스트레칭하면 효과적이다. 소금의 효과도 있어서 전신의 혈액순환이 좋아진다.

트리트먼트

근육을 쿨링다운시키는 아로마 트리트먼트

어깨가 결릴 때는 목덜미에서 어깨 상부로, 등에서 팔로 부드럽게 반복하여 트리트먼트한다. 한번에 풀려고 하지 말고, 몇 회로 나누어 기분 좋게 힘을 조절해서 혈행을 촉진한다. 향기에 의한 상쾌감과 함께 근육의 결림도 완화되어 몸이 가벼워지는 듯한 감각이 된다.

【재 료】

라반딘 에센셜오일	2방울
라벤더 에센셜오일	2방울
페퍼민트 에센셜오일	1방울
마조람 에센셜오일	1방울
세인트존스워트 오일	30ml

【방 법】 세인트존드워트 오일에 에센셜오일을 더해 잘 섞은 다음 손바닥에 덜어 양손으로 데우듯이 비빈다. 목덜미나 어깨의 아픈 부분에 부드럽게 쓰다듬듯이 트리트먼트를 실시한다.

찜질

서서히 어깨결림을 완화하는 찜질

어깨결림을 느낀다면 에센셜오일을 사용한 찜질이 효과적이다. 급성 결림에는 냉찜질, 만성화된 결림에는 온찜질이 쾌적하다. 에센셜오일은 화끈거림이나 부기를 식히고 염증을 진정시키는 작용이 있는 페퍼민트에 진정작용이 많이 포함된 라반딘을 블렌딩. 페퍼민트는 자극이 강하므로 소량 사용한다. 그다음에는 가벼운 스트레칭을 하면 편해진다.

【재 료】

페퍼민트 에센셜오일	1방울
마조람 에센셜오일	1방울
라반딘 에센셜오일	1방울

【방 법】 세면기에 적당한 온도의 물을 붓고 에센셜오일을 떨어뜨려 타월이나 천에 적신다. 물기를 짜서 어깨나 목 · 등 결림을 느끼는 부위에 댄다.

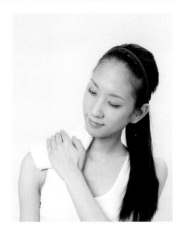

근육통 · 근육피로

커디션 난조

평소에 몸을 별로 움직이지 않는 사람이 갑자기 몸을 움직이면 다음날 근육통이 생기고 만다. 그럴 때는 진통작용이 있는 에센셜오일로 통증을 완화하는 동시에 피로해진 근육을 릴랙스시켜주자. 근육통을 방지하는 포인트는 근육을 따뜻하게 해서 유연하게 만드는 워밍업과 근육을 냉각시켜 결림을 풀어주는 쿨링다운. 운동 전후에 스트레칭을 하자.

【추천 에센셜오일】

주니퍼베리/제라늄/바질 리나롤/페퍼민트/마조람/유칼립투스 시트로도라/라반딘/라벤더/레몬/레몬그라스/로즈마리 시네올 등

근육을 릴랙스시키는 배스솔트

굳어진 근육의 통증에는 몸을 데워 혈행을 좋게 하는 입욕이 효과적이다. 통증이 있는 근육을 릴랙스시키는 라벤더, 통증을 완화나는 라반딘, 혈행촉진작용이 있는 레몬을 블렌딩한 배스솔트를 추천한다. 팔이나 다리 · 허리 등을 부드럽게 트리트먼트하면 효과가 상승한다. 부종이나 염증이 심각할 때는 악화시킬 염려가 있으므로 피해야 한다.

【재 료】 (4회분)

라벤더 에센셜오일············ 4방울
라반딘 에센셜오일············ 3방울
레몬 에센셜오일 ·········· 3방울
천연소금··························200g

【방 법】 천연소금에 에센셜오일을 더해 잘 섞은 다음 50g을 욕조에 넣어 녹인다. 심호흡을 하면서 느긋한 기분으로 입욕한다.

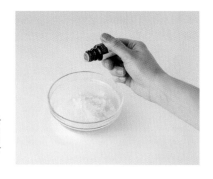

운동 후의 쿨링다운에는 차갑게 기분 좋은 냉찜질

운동을 해서 뜨거워진 근육을 쿨링다운할 때에는 냉찜질이 최적. 근육의 경련이나 염증을 억제하는 작용이 있는 마조람이나 유칼립투스 시트로도라, 라벤더를 블렌딩하자. 찜질을 대면 차갑게 기분이 좋고, 화끈거리는 근육을 부드럽게 진정시켜준다.

【재 료】

마조람 에센셜오일··················1방울
유칼립투스 시트로도라 에센셜오일 ··········1방울
라벤더 에센셜오일··················1방울

【방 법】 세면기에 냉수를 채우고 에센셜오일을 떨어뜨려 잘 섞은 다음 타월이나 천에 스며들게 한다. 물기를 짜서 팔이나 다리 · 허리 등의 아픈 부위에 댄다.

흥분된 몸과 마음을 진정시키는 릴랙스 방향욕

에센셜오일을 직접 몸에 대지 않는 방향욕으로도 충분히 효과는 있다. 진통작용이 있는 라반딘이나 혈행촉진작용이 있는 레몬의 향을 블렌딩하여 방향욕을 실시한다. 흥분된 몸과 마음이 진정되고 신경의 밸런스가 정돈된다.

【재 료】

라반딘 에센셜오일·····················2방울
레몬 에센셜오일 ·····················2방울

【방 법】 취침 1시간쯤 전부터 침실에 향기를 확산시킨다. 화장솜이나 티슈에 에센셜오일을 떨어뜨려 머리맡에 놓아도 마찬가지 효과가 있다.

컨디션 난조

안정피로

컴퓨터 · TV · 핸드폰 · 메일 등을 보기 위해 현대인은 매일같이 눈을 혹사시키고 있다. 피로해진 눈은 두통이나 어깨결림 · 불면증을 일으키는 원인이 된다. 에센셜오일을 사용한 손쉬운 케어로 피로한 눈을 쉬게 하자.

【추천 에센셜오일】캐모마일 로만/네롤리/버가못/마조람/유칼립투스 시트로도라/라벤더/레몬 등

【추천 허브】캐모마일 저먼/페퍼민트/레몬 버베나 등

찜질

눈의 긴장이 풀리고 상쾌해지는 찜질

쌓인 피로에는 온찜질, 급성일 때는 냉찜질로 피로해진 눈을 케어. 진통작용이 있는 라벤더가 유효하다.

【재 료】

라벤더 에센셜오일······················1방울

【방 법】 세면기에 적당한 온도의 더운물이나 냉수를 채우고 에센셜오일을 떨어뜨려 타월이나 천에 스며들게 한다. 물기를 짜고 눈꺼풀에 댄다(반드시 눈을 감아서 에센셜오일이 눈에 들어가지 않도록 주의할 것). 뒤통수 · 목덜미 · 어깨뼈의 가장자리에도 실시하면 쾌적하다.

트리트먼트

하루의 눈의 피로를 풀어주는 아로마 트리트먼트

목덜미 · 어깨 · 두피 · 관자놀이 · 눈과 눈 사이를 트리트먼트하면 눈의 피로와 함께 심신의 피로를 풀어준다.

【재 료】

네롤리 에센셜오일······1방울　스위트 아몬드오일··· 30ml
라벤더 에센셜오일······1방울

【방 법】 스위트 아몬드오일에 에센셜오일을 더해 잘 섞은 다음 손바닥에 덜어 손가락 안쪽으로 부드럽게 눈과 눈 사이를 트리트먼트한 다음 얼굴에서 두피 · 어깨에서 목덜미를 주물러 풀어준다.

컨디션 난조

혈압을 안정시킨다

아침에 좀처럼 일어나지 못하면 저혈압인 사람은 기상 후에 자극이 있는 향기로 방향욕이나 입욕을 추천. 고혈압인 사람은 스트레스가 쌓이지 않게 하는 것이 중요하므로 마음을 가라앉히는 에센셜오일을 추천한다.

【추천 에센셜오일】

〈저혈압인 사람〉
페퍼민트/로즈마리 버베논 등
〈고혈압인 사람〉
제라늄/라벤더/레몬 등

아로마 배스

혈압을 안정시키는 아로마 배스

저혈압인 사람은 아침의 아로마 배스가 좋다. 온도는 다소 높은 섭씨 42도 전후로 하고, 입욕은 단시간에 마무리한다. 리프레시 효과가 높은 상쾌한 향이 하루의 스타트에 최적이다. 고혈압인 사람은 잠들기 전에 섭씨 37~49도의 미지근한 아로마 배스에 천천히 몸을 담그고 교감신경의 긴장을 풀어주자.

【재 료】

〈저혈압인 사람〉
로즈마리 버베논 에센셜오일 ······ 2방울
페퍼민트 에센셜오일·················· 1방울
〈고혈압인 사람〉
제라늄 에센셜오일···················· 2방울
레몬 에센셜오일 ···················· 1방울

【방 법】 욕조에 에센셜오일을 떨어뜨리고 잘 휘저어 섞은 다음 입욕한다. 가벼운 스트레칭을 하면 효과가 상승한다.

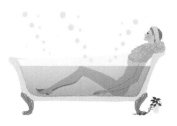

쉽게 피로해진다

컨디션 난조

수면부족 등 원인은 다양하지만 몸이 나른할 때는 면역력이 약해져 있을지도 모른다. 면역력을 높이는 에센셜오일로 심신을 강화하자. 이 경우에는 질병일 가능성도 있으므로 증상이 지속되면 병원진료를 받는다.

【추천 에센셜오일】타임 리나롤/티트리/니아울리 시네올/파촐리/베티버/버가못/라임/라벤사라/라벤더/레몬/레몬그라스 등

【추천 허브】에키나세아 등

면역력을 상승시키는 아로마 스프레이

왠지 모르게 몸이 무거울 때는 룸 스프레이로 리프레시해서 심신 모두 강화시키자.

【재 료】

레몬그라스에센셜오일 ····4방울	버가못 에센셜오일 ······3방울
티트리 에센셜오일··· 3방울	무수에탄올 ··········· 10ml
	정제수 ············· 40ml

【방 법】 무수에탄올에 에센셜오일을 넣고 잘 섞는다. 그다음 정제수를 더해 스프레이 용기에 옮긴다. 사용 전에 잘 흔들고, 피부나 반려동물에게 직접 닿지 않도록 하여 방에 스프레이한다.

피로를 회복하고 면역력을 높이는 아로마 배스솔트

진정작용이 있는 페티그레인이나 프랑킨센스, 면역력을 높이는 레몬의 아로마 배스로 피로를 회복.

【재 료】 (4회분)

레몬 에센셜오일 ··· 4방울	프랑킨센스에센셜오일 ···2방울
페티그레인에센셜오일··2방울	천연소금 ·············· 200g

【방 법】 천연소금에 에센셜오일을 더해 잘 섞고, 50g을 욕조에 넣어 녹인다. 입욕할 때는 크게 심호흡한다.

가슴두근거림

컨디션 난조

가슴이 두근거려(동계) 숨쉬기 힘들거나 가벼운 현기증이 날 때는 교감신경의 과잉흥분으로 인한 호르몬 밸런스의 불량일 수도 있다. 진정작용이 있는 에센셜오일로 자율신경의 밸런스를 맞추고 릴랙스하자.

【추천 에센셜오일】오렌지스위트/사이프러스/샌달우드/제라늄/라벤더 등

【추천 허브】캐모마일 저먼/레몬 버베나/레몬밤 등

진정작용이 있는 아로마 블렌딩

오렌지스위트나 라벤더의 향에는 진정작용이 있다. 이 향기를 심호흡하면서 천천히 흡입하면 점차 마음이 평온해지기 시작할 것이다. 외출 시에는 마음에 드는 비율로 블렌딩한 것을 휴대하면 필요할 때 흡입할 수 있어서 안심이 된다.

【재 료】

오렌지스위트 에센셜오일 ·········· 3방울	
라벤더 에센셜오일 ················· 1방울	

【방 법】 방향확산기로 방에 향기를 채우거나, 손수건이나 티슈에 에센셜오일을 떨어뜨린 다음 심호흡하며 향기를 들이마신다.

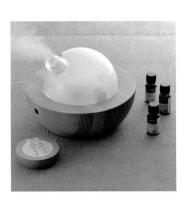

컨디션 난조

생리통(월경곤란증)

하복부통증이나 요통 등을 수반하는 생리통. 자궁이나 난소에 이상이 있을 수도 있으므로 부인과 진료를 받도록 하자. 이상이 없는 기능성 월경곤란증에는 혈류를 촉진하는 에센셜오일이 효과가 있다. 적당한 운동도 좋다.

【추천 에센셜오일】 오렌지스위트/캐모마일 로만/클라리세이지/그레이프프루트/사이프러스/제라늄/타라곤/티트리/바질 리나롤/페티그레인/버가못/만다린/라벤더 등

몸을 따뜻하게 하여 전신의 혈류를 촉진하는 아로마 배스

천천히 입욕하여 전신의 혈류를 촉진한다. 자율신경의 밸런스를 조정하는 바질 리나롤이나 진통작용이 있는 클라리세이지, 만다린이 추천된다.

【재 료】 (4회분)

만다린 에센셜오일… 5방울	바질 리나롤에센셜오일…1방울
클라리세이지에센셜오일…2방울	천연소금…………… 200g

【방 법】 천연소금에 에센셜오일을 더해 섞은 다음 50g을 욕조에 넣고 입욕한다. 몸을 데우고 가벼운 스트레칭이나 허리 부분을 트리트먼트한다.

골반 내의 울혈을 완화하는 아로마 트리트먼트

생리 시의 하복부통증을 완화하는 클라리세이지와 타라곤 등을 블렌딩한 트리트먼트를 하복부에 바르면 골반 내의 울혈이 완화된다.

【재 료】

클라리세이지에센셜오일…2방울	타라곤 에센셜오일… 1방울
페티그레인에센셜오일…2방울	세인트존스워트 오일…30ml

【방 법】 세인트존스워트 오일에 에센셜오일을 더해 섞은 다음 하복부에서 등 뒷부분까지 바르고 하루에 2~3회 부드럽게 트리트먼트한다.

  컨디션 난조

생리전증후군(PMS)

생리 3~10일 정도 전부터 심신 양면에 여러 가지 불쾌증상이 나타나는 것이 생리전증후군(PMS)인데, 생리가 시작되면 나아진다. 여성 특유의 자율신경계통 등에 나타나는 여러 가지 증상에 유효한 에센셜오일이 있다.

【추천 에센셜오일】 일랑일랑/클라리세이지/그레이프프루트/주니퍼베리/네롤리/펜넬/페퍼민트/라벤더 등

【추천 허브】 주니퍼베리/세인트존스워트/펜넬/페퍼민트 등

생리 전의 변비를 말끔하게 하는 아로마 트리트먼트

소화기계통의 작용을 정돈해 배변을 촉진시키는 펜넬과 페퍼민트, 대사를 촉진하는 그레이프프루트를 사용.

【재 료】

그레이프프루트에센셜오일…2방울	펜넬 에센셜오일…… 2방울
세인트존스워트 오일……… 30ml	페퍼민트 에센셜오일…2방울

【방 법】 세인트존스워트 오일에 에센셜오일을 섞어 배에 바르고, 배꼽을 중심으로 시계방향으로 부드럽게 트리트먼트한다.

생리 전의 부기를 완화하는 배스솔트로 반신욕

배뇨를 촉진하여 부기를 제거하는 주니퍼베리와 대사를 촉진하는 그레이프프루트를, 초조함에는 네롤리를 사용.

【재 료】 (4회분)

그레이프프루트에센셜오일…4방울	네롤리 에센셜오일… 2방울
주니퍼베리 에센셜오일… 2방울	천연소금…………… 200g

【방 법】 천연소금에 에센셜오일을 더해 섞은 다음 50g을 욕조에 넣고 천천히 입욕한다. 처음에는 냉기를 예방하기 위해 드라이 타월을 어깨에 걸친다.

냉증

여성에게 많은 냉증은 혈액의 흐름이 나쁘기 때문에 일어나며, 손발의 말단에서 시작해서 어깨·등·배·허리 등에 냉기를 느낀다. 혈액이 흐를 때 혈관의 확장이나 수축을 조정하고 있는 자율신경이 불규칙한 생활이나 스트레스가 원인이 되어 호르몬 밸런스가 흐트러지기 쉬워진다. 혈관을 확장하고 몸을 따뜻하게 하는 기능이 있는 감귤계 에센셜오일이 냉증 대책에 유효하다.

【추천 에센셜오일】 오렌지스위트/주니퍼베리/바질 리나롤/파촐리/라벤더/레몬/로즈마리 시네올 등

【추천 허브】 캐모마일 저먼/레몬 버베나 등

혈행을 촉진시키고 전신을 따뜻하게 하는 족욕

혈관을 확장시키고 혈류를 증가시켜 몸을 따뜻하게 하는 레몬과, 혈류를 촉진시켜 울혈을 제거하는 파촐리, 체액의 흐름을 촉진하는 주니퍼베리 등을 블렌딩해 족욕을 한다. 머물러 있는 체액이나 혈액의 흐름을 촉진하고, 전신이 따끈따끈해지기 시작할 것이다. 냉기를 느낄 때나 취침 전에 실시한다.

【재 료】

주니퍼베리 에센셜오일	1방울
파촐리 에센셜오일	1방울
레몬 에센셜오일	1방울

【방 법】 세면기나 양동이에 섭씨 40~43도의 더운물을 반 정도 채우고 에센셜오일을 떨어뜨려 섞는다. 발을 넣고 10분 정도 담그고, 향기가 약해지거나 온도가 내려가면 더운물을 보충한다.

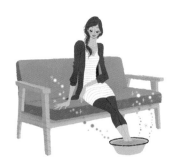

허브의 힘이 응축된 추출액으로 따끈따끈 수욕

스트레스가 원인이 되어 근육의 긴장이 지속되면 혈관이 수축되어 냉기를 느낀다. 진정작용과 스트레스 완화작용이 있는 캐모마일 저먼과, 발한작용을 촉진하는 레몬 버베나에서 추출한 허브 팅쳐 수욕으로 증기의 향기를 천천히 흡입하면 심신이 따뜻해진다.

【재 료】

캐모마일 저먼	1큰술
레몬 버베나	1큰술
정제수	90ml
무수에탄올	60ml

【방 법】 p.85를 참고하여 허브 팅쳐를 만든다. 세면기에 40~43도의 다소 뜨거운 물을 넣고 허브 팅쳐 1큰술을 추가한다. 세면기에서 피어오르는 달콤한 향기와 증기를 천천히 들이마시고, 향이 약해지면 더운물을 보충한다.

혈행을 촉진시키는 아로마 풋 트리트먼트

말초 혈행을 촉진시키는 주니퍼베리나 심신의 스트레스를 풀어주는 바질 리나롤, 자극을 주어 신체를 따뜻하게 하는 로즈마리 시네올을 사용하여 발끝에서 발목→장딴지에서 무릎 같이 말단에서 몸의 중심부를 향하여 트리트먼트한다.

【재 료】

로즈마리 시네올 에센셜오일	3방울
주니퍼베리 에센셜오일	2방울
바질 리나롤 에센셜오일	1방울
호호바오일	30ml

【방 법】 호호바오일에 에센셜오일을 더해 잘 섞은 다음 손바닥에 덜어 양손으로 데우듯이 비빈다. 다리 전체에 리드미컬하고 부드럽게 천천히 트리트먼트한다.

화분증

화분증의 증상은 눈의 가려움 · 재채기 · 콧물 등 다양하지만, 그 탓으로 초조해지거나 집중력이 저하될 수도 있다. 아로마테라피로 화분증의 불쾌감을 완화하고 스트레스를 제거하자.

【추천 에센셜오일】캐모마일 로만/페퍼민트/유칼립투스 라디아타 등

【추천 허브】엘더플라워/네톨/페퍼민트 등

블렌딩 오일을 휴대하여 불쾌한 코막힘을 완화한다

코점막의 염증을 억제하는 유칼립투스 라디아타와 항알러지 작용이 있는 캐모마일 로만을 블렌딩.

【재 료】

캐모마일로만에센셜오일…1방울	유칼립투스라디아타에센셜오일
페퍼민트 에센셜오일…1방울	……………………1방울

【방 법】 블렌딩한 에센셜오일을 작은 병에 넣어 휴대한다. 병을 명치 높이로 들고 천천히 하루에 3~5회 정도 흡입한다.

코를 시원하게 하는 상쾌한 크림

코막힌 느낌을 제거하기 쉽게 하는 유칼립투스 라디아타와 라벤더의 크림으로 코를 시원하게 한다.

【재 료】

라벤더 에센셜오일……2방울	시어버터 ……………20g
유칼립투스 라디아타… 1방울	호호바오일 ………10ml

【방 법】 시어버터를 녹여 호호바오일을 첨가하고 열이 식으면 에센셜오일을 더해 섞은 다음 굳어질 때까지 둔다. 사용할 때는 코밑에 얇게 바른다.

기관지천식

진드기나 먼지 등의 알러지 원인물질이 체내에 들어가면 알러지반응이 일어나 공기가 통하는 길이 좁아지고 호흡이 곤란해지는 기관지천식. 아로마테라피는 스트레스성 기관지천식의 증상 완화에 효과가 있다.

【추천 에센셜오일】캐모마일 로만/니아울리 시네올/유칼립투스 라디아타/라벤더/로즈마리 시네올 등

【추천 허브】엘더플라워/네톨/블루 야로우/페퍼민트 등

호흡을 편하게 만들어 스트레스를 발산시키는 방향욕

점막의 진정을 촉진하는 라벤더, 기관지의 점막을 수복하는 로즈마리 시네올, 항알러지 작용이 있는 캐모마일 로만을 블렌딩한다.

【재 료】

로즈마리시네올에센셜오일…2방울	라벤더 에센셜오일… 2방울
캐모마일 로만에센셜오일…1방울	

【방 법】 방향 확산기나 더운물을 부은 머그컵에 에센셜오일을 떨어뜨리고 향을 흡입한다.

호흡을 정돈하고 향기를 즐길 수 있는 크림

거담작용이 있는 유칼립투스 라디아타나 기관지 점막을 수복하는 로즈마리 시네올 등을 블렌딩하여 호흡이 편해지는 크림을 만든다.

【재 료】

	라벤더 에센셜오일… 2방울
유칼립투스라디아타에센셜오일…2방울	시어버터……………… 20g
로즈마리 시네올에센셜오일 …2방울	호호바오일 ………… 10ml

【방 법】 시어버터를 녹여 호호바오일을 첨가하고, 열이 식으면 에센셜오일을 더해 섞어서 굳을 때까지 둔다. 앞가슴 부위에 바른다.

정맥류

컨디션 난조

하지의 정맥이 확장되어 혈액이 정체되는 현상이 하지정맥류이다. 장시간 서서 일하거나 출산 전후에 걸리기 쉬우므로 사이프러스나 레몬 등 감귤계 에센셜오일로 예방하자.

【추천 에센셜오일】 오렌지스위트/사이프러스/주니퍼베리/제라늄/파촐리/마조람/레몬/로즈우드(잎) 등

혈액을 전신에 정체 없이 흘려보내는 아로마 트리트먼트

혈관을 보강하는 제라늄, 혈관확장 기능이 있는 사이프러스, 울혈을 제거하고 혈행을 촉진하는 레몬을 블렌딩

【재 료】

사이프러스에센셜오일 ···2방울	레몬에센셜오일········ 2방울
제라늄에센셜오일······ 2방울	호호바오일 ············ 30ml

【방 법】 천연소금에 에센셜오일을 넣어 섞어서 뜨거운 물을 반쯤 채운 세면기나 양동이에 1큰술 분량을 넣는다. 거기에 10분 정도 발을 담근다.

피곤한 다리가 가벼워지는 아로마 풋 배스솔트

혈행을 촉진하는 오렌지스위트나 마조람에 혈관을 확장시키는 사이프러스를 넣어 족욕을 한다.

【재 료】 (4회분)

오렌지스위트 에센셜오일 ··· 4방울	마조람 에센셜오일 ··· 2방울
사이프러스 에센셜오일 ··· 2방울	천연소금 ············ 100g

【방 법】 천연소금에 에센셜오일을 넣어 섞어서 뜨거운 물을 반쯤 채운 세면기나 양동이에 1큰술 분량을 넣는다. 거기에 10분 정도 발을 담근다.

방광염

컨디션 난조

방광염은 세균 등이 요도로부터 방광에 침입하여 증식되어 염증을 일으키는 것으로, 여성에게 많으며 재발하기 쉬운 특징이 있다. 예방책으로 아로마테라피를 도입하여 항상 몸을 청결하게 유지하고 신체를 휴식하게 하는 것이 중요하다.

【추천 에센셜오일】 캐모마일 저먼/주니퍼베리/제라늄/타임 리나롤/티트리/버가못/라벤더 등

마음과 몸을 클린하게 하는 바스오일

강력한 살균작용, 항진균작용, 면역을 높이는 작용이 있는 티트리와 항균작용이 있는 제라늄, 진정작용이 있는 라벤더 에센셜오일을 넣고 입욕한다. 스트레스가 원인인 경우도 있으므로 느긋하게 아로마 배스를 즐기며 릴랙스하도록 하자.

【재 료】

티트리 에센셜오일············	2방울
제라늄 에센셜오일············	1방울
라벤더 에센셜오일··········	1방울

【방 법】 욕조에 에센셜오일을 떨어뜨려 넣고 잘 섞어서 입욕한다. 피어오르는 증기와 향기 속에서 천천히 심호흡을 한다.

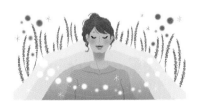

컨디션 난조

감기

감기의 원인은 대부분 바이러스이다. 보통은 2~3일 정도가 지나면 나아지지만, 과로로 면역력이 저하되어 있으면 악화될 수도 있다. 방심하지 말고 수분 보급과 밸런스가 갖춰진 식사를 하며, 몸을 충분히 따뜻하게 하여 조용하게 지내는 것이 중요하다. 오한이나 열로 힘들 때는 빨리 진료를 받는다. 아로마테라피는 '감기 기운인가?' 하고 생각될 때 사용하면 효과적이다.

【추천 에센셜오일】 샌달우드/주니퍼베리/트티르/니아울리 시네올/페퍼민트/유칼립투스 글로불루스/유칼립투스 시트로도라/유칼립투스 라디아타/라벤더 등

【추천 허브】 에키나세아/엘더플라워/블루 야로우/로즈힙 등

아로마 배스

목욕 대신에 몸을 따뜻하게 하는 아로마 족욕

족욕은 목욕을 하지 않더라도 손쉽게 몸을 데울 수 있는 방법이다. 땀을 흘려서 산뜻한 기분이 되고 싶을 때는 주니퍼베리나 유칼립투스 라디아타를 추천한다. 다소 뜨거운 정도의 온도로 실시하는 것이 포인트. 땀을 흘리면 곧바로 대처할 수 있도록 사전에 타월이나 갈아입을 옷을 준비한다.

【재 료】
주니퍼베리 에센셜오일········· 2방울
유칼립투스라디아타에센셜오일··· 1방울

【방 법】 세면기나 양동이에 섭씨 40~43도의 다소 뜨거운 물을 반 정도 붓고 에센셜오일을 더해 잘 휘저어 섞고 발을 넣는다. 전신이 따뜻해질 때까지 10분 정도 실시한다.

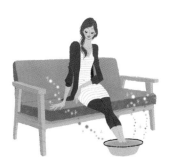

방향욕

몸을 천천히 휴식시켜 감염도 막는 방향욕

감기 초기에는 취침 전에 살균력이 있는 티트리와, 몸이 편안해지는 라벤더 등의 향을 은은하게 떠돌게 한다. 향이 너무 강하면 잠드는 데 방해가 되므로 주의한다. 주위 사람들에 대한 감염 예방도 된다.

【재 료】
티트리 에센셜오일······························1방울
라벤더 에센셜오일······························1방울
레몬 에센셜오일 ·····························1방울

【방 법】 취침 1시간 전에 방향 확산기에 에센셜오일을 떨어뜨려 향이 나게 한다. 화장솜이나 티슈에 에센셜오일을 떨어뜨리고 머리맡에 두어도 좋다. 천천히 심호흡하고, 힘을 빼고 향기를 들이마신다.

아로마크래프트

공기청정 & 면역강화 아로마 룸 스프레이

감기가 유행하고 있을 때는 방의 환기를 자주 하는 것이 중요하다. 환기 후에는 살균력이 높은 유칼립투스 라디아타나 유칼립투스 시트로도라를 블렌딩한 리프레시 스프레이로 상쾌한 공기로 바꾸자.

【재 료】
유칼립투스 시트로도라 에센셜오일 ··············5방울
유칼립투스 라디아타 에센셜오일 ················5방울
무수에탄올 ······························ 10ml
정제수····························· 40ml

【방 법】 무수에탄올에 에센셜오일을 더해 잘 섞은 다음 정제수를 추가해 스프레이 용기에 옮긴다. 사용할 때는 잘 흔들고, 피부나 반려동물 등에 직접 닿지 않게 스프레이한다.

목의 통증

감기, 큰 소리를 지른 후, 건조해졌을 때 등 목이 불쾌하면 괴로워진다. 기침이 나지 않는 목의 통증은 에센셜오일의 증기 흡입이 효과가 있다. 샌달우드로 가슴에 트리트먼트하는 것도 추천한다.

【추천 에센셜오일】샌달우드/주니퍼베리/티트리/니아울리 시네올/페퍼민트/유칼립투스 글로불루스/유칼립투스 시트로도라/유칼립투스 라디아타/라벤더 등

【추천 허브】블루 야로우 등

흡입
목에 이상함을 느꼈을 때 하는 증기 흡입법

강력한 살균력을 지닌 티트리, 진정작용이 있는 라벤더, 니나울리 시네올로 증기흡입을 한다.

【재 료】
티트리 에센셜오일… 1방울   니아울리 시네올에센셜오일…1방울
라벤더 에센셜오일… 1방울

【방 법】 머그컵에 뜨거운 물을 붓고 에센셜오일을 떨어뜨려 천천히 증기를 들이마신다. 기침이 날 때는 악화될 염려가 있으므로 피해야 한다.

아로마크래프트
가벼운 기침을 진정시키고 호흡이 편해지는 크림

가슴 점막을 진정시키고 가벼운 기침을 억제하는 크림. 체온으로 데워져서 향기가 떠돌고 심신이 평온해진다.

【재 료】
유칼립투스라디아타에센셜오일 …3방울   시어버터 ……………… 20g
샌달우드 에센셜오일 ……… 2방울   호호바오일 ……… 10ml

【방 법】 시어버터를 녹여 호호바오일을 첨가하여 열이 식으면 에센셜오일을 더해 섞은 다음 굳어질 때까지 둔다. 앞가슴에 바르고 천천히 심호흡을 한다.

두통

관자놀이, 측두부의 둔통이나 머리가 죄어오는 듯한 만성 두통은 긴장성 두통인 경우가 많다. 스트레스나 과로 등에 의한 혈행불량을 생각해 볼 수 있다. 혈행을 좋게 하거나 근육을 릴랙스시키는 에센셜오일이 효과적이다.

【추천 에센셜오일】오렌지스위트/캐모마일 로만/그레이프프루트/스파이크 라벤더/바질 리나롤/페퍼민트/라벤더/로즈마리 시네올 등

【추천 허브】로즈마리 등

방향욕
통증이 심할 때 마음이 차분해지는 방향욕

혈류 증가, 근육이완 기능이 있는 로즈마리 시네올과 오렌지스위트로 릴랙스하자.

【재 료】
오렌지스위트 ……………………………………3방울
로즈마리 시네올 ……………………………………1방울

【방 법】 방향 확산기로 방에 향기가 나게 하거나, 화장솜이나 티슈에 에센셜오일을 떨어뜨린 다음 3~5분 정도 천천히 심호흡한다.

트리트먼트
두통 완화 트리트먼트

근육의 긴장을 완화하는 스파이크 라벤더와 혈행을 촉진하는 페퍼민트가 통증을 완화시킨다.

【재 료】
스파이크 라벤더 에센셜오일 …………………………4방울
페퍼민트 에센셜오일 ……………………………………2방울
호호바오일 ……………………………………30ml

【방 법】 호호바오일에 에센셜오일을 더해 섞고 손가락끝으로 덜어 관자놀이나 어깨·목덜미에 바르고 부드럽게 트리트먼트한다. 향기를 흡입하는 것만으로도 효과가 있다.

과식 · 소화불량 · 속쓰림

컨디션 난조

과식, 과식으로 인한 소화불량, 속쓰림이 있을 때 등에는 건위작용이나 소화촉진작용이 있는 에센셜오일로 위장의 상태를 정돈한다. 위장의 불쾌감을 완화시키는 산뜻한 허브티도 추천한다. 또한 스트레스가 쌓여 있으면 자신도 모르게 과식을 해 버리기 쉽기 때문에 그렇게 되기 전에 아로마테라피로 마음을 안정시키자.

【추천 에센셜오일】 오렌지스위트/캐모마일 로만/그레이프프루트/페퍼민트/마조람/만다린/라벤더/레몬/레몬그라스 등

【추천 허브】 캐모마일 저먼/펜넬/페퍼민트/레몬그라스/레몬 버베나/레몬밤 등

더부룩한 속을 상쾌하게 하는 룸 스프레이

소화불량 등으로 속이 울렁거리거나 토할 것 같을 때는 페퍼민트의 향기가 효과적이다. 릴랙스효과도 있으므로 향기에 감싸인 채로 누워서 천천히 위장을 휴식시키는 방법이 좋다. 또한 스프레이로 방 전체에 향기가 나게 하면 식후의 음식물 냄새도 제거해 준다.

【재　료】

그레이프프루트 에센셜오일	4방울
페퍼민트 에센셜오일	3방울
레몬 에센셜오일	3방울
무수에탄올	10ml
정제수	40ml

【방 법】 무수에탄올에 에센셜오일을 넣고 잘 섞는다. 마지막으로 정제수를 더해 스프레이 용기에 옮긴다. 사용하기 전에 잘 흔든다.

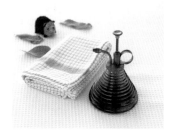

위장의 불쾌감을 진정시키고 상쾌하게 하는 허브티

위장의 불쾌감을 진정시키는 페퍼민트, 위장의 울렁거림이나 통증을 완화하는 레몬밤, 소화를 돕는 펜넬을 블렌딩한 허브티로 위장의 불쾌감을 완화. 릴랙스효과도 있으므로 기분도 차분해진다.

【재　료】

레몬밤	1작은술
펜넬	1/2작은술
페퍼민트	1/2작은술

【방 법】 티포트에 허브를 넣고 열탕을 조용히 붓는다. 뚜껑을 닫고 3분 정도 뜸을 들여 컵에 붓는다. 음미하면서 증기의 향을 느낌으로써 코에서도 성분을 흡수할 수 있다.

더부룩한 속을 상쾌하게 아로마 배스

스트레스를 완화하는 라벤더와 소화를 스무스하게 하는 오렌지스위트의 향을 블렌딩한 아로마 배스를 추천한다. 서서히 배를 따뜻하게 하면 심신 모두 누그러지며, 입욕 후에도 향기가 피부에 남아서 릴랙스 기분이 지속된다.

【재　료】

오렌지스위트 에센셜오일	2방울
라벤더 에센셜오일	1방울

【방 법】 섭씨 37~39도의 미지근한 물을 채운 욕조에 에센셜오일을 넣고 잘 휘저어 섞은 다음 입욕한다. 온도가 지나치게 높거나 향의 농도가 너무 강하면 기분이 나빠질 수도 있으므로 주의하자.

위통

과식 등을 제외하고 위통의 많은 원인이 정신적인 것이라고 일컬어진다. 위는 섬세하여 스트레스를 심하게 받으면 하루만에 구멍이 뚫려 버릴 수도 있기 때문에 그렇게 되기 전에 진정작용이나 진통작용이 있는 에센셜오일로 예방하자.

【추천 에센셜오일】 캐모마일 저먼/클라리세이지/진저/타임 리나롤/네롤리/파인/블랙페퍼/페퍼민트/버가못/마조람/라벤더/레몬/로즈우드(잎)/로즈마리 버베논 등

불쾌한 위를 케어하는 아로마 배스솔트

진통작용과 진정작용을 겸비한 에센셜오일을 배스솔트로. 심신이 가벼워지고 위의 불쾌감을 완화한다.

【재 료】(4회분)

버가못 에센셜오일 ········· 5방울 라벤더 에센셜오일 ··· 3방울
클라리세이지 에센셜오일 ··· 2방울 천연소금 ·············· 200g

【방 법】　천연소금에 에센셜오일을 더해 섞고 50g을 욕조에 넣은 다음 입욕한다. 심호흡을 하여 스트레스나 중압감에서 해방되자.

온찜질로 위를 따뜻하게 하고 위의 긴장을 완화한다.

흥분되어 위가 쿡쿡 쑤실 때는 온찜질로 배의 긴장을 완화한다. 소화기계통의 문제에도 효과적이다.

【재 료】

라벤더 에센셜오일 ··· 2방울
마조람 에센셜오일 ··· 1방울

【방 법】　세면기에 적당한 온도의 물을 붓고 에센셜오일을 떨어뜨려 섞어 타월이나 천에 스며들게 한다. 물기를 짜서 배에 댄다.

식욕부진

식욕은 건강의 바로미터. 몸에 원인이 있을 때는 진료를 받아야 한다. 그런데 스트레스가 원인이거나 다이어트를 지나치게 의식한 신경성 식욕부진 등에는 식욕을 상승시키거나 소화를 돕는 에센셜오일이 도움이 된다.

【추천 에센셜오일】 그레이프프루트/펜넬/버가못/만다린/레몬/로즈마리 버베논 등

【추천 허브】 캐모마일 저먼/페퍼민트/레몬그라스/레몬밤 등

식욕을 상승시키는 방향욕

기분을 고양시키는 그레이프프루트, 소화기계통의 기능을 활성화하는 레몬, 소화촉진작용이 있는 펜넬 등을 블렌딩한 방향욕으로 식욕을 증진시키자. 또한 방향욕을 하는 장소도 포인트가 된다. 식사를 하는 다이닝룸이나 요리를 하는 부엌에서 수행하는 것이 효과가 크다.

【재 료】

그레이프프루트 에센셜오일 ········ 2방울
레몬 에센셜오일 ················ 2방울
펜넬 에센셜오일 ················ 1방울

【방 법】　방향 확산기나 물을 채운 머그컵에 에센셜오일을 떨어뜨려 방에 향기를 퍼지게 하고, 눈을 감고 천천히 심호흡을 하자.

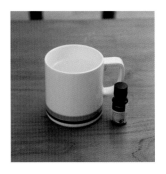

변 비

변비의 원인은 식물섬유나 수분 섭취부족, 운동부족 등 다양하다. 그런데 여성에게는 변의를 참다가 배변리듬이 흐트러져 변비가 되는 경우가 흔하다. 위장의 움직임을 촉진하고 쇠퇴한 소화기의 움직임을 정상화하는 에센셜오일이 효과적이다.

【추천 에센셜오일】오렌지스위트/캐모마일 로만/클라리세이지/스피아민트/바질 리나롤/펜넬/페퍼민트/버가못/마조람/멜리사/레몬/로즈오토/로즈마리 시네올 등

온찜질로 핫케어

배가 땡땡해져서 괴로울 때는 하복부에 온찜질을 한다. 에센셜오일은 변의를 촉진하는 레몬 등을 추천한다.

【재 료】

| 펜넬 에센셜오일 … 1방울 | 로즈마리 시네올 에센셜오일 |
| 레몬 에센셜오일 … 1방울 | …………………… 1방울 |

세면기에 적당한 온도의 더운물을 붓고 에센셜오일을 떨어뜨려 잘 섞는다. 타월이나 천에 흡수시켜 물기를 짜고 하복부(장부근)에 댄다.

배가 상쾌해지는 트리트먼트

소화기의 움직임을 활발하게 하는 에센셜오일로 트리트먼트. 변의의 리듬이 정돈될 때까지 습관적으로 수행한다.

【재 료】

| 바질 리나롤에센셜오일…… 2방울 | 레몬 에센셜오일…… 2방울 |
| 마조람에센셜오일………… 2방울 | 호호바오일 ………… 30ml |

【방 법】 호호바오일에 에센셜오일을 더해 섞고 손에 덜어 배꼽 주의나 위·허리·엉덩이를 '⌀' 글자를 그리듯이 부드럽게 쓸어준다.

설 사

설사의 일반적인 원인은 세균 등의 감염증, 폭음이나 폭식, 알러지 반응, 냉증, 스트레스 등이다. 냉증이나 스트레스가 원인인 설사에는 주니퍼베리나 라벤더, 캐모마일 로만 등의 에센셜오일이 효과적이다.

【추천 에센셜오일】오렌지스위트/캐모마일 로만/샌달우드/주니퍼베리/펜넬/라벤더/레몬 등

【추천 허브】캐모마일 저먼 등

냉증대책에 서서히 따뜻해지는 족욕

냉증이 원인일 때는 몸을 따뜻하게 하는 주니퍼베리와 정장작용이 있는 진저 에센셜오일로 족욕을 한다.

【재 료】

| 주니퍼베리 에센셜오일………………………… 2방울 |
| 진저 에센셜오일 ………………………… 1방울 |

【방 법】 세면기나 양동이네 섭씨 40~43도의 더운물을 반 정도 붓고 에센셜오일을 떨어뜨려 섞고 발을 넣어 10분 정도 데운다.

온찜질로 느긋한 기분으로

정신면의 문제로 일어나는 설사에는 진정·건위·진통작용이 있는 에센셜오일을 사용한 온찜질이 좋다.

【재 료】

| 캐모마일 로만 에센셜오일 ………………………… 2방울 |
| 만다린 에센셜오일 ………………………… 1방울 |

【방 법】 세면기에 적당한 온도의 따뜻한 물을 붓고 에센셜오일을 떨어뜨려 섞는다. 타월이나 천에 흡수시켜 물기를 짜내고 배에 댄다.

응급처치

숙취나 햇볕에 탄 데, 벌레 물린 데, 화상 등 갑작스러운 트러블에도 에센셜오일이 도움이 된다. 특히 다양한 증상에 대처할 수 있는 것은 라벤더를 구급상자에 한 병 상비해 두면 비상시에 안심이다. 그러나 증상이 심하면 반드시 병원에 가야 한다.

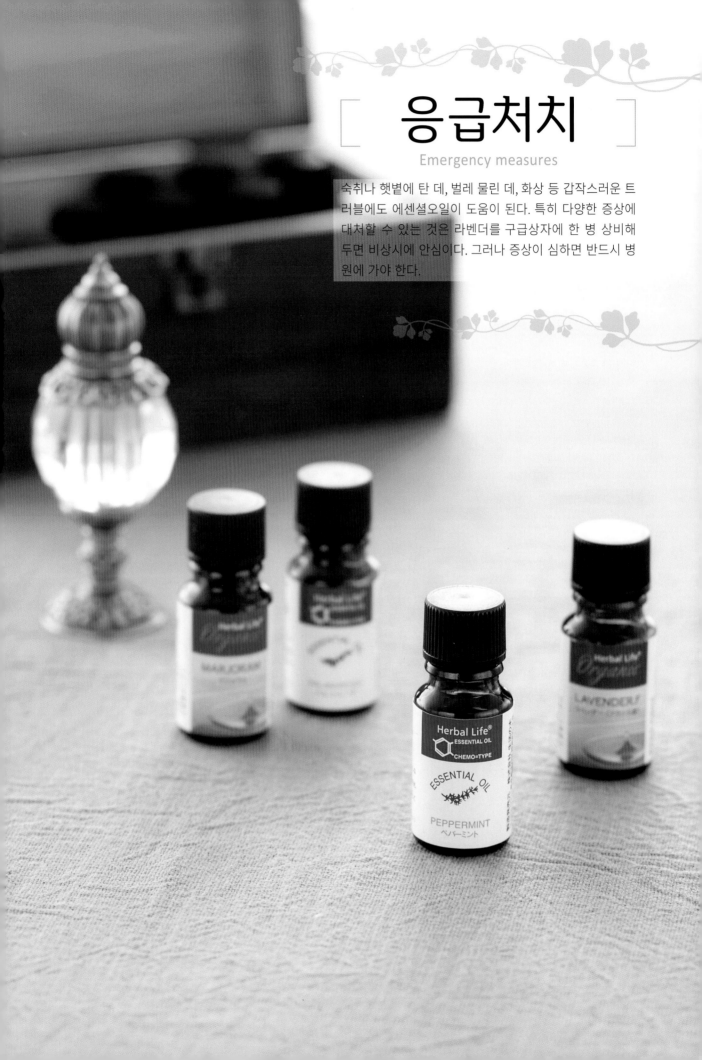

응급처치

숙 취

과음을 한 다음날 아침에는 두통, 메스꺼움, 부기, 전신권태감 등의 증상이 나타난다. 그러한 불쾌한 증상을 느꼈을 때는 혈행촉진작용이나 강장작용이 있는 에센셜오일로 유해물질을 배출하고 리프레시하자.

 허브티

술을 마신 다음날 아침에 마시는 상쾌한 허브티

해독을 촉진하는 로즈힙과 메쓰거움을 억제하는 페퍼민트의 허브티로 술을 깬다.

【재 료】

로즈힙 ············· 1작은술   페퍼민트 ········· 1/2작은술

【방 법】

티포트에 허브를 넣어 뜨거운 물을 붓고 뚜껑을 닫아 3~5분 정도 뜸을 들인 다음 컵에 붓는다. 아침에 일어나자마자 마시는 것이 더 효과적이다.

 방향욕

개운치 않은 기분을 날려보내는 방향욕

감귤계와 릴랙스 효과가 있는 에센셜오일을 방에 뿌린다. 가슴이 울렁거릴 때는 페퍼민트를 플러스.

【재 료】

레몬 에센셜오일 ··· 3방울 라벤더 에센셜오일··· 1방울
페퍼민트 에센셜오일 ··· 1방울

【방 법】

방향확산기에 에센셜오일을 떨어뜨리고 향기가 떠돌기 시작하면 눈을 감고 천천히 심호흡을 한다.

응급처치

햇볕에 탔을 때

피부가 햇볕에 노출되어 붉게 염증을 일으켰을 때는 냉수로 잘 식힌다. 조금 가라앉기 시작하면 항염증작용·진정작용이 있는 에센셜오일을 사용한 로션으로 듬뿍 보습을 하고 캐리어 오일로 건조 예방을 한다.

 아로마크래프트

화끈거리는 피부를 진정시키는 로션

햇볕에 탄 피부를 식히고 나면 항염증작용·진정작용이 있는 라벤더를 사용한 로션으로 정돈한다.

【재 료】

라벤더 에센셜오일····························5방울
글리세린 ································· 5ml
정제수 ································· 45ml

【방 법】

글리세린에 에센셜오일을 넣어 섞은 다음 정제수를 더해 스프레이 용기에 옮긴다. 잘 흔들어 사용한다.

 트리트먼트

확실하게 보습 트리트먼트

항염증작용·진정작용·세포수복작용이 있는 에센셜오일과 캐리어 오일을 블렌딩하여 피부를 보습한다.

【재 료】

네롤리 에센셜오일·········· 1방울 스위트 아몬드 오일 15ml
프랑킨센스 에센셜오일····· 1방울 로즈힙 오일 ········· 10ml,
라벤더 에센셜오일·········· 1방울 밀배아 오일 ·········5ml

【방 법】

3종류의 캐리어 오일에 에센셜오일을 섞어 손에 덜어내 비비지 말고 부드럽게 피부를 덮듯이 바른다.

벌레 물렸을 때

응급처치

벌레에 물리는 것을 예방하기 위해서는 벌레가 싫어하는 에센셜오일을 사용하여 다가오지 않게 하는 것이 포인트이다. 방에 향기를 확산시키거나 스프레이로 만들어 몸에 뿌리거나, 방충망에 스프레이하거나 하면 효과적이다.

【추천 에센셜오일】 시트로넬라/제라늄/티트리/라벤더/레몬그라스/유칼립투스 시트로도라 등

아로마크래프트

방의 불쾌감도 해소하는 벌레 퇴치 스프레이

벌레가 접근하지 않게 하는 작용이 있는 유칼립투스 시트로도라나 시트로넬라 스프레이를 피부에 뿌린다.

【재 료】

유칼립투스시트로도라에센셜오일 무수 에탄올 ········ 10ml
················· 3방울 정제수·········· 40ml
시트로넬라에센셜오일 ······ 2방울

【방 법】

무수 에탄올에 에센셜오일을 넣어 섞은 다음 정제수를 더해 스프레이 용기에 옮긴다. 잘 흔들어 사용한다.

아로마크래프트

가려움과 짜증스러움을 완화하는 모기 크림

벌레에 물리면 가려움에도 효과가 있는 라벤더 크림을 곧바로 바른다. 가려움에 의한 짜증스러움도 해소된다.

【재 료】

라벤더 에센셜오일···10방울 호호바 오일 ········ 10ml
시어버터 ·············· 20g

【방 법】

시어버터를 녹여 호호바 오일을 첨가하여 열이 식으면 에센셜오일을 더해 섞어 굳을 때까지 둔다.

타박상

응급처치

가벼운 타박상에는 진통작용·진정작용·항염증작용 등이 있는 에센셜오일과 냉각효과가 있는 에센셜오일을 블렌딩하여 부기나 통증을 제거하면 효과적이다. 찬찜질수건을 환부에 대고(찬찜질) 가급적 빨리 응급처치를 하자.

【추천 에센셜오일】 페퍼민트/유칼립투스 글로불루스/라벤더 등

찜질

아프면 즉시 차가운 아로마 찬찜질

타박상이나 염좌일 때는 초기의 치료가 중요하다. 응급처치로서 항염증작용을 기대할 수 있는 페퍼민트와 진통작용·진정작용·항염증작용이 있는 라벤더를 블렌딩하여 찬찜질을 하면 통증이 완화된다. 마찬가지로 통증을 완화시키고 치유를 촉진하는 유칼립투스 글로불루스도 효과적이다.

【재 료】

페퍼민트 에센셜오일·············· 2방울
라벤더 에센셜오일·············· 1방울

【방 법】

세면기에 냉수를 채우고 에센셜오일을 떨어뜨려 섞는다. 타월이나 천에 적셔 물기를 짜서 환부에 댄다.

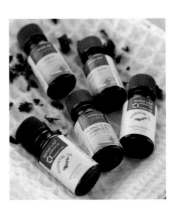

찰과상

가벼운 찰과상이 생기면 우선 먼지 등의 이물질을 물로 씻어낸다. 그다음 피부소독이나 화농방지도 되는 티트리 등을 사용한 크림으로 케어한다. 항균작용이 있으므로 감염증예방에도 효과적이다.

【추천 에센셜오일】티트리/마조람/유칼립투스 시트로도라/라반딘/라벤더/레몬/로즈오토 등

【추천 허브】매리골드 등

아로마크래프트

만능 케어 크림

상처의 회복을 돕고 피부 재생을 촉진하는 카렌듈라 오일을 상처입은 자리에 발라 케어한다. 살균소독작용이 있는 티트리와 라벤더 에센셜오일을 블렌딩하면 효과가 더욱 상승한다. 출혈이 있으면 지혈작용이 있는 레몬을 추가하면 좋을 것이다.

【재 료】
티트리 에센셜오일·····················5방울
라벤더 에센셜오일·····················5방울
시어버터 ·····································20g
카렌듈라 오일 ·························10ml

【방 법】
시어버터를 녹여 카렌듈라 오일을 첨가하고, 열이 식으면 에센셜오일을 더해 섞는다. 굳을 때까지 두고 환부에 바른다.

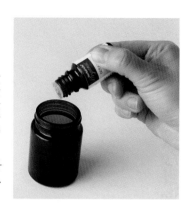

화　상

가벼운 화상은 우선 찬물로 식힌 다음 살균작용·진통작용·소염작용이 있는 에센셜오일로 케어한다. 특히 라벤더가 효과적이다. 화상의 범위가 넓거나 피부의 심부에까지 미쳤을 때는 피부과의사의 진료를 받는 것이 필요하다.

【추천 에센셜오일】캐모마일 저먼/제라늄/티트리/니아울리 시네올/라벤더 등

아로마크래프트

따끔따끔한 데에 듣는 데미지 케어 오일

피부의 수복·재생을 촉진하는 카렌듈라 오일에 라벤더 오일을 추가한 오일을 바르면 통증이 가라앉는다.

【재 료】
라벤더 에센셜오일·····························5방울
카렌듈라 오일 ·····························10ml

【방 법】
카렌듈라 오일에 에센셜오일을 잘 섞어 환부에 바른다. 반드시 피부를 식힌 후에 바르도록 하자.

찜질

라벤더로 환부를 찬찜질하여 쿨다운

가벼운 화상이라면 라벤더를 첨가한 찬찜질로 통증을 완화하고 흉터가 남지 않도록 케어한다.

【재 료】
라벤더 에센셜오일·····························1방울

【방 법】
세면기에 냉수를 채워 에센셜오일을 떨어뜨리고, 타월이나 천에 적신다. 물기를 짜서 살짝 환부에 댄다.

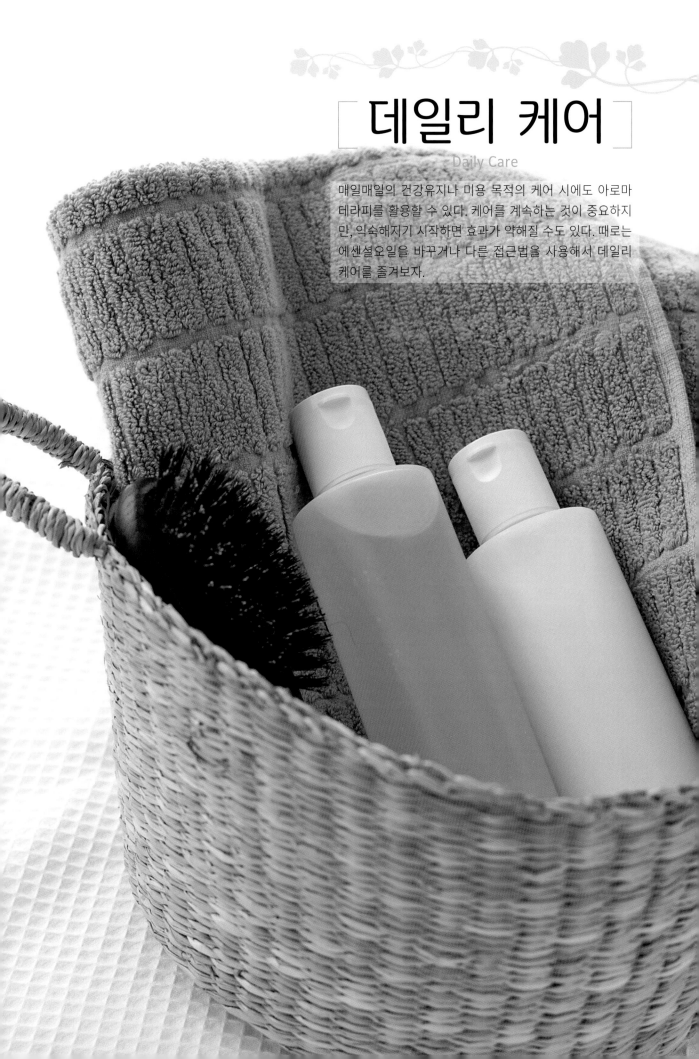

데일리 케어

Daily Care

매일매일의 건강유지나 미용 목적의 케어 시에도 아로마
테라피를 활용할 수 있다. 케어를 계속하는 것이 중요하지
만, 익숙해지기 시작하면 효과가 약해질 수도 있다. 때로는
에센셜오일을 바꾸거나 다른 접근법을 사용해서 데일리
케어를 즐겨보자.

데일리케어

생활습관병의 예방

고혈압 · 당뇨병 · 뇌경색 등의 생활습관병 예방에는 밸런스가 갖추어진 식사나 적당한 운동, 질 높은 수면이 중요하다. 아로마테라피로 교감신경의 과잉흥분을 막거나 혈류를 촉진하면 예방에 도움이 된다.

【추천 에센셜오일】오렌지 스위트/캐모마일 로만/클라리세이지/제라늄/페퍼민트/라벤더/레몬 등

【추천 허브】캐모마일 저먼/페퍼민트/레몬밤 등

방향욕

스트레스를 격퇴하여
쾌식 · 쾌변 · 쾌면을

생활습관병을 초래하는 스트레스. 방향욕으로 매일매일의 스트레스를 케어하여 쾌식 · 쾌변 · 쾌면을 이끌어내자.

【재 료】

오렌지 스위트에센셜오일… 2방울　라벤더 에센셜오일… 2방울
캐모마일 로만에센셜오일… 1방울

【방 법】

방향확산기에 에센셜오일을 떨어뜨려 향기가 퍼지기 시작하면 눈을 감고 천천히 심호흡한다. 점차 온화한 기분이 될 수 있다.

방향욕

아로마테라피로 금연을 서포트

담배는 생활습관병의 원흉. 페퍼민트와 라벤더 에센셜오일이 금연을 서포트해준다.

【재 료】

페퍼민트 에센셜오일······························1방울
라벤더 에센셜오일·······························1방울

【방 법】

담배를 피우고 싶어지면 화장솜이나 티슈에 에센셜오일을 떨어뜨려 천천히 향기를 맡아 피우고 싶은 기분을 억제한다.

데일리케어

비만예방 · 다이어트

비만의 원인은 과식이나 스트레스, 운동부족 등 다양하지만, 생활습관을 되돌아보는 것이 중요하다. 지방의 연소를 촉진하거나 과잉 식욕을 억제하는 에센셜오일이 다이어트하고 싶은 사람에게 강력한 무기가 되어 줄 것이다.

【추천 에센셜오일】오렌지 스위트/그레이프 프루트/사이프러스/주니퍼베리/니아울리 시네올/파촐리 등

【추천 허브】주니퍼베리/페퍼민트/레몬그라스 등

아로마크래프트

과식&간식을 참을 수 있는
아로마 스프레이

지방연소효과를 높이는 그레이프 프루트와, 공복감을 달래 주는 파촐리의 스프레이로 과식을 방지.

【재 료】

그레이프프루트에센셜오일 …7방울　무수 에탄올 ········ 10ml
파촐리 에센셜오일·········· 3방울　정제수·········· 40ml

【방 법】

무수 에탄올에 에센셜오일을 넣어 잘 섞은 다음 정제수를 더해 스프레이 용기에 옮긴다. 사용하기 전에 잘 흔들어 준다.

아로마 배스

살이 잘 빠지지 않는 사람에게 추천하는
아로마 배스 타임

식사를 줄여도 살이 빠지지 않는 사람은 냉증이 원인일 수도 있다. 혈행촉진작용이 있는 에센셜오일을 넣은 입욕을 추천한다.

【재 료】(4회분)

레몬에센셜오일··········· 7방울　천연소금·········· 200g
니아울리시네올에센셜오일···3방울

【방 법】

천연소금에 에센셜오일을 더해 섞은 다음 50g 분량을 섭씨 37~39도의 욕조에 넣고 입욕한다. 배를 마사지되면 효과 상승.

데일리케어

스킨케어

옛부터 에센셜오일은 화장품 등에 사용되어 왔으며, 미용효과가 널리 알려져 있다. 스킨케어에 유효한 것은 피부조직에 작용하여 신진대사를 촉진하고 피부에 영양과 활력을 주는 에센셜오일. 은은하게 떠도는 향기로 릴랙스할 수도 있다. 피부 상태별로 추천 에센셜오일을 p. 179에 소개하고 있으므로 자신에게 맞는 에센셜오일을 매일매일의 케어에 도입해 보자.

【추천 에센셜오일】 이모텔/캐모마일 로만/그레이프 프루트/샌달우드/주니퍼베리/제라늄/티트리/네롤리/팔마로사/페티그레인/프랑킨센스/라벤더/레몬/로즈오토/로즈우드(잎) 등

【추천 허브】 캐모마일 저먼/블루 야로우/레몬 버베나/로즈힙 등

트리트먼트

주름&처짐을 케어하는 트리트먼트

나이가 들면서 생기는 주름이나 처짐에는 피부의 탄력을 회복시켜주는 제라늄이나 팔마로사, 수렴작용이 있는 네롤리, 페티그레인, 라벤더, 로즈우드 등이 효과적이다. 이들 에센셜오일과 마카다미아넛 오일을 사용하여 트리트먼트할 것을 추천한다.

【재 료】

페퍼민트 에센셜오일	1방울
라벤더 에센셜오일	1방울

【방 법】

마카다미아넛 오일에 에센셜오일을 더해 섞는다. 오일을 손바닥에 덜어 눈밑의 라인, 볼 라인을 부드럽게 트리트먼트. 다음으로 페이스 라인과 목을 아래부터 위로 리프트업하면서 트리트먼트한다. 입욕 후에 하는 것이 효과적이다.

아로마크래프트

미백 효과와 기미 예방이 동시에 가능한 로션

미백 케어에는 가벼운 표백작용이 있는 레몬이나 그레이프 프루트, 기미 예방에는 피부의 재생을 촉진하는 라벤더나 네롤리, 이모텔 등이 효과적이다. 로션이나 트리트먼트 오일에는 이들 에센셜오일을 사용하면 좋을 것이다.

【재 료】

이모텔 에센셜오일	1방울
네롤리 에센셜오일	1방울
레몬 에센셜오일	1방울
글리세린	5ml
정제수	45ml

【방 법】

글리세린에 에센셜오일을 넣어 잘 섞은 다음 정제수를 더해 스프레이 용기에 옮긴다. 사용할 때는 그때마다 잘 흔들고, 눈을 감은 상태에서 얼굴 전체에 듬뿍 스프레이한다. 세안 후나 입욕 후에 수행하자.

아로마 배스

여드름을 케어하는 페이셜 스팀

스트레스나 호르몬 밸런스의 흐트러짐, 건강하지 않은 생활습관 등이 원인인 성인의 여드름 등은 20대 이후에 생기며, 턱이나 머리뿌리, 페이스 라인 등에 생기기 쉬운 것이 특징이다. 효과적인 케어는 에센셜오일을 사용한 페이셜 스팀. 신진대사를 높이고 오래된 각질을 부드럽게 제거한다. 그 뒤에 살균력이 있는 에센셜오일을 첨가한 로션으로 보습한다.

【재 료】

사이프러스 에센셜오일	1방울
티트리 에센셜오일	1방울
레몬 에센셜오일	1방울

【방 법】

세면기에 물을 붓고 에센셜오일을 넣는다. 증기가 빠져나가지 않도록 머리부터 배스타월을 쓰고, 눈을 감고 5~10분 정도 얼굴에 증기를 쐰다. 세안 후 즉시 수행하는 것이 포인트이다.

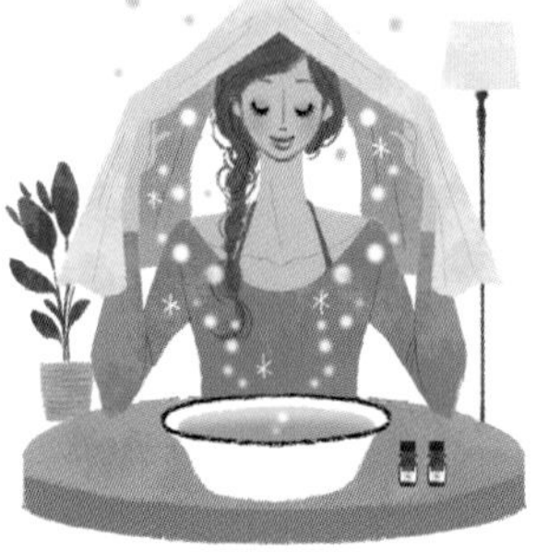

데일리케어

건성피부

건성피부를 케어할 때에는 수분과 유분을 듬뿍 보급하는 것이 포인트. 글리세린을 사용한 아로마 로션이나 입욕 후의 트리트먼트 등이 효과적이다. 에센셜오일은 항염증작용이 있는 것을 사용한다.

【추천 에센셜오일】 캐모마일 로만/샌달우드/티트리/팔마로사/라벤더/로즈우드(잎) 등

【추천 허브】 캐모마일 저먼/로즈힙 등

모이스처 로션으로 듬뿍 보습

보습효과가 높은 로즈우드와 피부 재생을 촉진하는 라벤더의 로션. 피부가 민감할 때는 에센셜오일을 소량으로.

【재 료】

글리세린 ················5ml
라벤더 에센셜오일 ·········· 5방울　칼렌듈라 오일 ·········5ml
로즈우드(잎)에센셜오일 ··· 3방울　정제수 ················100ml

【방 법】

글리세린과 칼렌듈라 오일을 섞은 것에 에센셜오일을 더해 잘 섞는다. 다음으로 정제수를 더해 보존 용기에 옮긴다. 건조함을 느낀다면 스프레이하자.

건조에 의한 가려움을 방지하고 피부를 촉촉하게 만드는 아로마 배스

건조에 의한 가려움을 억제하고 피부의 염증을 진정시켜 주는 에센셜오일을 욕조에 떨어뜨리고 천천히 잠긴다.

【재 료】

캐모마일 로만에센셜오일 ··· 1방울　라벤더 에센셜오일 ··· 1방울
샌달우드 에센셜오일 ········ 1방울

【방 법】

37~39도의 욕조에 에센셜오일을 떨어뜨려 섞고 입욕한다. 건조함이 심할 때는 캐리어 오일 5ml를 플러스한다.

데일리케어

부 기

호르몬 밸런스 흐트러짐, 염분 과잉섭취, 운동 부족 등이 원인인 부기에는 혈행촉진작용이 있는 에센셜오일을 사용하여 입욕하거나 트리트먼트를 해서 혈액이나 림프의 흐름을 스무스하게 만들자.

【추천 에센셜오일】 사이프러스/시더우드 아틀라스/주니퍼베리/제라늄/펜넬/로즈마리 버베논 등

【추천 허브】 캐모마일 저먼/주니퍼베리/단델리온 등

혈행을 촉진하는 아로마 트리트먼트

체액의 흐름을 스무스하게 하는 사이프러스나 주니퍼베리로 트리트먼트하여 혈행을 촉진한다.

【재 료】

사이프러스 에센셜오일 ··· 2방울　호호바 오일 ········ 30ml
주니퍼베리 에센셜오일 ··· 2방울

【방 법】

호호바 오일에 에센셜오일을 더해 섞고, 손바닥에 비벼 부드럽게 트리트먼트한다.

부기를 말끔히 날리는 아로마 배스솔트

부기를 케어하기 위해서는 신진대사를 촉진하는 에센셜오일을 첨가해 천천히 입욕한다. 반신욕도 추천한다.

【재 료】 (4회 분)

그레이프프루트에센셜오일 ···6방울　천연소금 ··············· 200g
시더우드아틀라스에센셜오일 ···4방울

【방 법】

천연소금에 에센셜오일을 더해 섞은 다음 50g 분량을 37~39도의 욕조에 넣고 녹여 느긋한 기분으로 입욕한다.

헤어케어

여성의 경우 머리 손질은 피부와 마찬가지로 중요한 과제이다. 건강한 머리칼을 유지하려면 모발뿐만 아니라 두피 손질이 중요하다. 살균작용이나 세포의 성장을 촉진하는 작용이 있는 에센셜오일로 두피를 청결하게 유지하자. 시판되는 샴푸나 린스에 섞는 것만으로도 효과적이다(p. 61 참조). p. 75에서도 머리카락의 고민별로 추천 에센셜오일을 소개하고 있으므로 참고하자.

【추천 에센셜오일】 일랑일랑/캐모마일 로만/클라리세이지/샌달우드/제라늄/티트리/페퍼민트/라벤더/레몬/로즈우드(잎)/로즈마리 시네올/로즈마리 버베논 등

【추천 허브】 캐모마일 저먼 등

아로마크래프트
두피의 가려움이나 비듬을 예방하는 헤어 스프레이

비듬이나 가려움에 유효한 것은 항균효과가 있는 티트리나 잡균의 번식을 막는 제라늄, 혈행촉진, 살균작용, 항염증작용이 있는 페퍼민트. 이들 에센셜오일로 스프레이를 만들어 트리트먼트를 수행하면 두피의 혈류가 좋아지고 비듬이나 가려움도 완화된다.

【재 료】

제라늄 에센셜오일…	3방울	무수 에탄올 ……	10ml
티트리 에센셜오일…	3방울	정제수 ……	40ml
페퍼민트 에센셜오일…	3방울		

【방 법】
무수 에탄올에 에센셜오일을 넣어 섞은 다음 정제수를 더해 스프레이 용기에 옮긴다. 샴푸하고 타월로 말린 후에 피부에 여러 번 스프레이한다. 양쪽 손가락을 사용하여 튕기면서 주무르고, 마지막에는 드라이기로 잘 건조시킨다.

아로마크래프트
손상된 머리칼을 되살리는 헤어팩

자외선이나 펌·염색 등으로 머리칼이 손상되면 머리카락에 윤기가 없어지고 퍼석퍼석해지기 시작한다. 그렇게 손상된 머리칼의 스페셜 케어로 헤나 트리트먼트가 추천된다. 트리트먼트 효과가 높고 머리칼에 듬뿍 영양을 준다.

【재 료】 (숏헤어용)

제라늄 에센셜오일	5방울
일랑일랑 에센셜오일	3방울
헤나(무색의 트리트먼트 용)	100g

【방 법】
헤나에 뜨거운 물을 적당량 붓고 1시간 방치한 다음 부드러운 크림 상태로 만든다. 거기에 에센셜오일을 더해 잘 섞는다. 샴푸를 하고 타월로 말린 후에 헤나를 바르고, 랩과 스팀타월로 덮어 1시간 정도 방치하고 마지막에 잘 씻어낸다.

트리트먼트
탈모를 예방하는 트리트먼트

탈모의 원인은 스트레스를 시작으로 두피의 더러움·흡연·편식 등 다양하다. 그러나 대부분의 경우는 나이에 따른 것으로, 이 경우에는 세포성장 촉진작용이 있는 라벤더와 혈행 촉진작용이 있는 로즈마리 시네올, 예로부터 머리 손질에 중요하게 여겨져 온 카멜리아 오일을 사용하여 트리트먼트를 수행한다. 한 주에 2~3회 수행하면 더욱 효과적이다.

【재 료】

라벤더 에센셜오일	2방울
로즈마리 시네올 에센셜오일	2방울
카멜리아 오일	30ml

【방 법】
카멜리라 오일에 에센셜오일을 더해 섞고, 샴푸하기 전에 오일을 두피에 발라 양쪽 손가락 안쪽으로 잘 주무른다. 그 뒤 스팀타월 등으로 10분 정도 덮어둔 다음 샴푸로 씻어낸다.

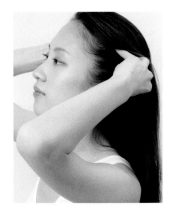

땀냄새

더운 계절이나 운동을 하고 난 뒤에는 땀냄새가 신경쓰인다. 냄새의 근원은 땀샘에서 배출되는 노폐물이다. 항균작용이 있는 에센셜오일을 사용한 스프레이 등으로 냄새의 근원을 제거하여 쾌적하게 지내자.

【추천 에센셜오일】 스피아민트/제라늄/티트리/페퍼민트/유칼립투스 시트로도라/라벤사라/레몬 등

【추천 허브】 페퍼민트/라벤더 등

데오도란트용 바디 스프레이

여름에 땀이 났을 때나 부츠를 벗은 후에 냄새가 나면 자신도 불쾌하다. 그럴 때는 항균효과가 높은 티트리와 라벤사라, 라벤더를 블렌딩한 스프레이를 직접 피부에 한 번 뿌린다. 땀이 끈적하게 달라붙는 것을 억제하고 상쾌한 향기로 리프레시할 수 있다.

【재 료】

제라늄 에센셜오일·················· 3방울
티트리 에센셜오일·················· 3방울
라벤사라 에센셜오일················ 3방울
무수 에탄올 ························ 10ml
정제수····························· 40ml

【방 법】
무수 에탄올에 에센셜오일을 넣어 섞은 다음 정제수를 더해 스프레이 용기에 옮기고 사용 전에 잘 흔든다.

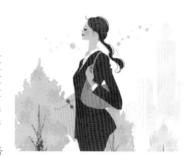

손톱케어

손톱은 피부의 일부이므로 혈행이 나쁘고 영양이 불충분하면 꺼칠꺼칠해지기 시작한다. 아름다운 손톱은 여성의 매력을 높인다. 세포성장 촉진작용이 있는 에센셜오일의 크림 등으로 케어를 하여 광택이 있는 손톱을 유지하자.

【추천 에센셜오일】 오렌지 스위트/샌달우드/제라늄/라벤더/레몬 등

반짝반짝 윤이 나는 손톱으로 되돌리는 네일 크림

매니큐어를 지운 후에는 손톱이 거칠거칠해져 있는 법. 그때 추천하는 것이 캐리어 오일에 세포성장 촉진작용이 있는 라벤더, 조직의 탄력을 회복시키는 제라늄, 콜라겐의 침착을 촉진하는 오렌지 스위트를 블렌딩한 크림이다. 손톱과 손끝에 문질러 바르고 주물러 주면 효과적이다.

【재 료】

오렌지 스위트 에센셜오일 ········ 2방울
제라늄 에센셜오일·················· 1방울
라벤더 에센셜오일·················· 1방울
시어버터 ·························· 20g
호호바 오일 ······················ 10ml

【방 법】
시어터버를 녹여 호호바 오일을 첨가하고, 열이 식으면 에센셜오일을 더해 섞어 굳을 때까지 둔다.

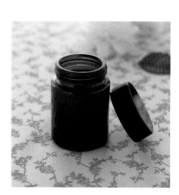

가족과 즐기는 아로마테라피

아로마테라피는 우리들의 생활을 풍족하게 해 주는 수단이다. 여기에서는
심신이 연약한 임신 중인 엄마나 아이에게 친화적인 아로마를 소개한다.

임신 중 아로마테라피로 느긋한 기분으로

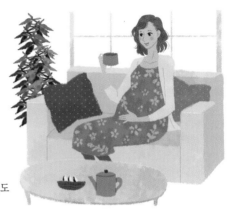

여성의 몸은 임신을 계기로 호르몬 밸런스가 크게 변화하여
여러 가지 컨디션 난조를 초래한다. 그러나 여성에게 있어서 아
이를 낳고 기르는 것은 커다란 기쁨의 하나. 아로마테라피를 효
과적으로 도입하여 임신 중의 불쾌한 증상을 완화하고 느긋한
기분으로 아기를 맞이하자.

【임신 중 아로마테라피의 주의점】
· 임신 중에는 사용해서는 안 되는 좋지 않은 성분이 포함된 에센셜오일도
  있으므로 레시피를 지켜야 한다.
· 임신 중, 산후(수유기)의 트리트먼트에서는 0.5% 농도(에센셜오일 1방울
  에 대해 10ml의 캐리어 오일로 희석)의 오일을 사용한다.
· 임신 6개월 미만은 방향욕 이외의 에센셜오일의 사용을 피하도록 하자(허브티나 방향증류수 사용은 가능).

임신 중에 추천하는 아로마테라피

⚜ 초조함 대책 방향욕

제라늄 에센셜오일	1방울
버가못 에센셜오일	1방울

임신 중에는 호르몬의 영향 등으로 정신적으
로 불안정해져 초조해지기 쉽다. 그럴 때는 초
조함이나 흥분을 진정시키는 제라늄, 불안이
나 긴장을 완화하는 버가못을 사용하여 방향
욕으로 마음을 가라앉히자.

⚜ 입덧을 완화시키는 허브티

페퍼민트	1작은술
레몬밤	1작은술
로즈마리	1/2작은술

임신 중 심한 입덧에 시달릴 때는 리프레시 효
과가 있는 페퍼민트, 해독작용을 기대할 수 있
는 레몬밤, 상쾌한 향의 로즈마리를 블렌딩한
허브키가 위장의 메슥거림을 완화시켜준다.

⚜ 릴랙스 아로마 배스

오렌지 스위트 에센셜오일	2방울
라벤더 에센셜오일	1방울

몸을 따뜻하게 하고 심신의 피로를 치유하는
배스타임은 임신 중 중요한 릴랙스 방법이다.
스트레스 케어에 효과가 있는 오렌지 스위트
와 불안이나 스트레스를 완화시키고 숙면을
돕는 라벤더로 편안해지자. 그러나 임신 초기
에는 피해야 한다.

⚜ 임신선 예방 트리트먼트

스위트 아몬드 오일	30ml
오렌지 스위트 에센셜오일	1방울
네롤리 에센셜오일	1방울
라벤더 에센셜오일	1방울

피부의 수분이 부족하기 때문에 표피가 늘어
나기 어려워지면 임신선이 생기기 쉽고 남게
되기 쉬우므로, 임신 중기부터 트리트먼트하
여 예방하자.

산 후
산후의 불안이나 스트레스를 아로마로 완화

출산으로 피로해진 엄마의 마음과 몸을 치유하는 데는 아로마테라피의 부드러운 작용이 효과를 발휘한다. 출산 후 생각했던 대로 모유가 나오지 않아 낙담하는 경우도 있을 것이다. 그러나 그러한 불안한 기분은 스트레스의 원인이 되어 결과적으로 모유가 나오는 것을 더욱 어렵게 만들기 쉽다. 아로마테라피로 마음을 안정시키고 수면을 잘 취하고 수분을 잘 섭취하여 몸을 따뜻하게 하도록 신경을 쓰자.

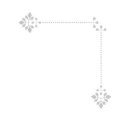

산후에 추천하는 아로마테라피

🌿 모유가 잘 나오게 하는 트리트먼트

캐리어 오일(취향에 맞는 것)	30ml
레몬그라스 에센셜오일	2방울
제라늄 에센셜오일	1방울

온찜질로 가슴을 따뜻하게 한 다음 몸을 따뜻하게 하는 레몬그라스와 스트레스를 완화하는 제라늄 에센셜오일을 조합한 오일로 유방을 트리트먼트한다. 오일은 수유 전에 반드시 닦아낸다.

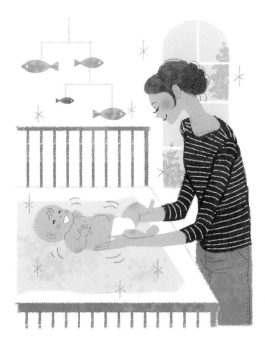

【주의점】
· 3세 이하의 유아에게는 에센셜오일은 사용하지 말고 캐리어 오일만으로 트리트먼트한다. 아이가 트리트먼트를 싫어하면 중지해야 한다.
· 실내가 춥지 않도록 한다.

베이비 트리트먼트
아이가 평온함을 느끼고 부모자식 간의 유대가 보다 깊어진다

아이는 엄마나 아빠가 몸에 손을 대면 평온함을 느낀다. 정서가 안정되고 잠이 잘 들게 된다고도 일컬어지고 있으므로, 캐리어 오일을 사용한 트리트먼트를 스킨십의 하나로서 유용하게 사용한다.

【추천 오일】
스위트 아몬드 오일 ·········· 20ml

【방법】
① 명치부터 배꼽 주변을 양손으로 번갈아 부드럽게 문지른다. 이것을 6회 반복한다.
② 왼손으로 동그랗게 원을 그리듯이 아랫배를 시계방향으로 문지른다. 왼손이 원 아래에 왔을 때 오른손으로 바꾸어 마찬가지로 시계방향으로 문지른다. 이것을 3회 반복한다.
③ 가슴 중앙에 양손을 모아 양쪽 옆구리까지 문지르고, 그대로 완만한 커브를 그리면서 원래 위치로 되돌아온다. 이것을 3회 반복한다.
④ 가슴부터 배를 지나 발끝까지 양손을 미끄러뜨리듯이 문지른다.

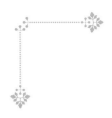

아이와 즐긴다

처음 하는 아로마테라피는 우선 방향욕부터

아이가 성장하면서 일상생활의 사소한 몸과 마음의 트러블에 시달리는 경우도 있을 것이다. 그럴 때는 엄마와의 스킨십과 마음을 릴랙스시키는 아로마테라피를 추천.

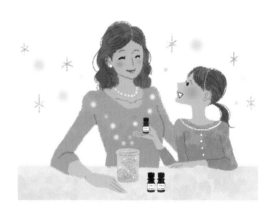

【주의점】
· 1세 이상의 아이라면 방향욕을 즐길 수 있다. 에센셜오일을 사용한 다른 아로마테라피는 3세 이상이 되고 나서 수행하자.
· 그때 방향욕 이외에 에센셜오일의 사용량은 미취학 아동이 성인의 1/3의 양, 12세까지는 1/2의 양이 기준이 된다. 처음에는 더욱 적은 양부터 수행해 보면 좋다.

아이에게 추천하는 아로마테라피

⚜ 생글생글 낮잠 방향욕

오렌지 스위트 에센셜오일 ‥‥‥‥‥	1방울
라벤더 에센셜오일‥‥‥‥‥‥‥‥	1방울
로즈우드(잎) 에센셜오일 ‥‥‥‥‥	1방울

아이가 릴랙스하면서 낮잠을 잘 수 있는 플로럴 계열의 부드럽고 기분 좋은 향이다.

⚜ 감기 예방 방향욕

샌달우드 에센셜오일‥‥‥‥‥‥‥	1방울
티트리 에센셜오일‥‥‥‥‥‥‥‥	1방울
라벤더 에센셜오일‥‥‥‥‥‥‥‥	1방울

살균효과가 있는 에센셜오일을 사용하여 아이의 건강을 지킨다. 상쾌하고 깔끔한 향이다.

⚜ 마음을 풀어주는 핸드 트리트먼트

호호바 오일 ‥‥‥‥‥‥‥‥‥	30ml
오렌지 스위트 에센셜오일 ‥‥‥‥‥	1방울
라벤더 에센셜오일‥‥‥‥‥‥‥‥	1방울

기분을 밝게 해주는 오렌지의 향과 릴랙스시켜주는 라벤더향의 오일을 사용한 핸드 트리트먼트로 부모자식 간의 스킨십을 시도하자.

⚜ 아기에게도 사용할 수 있는 전신 보습 크림

시어버터‥‥‥‥‥‥‥‥‥‥‥	30g
호호바 오일 ‥‥‥‥‥‥‥‥‥	15ml

민감한 아기의 피부에도 사용할 수 있는 에센셜오일이 들어가지 않은 보습 크림. 얇은 아이의 피부에 잘 맞는다. 시어버터와 호호바 오일을 중탕으로 녹여 잘 섞어서 만든다.

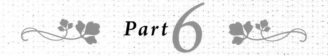

Part 6

에센셜오일 가이드, 그밖의 기본재료

여기에서는 본서에 등장하는 에센셜오일의 효능, 원료, 추천하는 사용법, 주의점 등을 세세하게 정리했다. 구입할 때나 사용하기 전에 체크하여 안전하게, 보다 효과적으로 아로마테라피를 수행하도록 하자. 또한 아로마 트리트먼트에서 사용하는 캐리어 오일을 비롯하여 아로마 크래프트에 사용하는 기본재료·허브 등도 다수 소개한다. 자신에게 맞는 기본재료를 골라 여러 가지 방법으로 아로마테라피를 즐기자.

에센셜오일 가이드

아로마테라피의 주역이라고도 할 수 있는 66종류의 에센셜오일을 소개한다. 에센셜오일을 구입할 때나 사용하기 전에 성분이나 효능을 체크하자.

에센셜오일의 성분이나 작용은 천차만별이다. 게다가 많은 종류가 있으므로 구입할 때나 사용할 때 헤매게 되는 것도 무리는 아니다. 그래서 본서는 추천 에센셜오일을 66종류로 집약하여 각 에센셜오일의 특징을 상세하고 알기 쉽게 소개한다. 학명·추출방법 등과 같은 기본 데이터는 물론이고, 에센셜오일의 성분, 마음·몸·피부에 대한 작용, 상성이 좋은 에센셜오일 등의 정보가 들어 있다. p.223부터는 상급자나 프로들에게 추천하는 에센셜오일을 소개하고 있다. 에센셜오일을 구입할 때나 사용하기 전에 각각의 특징을 체크해보자.

⚜ 읽는 방법

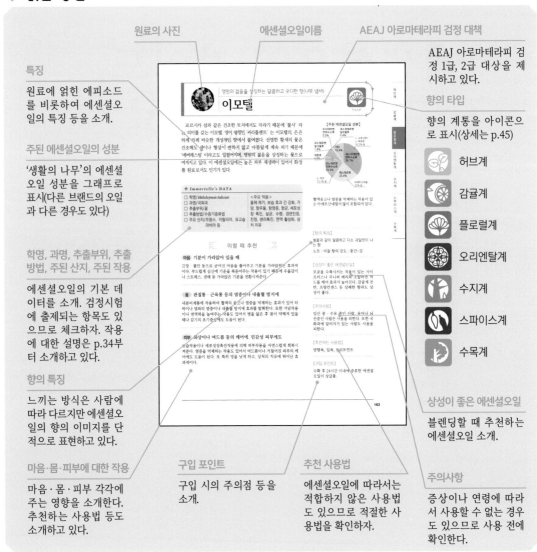

원료의 사진

에센셜오일이름

AEAJ 아로마테라피 검정 대책

AEAJ 아로마테라피 검정 1급, 2급 대상을 제시하고 있다.

특징

원료에 얽힌 에피소드를 비롯하여 에센셜오일의 특징 등을 소개.

주된 에센셜오일의 성분

'생활의 나무'의 에센셜오일 성분을 그래프로 표시(다른 브랜드의 오일과 다른 경우도 있다)

학명, 과명, 추출부위, 추출방법, 주된 산지, 주된 작용

에센셜오일의 기본 데이터를 소개. 검정시험에 출제되는 항목도 있으므로 체크하자. 작용에 대한 설명은 p.34부터 소개하고 있다.

향의 특징

느끼는 방식은 사람에 따라 다르지만 에센셜오일의 향의 이미지를 단적으로 표현하고 있다.

마음·몸·피부에 대한 작용

마음·몸·피부 각각에 주는 영향을 소개한다. 추천하는 사용법 등도 소개하고 있다.

구입 포인트

구입 시의 주의점 등을 소개.

추천 사용법

에센셜오일에 따라서는 적합하지 않은 사용법도 있으므로 적절한 사용법을 확인하자.

향의 타입

향의 계통을 아이콘으로 표시(상세는 p.45)

허브계

감귤계

플로럴계

오리엔탈계

수지계

스파이스계

수목계

상성이 좋은 에센셜오일

블렌딩할 때 추천하는 에센셜오일 소개.

주의사항

증상이나 연령에 따라서 사용할 수 없는 경우도 있으므로 사용 전에 확인한다.

허브계

감귤계

플로럴계

오리엔탈계

수지계

스파이스계

수목계

영원의 젊음을 상징하는 달콤하고 우디한 향(나무 냄새)

이모텔

floral

코르시카 섬과 같은 건조한 토지에서도 자라기 때문에 '불사' 라는 의미를 갖는 이모텔. 영어 명칭인 '커리플랜트' 는 은은하게 카레 비슷한 이모텔의 개성적인 향에서 붙여졌다. 선명한 황색의 꽃은 건조해도 색이나 형상이 변하지 않고 아름답게 계속 피기 때문에 '에버래스팅' 이라고도 일컬어지며, 영원의 젊음을 상징하는 꽃으로 여겨지고 있다. 이 에센셜오일에는 높은 피부 재생력이 있어서 화장품 원료로서도 인기가 있다.

【주된 에센셜오일 성분】

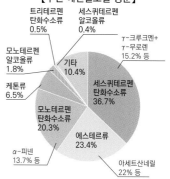

트리테르펜 탄화수소류 0.5%
세스퀴테르펜 알코올류 0.4%
γ-크루크멘+γ-무로렌 15.2% 등
모노테르펜 알코올류 1.8%
기타 10.4%
케톤류 6.5%
세스퀴테르펜 탄화수소류 36.7%
모노테르펜 탄화수소류 20.3%
에스테르류 23.4%
α-피넨 13.7% 등
아세트산네릴 22% 등

✤ *Immortelle's DATA*

☐ 학명/ *Helichrysum italicum* ☐ 과명/국화과 ☐ 추출부위/꽃 ☐ 추출방법/수증기증류법 ☐ 주요 산지/프랑스. 이탈리아, 유고슬라비아 등	<주요 작용> 울체 제거, 보습 효과, 간 강화, 거담, 항우울, 항염증, 항균, 세포성장 촉진, 살균, 수렴, 진경(경련진정), 진정, 생리촉진, 면역 활성화, 상처 치유

혈액응고나 염증을 억제하는 작용이 있는 아세트산네릴이 많이 포함되어 있다.

 이럴 때 추천

마음 기분이 가라앉아 있을 때

긴장 · 불안 등으로 굳어진 마음을 풀어주고 기분을 가라앉히는 효과가 있다. 부드럽게 심신에 기운을 북돋아주는 기능이 있기 때문에 우울감이나 스트레스 · 권태 등 가라앉은 기분을 전환시켜준다.

몸 관절통 · 근육통 등의 염증이나 내출혈 방지에

내분비계통에 작용하여 혈액의 응고나 염증을 억제하는 효과가 있어 타박이나 염좌의 염증이나 내출혈 방지에 효과를 발휘한다. 또한 거담작용이나 면역력을 높여주는 기능도 있어서 병을 앓은 후 몸이 약해져 있을 때나 감기의 초기증상에도 도움이 된다.

피부 화상이나 여드름 등의 케어에. 민감성 피부에도

보습작용이나 세포성장촉진작용에 의해 피부기능을 자연스럽게 회복시켜준다. 염증을 억제하는 작용도 있어서 여드름이나 거칠어진 피부의 케어에도 도움이 된다. 또 특히 멍을 낫게 하고, 상처의 치유에 뛰어난 효과가 있다.

【향의 특징】

벌꿀과 같이 달콤하고 다소 과일맛이 나는 향
노트 : 미들 향의 강도 : 중간~강

【상성이 좋은 에센셜오일】

모공을 수축시키는 작용이 있는 사이프러스나 주니퍼베리와 조합하면 여드름 케어 효과가 높아진다. 감귤계 전반, 프랑킨센스 등 상쾌한 향과도 상성이 좋다.

【주의사항】

임신 중 · 수유 중인 사람, 유아나 뇌전증인 사람은 사용을 피한다. 또한 국화과에 알러지가 있는 사람도 사용을 피한다.

【추천하는 사용법】

방향욕, 입욕, 트리트먼트

【구입 포인트】

수확 후 24시간 이내에 증류한 에센셜오일이 상급품.

허브계

감귤계

플로럴계

오리엔탈계

수지계

스파이스계

수목계

달콤하고 관능적인 향으로 기분을 고양시키는

일랑일랑

AEAJ1급 : 2급

oriental

타갈로그(Tagalog)어로 '꽃 중의 꽃'이라는 의미가 있는 일랑일랑은 6~20m 정도 성장하는 큰나무이다. 향수의 원료가 되기도 하여 '퍼퓸 트리(perfume tree)'라고도 불리고 있다. 먼 곳에서도 바람을 타고 느껴질 정도로 달콤하고 농후한 향기가 특징이다. 그 엑조틱한(exotic, 이국적인) 향에는 릴랙스작용이나 최음작용이 있다고 일컬어지며, 섹시한 기분을 높여주는 효과도 있다. 인도네시아에서는 결혼식을 마친 커플의 침대에 이 꽃을 뿌리는 관습이 있다.

【주된 에센셜오일 성분】

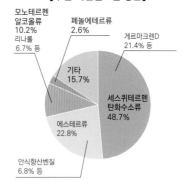

모노테르펜
알코올류
10.2%
리나롤
6.7% 등

페놀에테르류
2.6%

게르마크렌D
21.4% 등

기타
15.7%

세스퀴테르펜
탄화수소류
48.7%

에스테르류
22.8%

안식향산벤질
6.8% 등

✤ Ylang ylang's DATA

□ 학명/ *Cananga odorata* □ 과명/변려지과(포포나무과) □ 추출부위/꽃 □ 추출방법/수증기증류법 □ 주요 산지/마다가스카르, 인도네시아, 　　　　　 필리핀, 코모로, 세이셸 등	<주요 작용> 강장, 혈압 강하, 혈행촉진, 항우울, 항염증, 최음, 소독, 진정, 호르몬 조절

성분으로서는 진정작용이 강하고, 기분을 가라앉히는 효과가 있다고 할 수 있다. 리나롤(linalol)에는 혈압을 강하시키는 기능이 있다.

【향의 특징】

남국을 연상시키는 향으로 달콤하고 농후. 자스민에 가깝다.

노트 : 미들　향의 강도 : 강

【상성이 좋은 에센셜오일】

달콤하고 농후한 향이 신경쓰인다면, 오렌지 스위트·그레이프 프루트 등의 감귤계와 블렌딩하면 상쾌하다. 그 외에 라벤더·자스민 등의 플로럴계, 샌달우드·파촐리 등의 오리엔탈계와도 어울린다.

이럴 때 추천

마음 불안, 스트레스, 긴장 등에서 해방시킨다

신경계통을 릴랙스시키고 행복감을 준다고 일컬어지고 있다. 심박수를 내리는 작용이 있기 때문에 긴장감에서 해방되어 마음이 평온해진다. 걱정거리·불안·분노·공포·스트레스 등 부적 감정을 안고 있을 때나 기운이나 의욕을 북돋우고 싶을 때도 추천.

몸 호르몬 밸런스의 안정이나 고혈압에

호르몬의 밸런스를 조절하는 작용이 있어서 생식계통의 장애에 효과적이다. 생리통을 완화시키고, 생리불순·갱년기 장애에도 효과를 발휘한다. 발기부전이나 불감증과 같은 성기능장애에도 사용된다. 또한 진정작용도 있기 때문에 과호흡이나 과도하게 빠른 심박수를 억제하거나, 고혈압의 케어에도 효과적이다.

피부 건성피부와 지성피부 양쪽에 효과적

피지(皮脂)분비를 조정하는 작용이 있어서 건성피부인 사람이나 지성피부인 사람에게도 적합하다. 여드름의 예방이나 케어에도. 또한 강장·자극의 효과가 두피에 작용하여 모발의 성장을 촉진한다.

【주의사항】

과도하게 사용하면 두통이나 구역질을 일으킬 수도 있다. 또한 민감한 피부에는 자극이 너무 강하므로 사용을 피할 것.

【추천하는 사용법】

방향욕, 입용, 트리트먼트, 헤어케어, 스킨케어

【구입 포인트】

증류 단계에 따라서 가격이 다르다. 제일 먼저 추출된 에센셜오일이 최상급으로 여겨진다.

달콤하고 상쾌한 과일의 향으로 마음을 건강하게 한다

오렌지 스위트

AEAJ1급 : 2급

citrus

허브계

감귤계

플로럴계

오리엔탈계

수지계

스파이스계

수목계

오렌지의 원산지는 인도와 중국. 십자군이 원정 시의 전리품으로 유럽에 들여왔다고 전해진다. 오렌지 스위트 에센셜오일은 식용으로 친숙한 발렌시아 오렌지, 네이블 오렌지, 블러드 오렌지 등에서 추출된다. 과일껍질에서 채취할 수 있는 에센셜오일의 향은 싱싱한 과일 그대로이다. 여물어 튀어나오듯이 퍼지는 새콤달콤한 향기가 많은 사람에게 사랑받고 있다. 산미(식초와 같은 맛)가 강하고 쌉싸름함을 지닌 오렌지 비터와 비교해 광독성(光毒性)은 적다.

【주된 에센셜오일 성분】

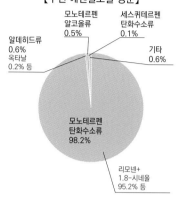

- 모노테르펜 알코올류 0.5%
- 세스퀴테르펜 탄화수소류 0.1%
- 알데히드류 0.6% 옥타날 0.2% 등
- 기타 0.6%
- 모노테르펜 탄화수소류 98.2%
- 리모넨+ 1.8-시네올 95.2% 등

90% 이상을 점하는 리모넨에는 진정작용과 혈행촉진작용이 있어서 수면 유도나 불면증 대책에 효과적이다. 위장의 움직임을 촉진하는 작용도 있다.

✤ *Sweet Orange's DATA*

☐ 학명/ *Citrus sinensis* ☐ 과명/운향과(감귤나무과) ☐ 추출부위/과피 ☐ 추출방법/압착법 ☐ 주요 산지/브라질, 이탈리아, 프랑스, 이스라엘, 미국 등	<주요 작용> 강장, 구풍(체내의 풍사 제거), 혈행촉진, 해열, 건위, 항우울, 소화촉진, 소독, 식욕증진, 진경(경련 진정), 진정, 발한

 이럴 때 추천

마음 정신적 피로의 회복에. 숙면의 서포트에도

리프레시 효과나 릴랙스 효과가 있으므로 불안이나 긴장으로부터 마음을 해방시키고, 낙담한 기분을 밝고 전향적으로 만드는 기능이 있다. 신경성 위염이나 불면증에도 효과를 발휘한다. 부드럽게 작용하므로 아이에게 사용해도 비교적 안심된다.

몸 위장의 트러블 케어에

소화계통의 컨디션을 조절하는 작용이 있어서 설사·변비·식욕부진 등에 효과적이다. 또한 지방의 소화를 돕는 역할도 한다고 한다. 식욕을 증진시키는 작용이 있으므로 다이어트 중에 사용해야 한다.

피부 독소 제거. 여드름·색소침착·주름의 케어에도

발한작용에 의해 혈행을 촉진하기 때문에 노폐물을 배출하여 피부를 정돈하는 효과가 있다. 비타민C 의 흡수와 동화를 도우므로 여드름이나 색소침착 등의 피부 트러블에도 적합하다.

【향의 특징】

프루티한 달콤함에 더해 감귤계 특유의 상쾌한 향

노트 : 탑 향의 강도 : 중간~강

【상성이 좋은 에센셜오일】

숙면의 서포트에는 마찬가지로 릴랙스 효과가 높은 라벤더나 클라리세이지를 추천. 밝은 기분이 되고 싶을 때는 로즈우드(잎)나 시나몬 리프, 제라늄 등과 조합한다. 그 외에 허브계나 플로럴계와도 상성이 좋다.

【주의사항】

고농도로 사용하거나 목욕용으로 사용하면 피부를 자극하기도 한다. 약한 광독성을 보일 수도 있으므로 피부에 댄 후에는 자외선이나 일광을 피할 것.

【추천하는 사용법】

방향욕, 입욕, 트리트먼트, 헤어케어, 스킨케어, 하우스케어

【구입 포인트】

산화가 빠르므로 사용할 양을 생각해서 구입해야 한다. 개봉 후에는 반년 이내에 전부 사용하는 것이 바람직하다.

허브계

감귤계

플로럴계

오리엔탈계

수지계

스파이스계

수목계

옛부터 부인과계통의 트러블에 활용

캐모마일 저먼

AEAJ 1급

floral

일년초인 캐모마일 저먼은 프루티한 달콤함을 지닌 다소 스파이시(spicy)한 향이 특징. 허브티로서도 친숙하며, 옛부터 민간요법에 이용되어 온 식물이다. 학명인 Matricaria는 자궁이나 어머니를 의미하는 라틴어에서 유래되었는데, 옛부터 부인과계통의 트러블에 이용되어 왔다. 또한 염증을 억제하는 성분을 포함하고 있어서 스킨케어에도 효과적이다. 증류과정에서 카마줄렌 성분이 증가하여 에센셜오일은 진한 감색을 띠고 있다.

✤ German Chamomile's DATA

☐ 학명/Matricaria chamomilla ☐ 과명/국화과 ☐ 추출부위/꽃 ☐ 추출방법/수증기증류법 ☐ 주요 산지/이집트, 헝가리, 독일, 프랑스 등	<주요 작용> 보습, 간 강화, 강장, 구풍, 해열, 건위, 항알러지, 항우울, 항염증, 소화촉진, 소독, 진경(경련진정), 진정, 진통, 생리촉진, 발한, 상처치유, 이뇨

 이럴 때 추천

마음 스트레스가 쌓여 있을 때

진정작용이 있어서 불안 · 긴장 · 분노 · 공포 등의 감정을 완화시켜준다. 쌓인 스트레스로부터 마음을 해방시켜 안정된 정신상태로 이끌어주므로 참을성이 강해지고 싶을 때에도 힘을 발휘하는 에센셜오일이다.

몸 소화계통이나 부인과계통의 컨디션이 좋지 않을 때

점막을 보호하여 위벽을 수복하는 기능이 있어서 약해진 위를 치유해준다. 소화촉진작용이나 진통작용이 있으므로 복통 · 위통 · 소화불량에 의한 설사 등에도 효과를 발휘한다. 또한 생리촉진작용도 있으므로 생리통 완화 · 생리주기 조정에도 도움이 된다.

피부 여드름이나 거칠어진 피부가 신경쓰일 때의 스킨케어에

뛰어난 항염증작용이나 상처치유작용이 있으므로 여드름이나 질척질척한 피부 등에 효과를 발휘한다. 가려움 방지기능도 있어서 가려움을 수반하는 건성피부의 케어에 도움이 된다. 또한 피부의 재생을 촉진하고 딱딱해진 피부를 부드럽게 하여 탄력 있는 피부로 다시 태어나게 해준다.

【주된 에센셜오일 성분】

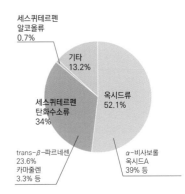

세스퀴테르펜
알코올류
0.7%

기타
13.2%

옥시드류
52.1%

세스퀴테르펜
탄화수소류
34%

trans-β-파르네센
23.6%
카마줄렌
3.3% 등

α-비사보롤
옥시드A
39% 등

이 에센셜오일의 유효성분 카마줄렌은 식물 내에는 존재하지 않는다. 꽃에 있는 마트리신이 가열 등에 의해 분해되어 증류 중에 생긴다.

【향의 특징】

가련하고 농후한 향. 다소 스파이시하기도 하다.

노트 : 미들 향의 강도 : 중간

【상성이 좋은 에센셜오일】

소화계통의 부조에는 감귤계, 부인과계통의 고민에는 제라늄이나 클라리세이지 · 일랑일랑을 블렌딩하면 효과가 높아진다. 또한 가려움을 수반하는 피부 트러블에는 멜리사와의 블렌딩을 추천.

【주의사항】

옷에 묻으면 씻어도 빠지지 않는다. 임신 중에는 방향욕 이외의 사용을 피할 것. 돼지풀 등의 국화과 식물에 알러지가 있는 사람은 반드시 패치테스트를 해야 한다.

【추천하는 사용법】

방향욕, 입욕, 트리트먼트, 헤어케어, 스킨케어

【구입 포인트】

향이나 작용이 강하고 가격도 높으므로 소량 구입 추천.

허브계

감귤계

플로럴계

오리엔탈계

수지계

스파이스계

수목계

청사과와 같은 향기가 아이들을 숙면으로 이끈다

캐모마일 로만

AEAJ 1급

floral

캐모마일 로만은 생명력이 강한 다년초로, 꽃뿐만 아니라 잎이나 줄기에도 향이 있다. 잔디 대신 정원에 심으면 밟았을 때 청사과 같은 새콤달콤한 향기를 즐길 수 있다. 가까이에 난 식물들의 병을 치료해 건강하게 하는 역할도 하므로 '식물들의 의사'라고도 불린다. 이 에센셜오일은 작용이 순하므로 아이에게도 안심하고 사용할 수 있다. 아이들이 잠이 잘 들지 못할 때나 짜증을 낼 때 등에 효과가 있다.

【주된 에센셜오일 성분】

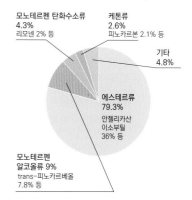

모노테르펜 탄화수소류
4.3%
리모넨 2% 등

케톤류
2.6%
피노카르본 2.1% 등

기타
4.8%

에스테르류
79.3%
안젤리카산
이소부틸
36% 등

모노테르펜
알코올류 9%
trans-피노카르베올
7.8% 등

안젤리카산은 진정작용이 있어서 불면증 대책에 도움이 된다. 피노카르본은 흉터를 눈에 띄지 않게 하는 역할도 한다.

✤ Roman Chamomile's DATA

□ 학명/*Anthemis nobilis* □ 과명/국화과 □ 추출부위/꽃 □ 추출방법/수증기증류법 □ 주요 산지/프랑스, 헝가리, 모로코, 남아프리카 등	<주요 작용> 보습, 간 강화, 강장, 구풍(체내의 풍사 제거), 해열, 건위, 항알러지, 항우울, 항염증, 소화촉진, 소독, 진경(경련진정), 진정, 진통, 생리촉진, 발한, 상처 치유, 이뇨

【향의 특징】

청사과와 같은 새콤달콤함이 섞인 싱싱한 풀의 향.

노트 : 미들 향의 강도 : 중간~강

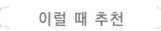
이럴 때 추천

【상성이 좋은 에센셜오일】

라벤더와 블렌딩하면 릴랙스효과가 높아진다. 클라리세이지 · 로즈오토 · 자스민 등과 블렌딩하면 부인과계열의 고민에도 효과가 있다. 감귤계의 향과도 잘 어울린다.

마음 커다란 쇼크를 받았을 때

진정작용에 의해 중추신경을 진정시키고 외부로부터의 자극을 일시적으로 차단하여 감각을 마비시키고, 평온한 마음을 가질 수 있도록 이끌어준다. 커다란 쇼크를 받았을 때 등 정신적으로 대미지를 입었을 때 효과적이다. 스트레스에 의한 섭식장애 · 두통 · 복통 외에 아이가 잠에 잘 들지 못할 때도 뛰어난 효과를 발휘한다.

【주의사항】

임신 중에는 방향욕 이외의 사용은 피한다. 향정신성 약물 · 진정제 · 수면제와 병용하면 중추신경의 진정작용을 지나치게 강하게 할 수도 있으므로 피하는 것이 좋다.

몸 통증 전반에 효과를 발휘한다. 생리불순이나 갱년기 장애에도

두통 · 복통 · 치통 등 다양한 통증에 효과적이다. 진경(경련진정) · 소화촉진 등의 작용에 의해 설사나 구토 등 위장기능 부조에도 추천한다. 약한 생리촉진작용도 있어서 생리불순이나 갱년기 장애에도 효과적이다. 항알러지작용이 있으므로 알러지성 비염이나 화분증 완화에도 좋다.

【추천하는 사용법】

방향욕, 입욕, 트리트먼트, 헤어케어, 스킨케어

피부 두드러기나 아토피성 피부염에

항알러지작용과 가려움을 억제하는 작용에 의해 두드러기 · 아토피성 피부염 등 피부 트러블을 완화. 피부의 대사를 높이는 작용도 있어서 기미나 주근깨가 신경쓰이는 사람에게도 추천한다.

【구입 포인트】

향이나 작용이 강하고 가격도 비싸므로 소량 구입 추천.

허브계

감귤계

플로럴계

오리엔탈계

수지계

스파이스계

수목계

은은하고 달콤한 향이 여성의 고민 케어

클라리세이지

AEAJ 1급

herb

남프랑스가 원산인 클라리세이지는 표고 1,000m 정도의 건조한 토지에서 초여름에 꽃을 피우는 허브. 중세 유럽에서는 씨앗에서 채취할 수 있는 점액을 눈을 맑게 하는 데 사용했다. 너트(nut, 견과) 같은 달콤함이 어렴풋이 느껴지는 깊이 있는 향이 특징. 기분을 고양시키고 행복감이나 도취감을 준다. 또한 여성호르몬과 비슷한 역할을 하는 성분이 포함되어 있어서 호르몬 밸런스를 조정하고 PMS(생리전증후군)나 갱년기 장애 등 여성 특유의 증상을 완화시킨다.

【주된 에센셜오일 성분】

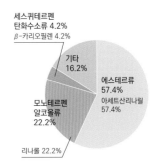

세스퀴테르펜
탄화수소류 4.2%
β-카리오필렌 4.2%

기타
16.2%

에스테르류
57.4%
아세트산리나릴
57.4%

모노테르펜
알코올류
22.2%

리나롤 22.2%

 Clary sage's DATA

□ 학명/ *Salvia sclarea*
□ 과명/꿀풀과
□ 추출부위/식물 전체
□ 추출방법/수증기증류법
□ 주요 산지/러시아, 이탈리아, 프랑스, 모로코 등

<주요 작용>
강장, 구풍, 혈압강하, 건위, 항우울, 항바이러스, 항염증, 최음, 살균, 자궁강장, 소화촉진, 소독, 진경(경련진정), 진정, 진통, 생리촉진, 데오도란트, 호르몬 조절

긴장한 신경을 완화하여 진정시키는 효과가 있는 아세트산리나릴과 리나롤이 다량을 차지하고 있다.

이럴 때 추천

마음 정신적 혼란이나 강한 긴장감을 떠안고 있을 때

진정작용과 정신을 고양시키는 작용이 있어서 히스테리나 패닉 등을 진정시킴과 더불어 행복감을 준다. 불안이나 스트레스를 풀어주고 낙담한 기분을 치유해주는 효과도 있으므로 수면 유도에도 추천한다.

【향의 특징】

상쾌한 향에 너트와 같은 달콤함을 포함한 깊이 있는 향
노트 : 톱~미들   향의 강도 : 중간~강

【상성이 좋은 에센셜오일】

여성 특유의 컨디션 난조 시에 호르몬 밸런스 조절작용이 있는 제라늄과 조합하면 좋다. 릴랙스 효과를 높이는 데는 라벤더・사이프러스・베티버・프랑킨센스 등을 추천. 감귤계와의 상성도 좋다.

몸 고혈압, 두통, 어깨결림, 근육통, 여성 특유의 고민에도

혈압강하작용과 진통작용이 있어서 고혈압・어깨결림・근육통・두통 등의 완화에 도움이 된다. 또 여성호르몬인 에스트로겐과 유사한 역할도 있어서 생리촉진작용이 있다. 갱년기 장애・PMS・생리불순 등의 증상 완화에 효과적이다. 임신 중에는 금기인 에센셜오일이지만, 출산 시에 사용하면 분만을 촉진하고 통증을 완화시키는 효과가 있다.

【주의사항】

차 운전 등 집중력을 요할 때는 사용해서는 안 된다. 사용 전후에 술을 마시면 술기운이 강해질 수도 있으므로 주의. 임신 중이나 호르몬 치료 중에는 사용 금지.

피부 비듬 등의 두피 트러블이나 발모 촉진

피지 밸런스를 조정하는 작용이 있어서 과잉 피지나 비듬을 억제하는 효과가 있다. 또한 머리카락 성장을 촉진하는 역할도 한다.

【추천하는 사용법】

방향욕, 입욕, 트리트먼트, 헤어케어, 스킨케어

【구입 포인트】

'세이지'는 다른 식물로 작용에도 커다란 차이가 있으므로 혼돈하지 않도록 주의한다.

허브계

감귤계

플로럴계

오리엔탈계

수지계

스파이스계

수목계

다이어트 효과도 기대, 산뜻하고 프레시한 향

그레이프 프루트

AEAJ 1급

citrus

열매가 열리는 방식이 포도와 비슷하여 붙인 이름이 그레이프 프루트이다. 비타민C가 풍부하고 새콤한 과일은 식용 이외에 화장품이나 향수에도 이용된다. 학명인 paradisi는 '낙원'이라는 의미로, 그 이름대로 긍정적이고 밝은 기분을 가져다주는 효과가 있는 에센셜오일이다. 루비 그레이프 프루트나 핑크 그레이프 프루트 등 종류는 풍부하지만, 그중 어느 것에서나 에센셜오일을 채취할 수 있다. 은은한 달콤함과 쌉싸름함이 포함된 감귤계다운 산뜻한 향이 특징이다.

✛ Grapefruit's DATA

□ 학명/*Citrus paradisi*	<주요 작용>
□ 과명/운향과(감귤나무과)	울체 제거, 강장, 혈압 강하, 혈행
□ 추출부위/과피	촉진, 건위, 항우울, 살균, 소독,
□ 추출방법/압착법	데오도란트, 이뇨
□ 주요 산지/아르헨티나, 미국, 이스라	
엘, 브라질 등	

 이 럴 때 추 천

마음 자신감을 상실했을 때나 집중하고 싶을 때

불안감이나 긴장을 풀어주어 밝고 긍정적인 기분으로 이끌어주므로 자신감을 잃어버렸을 때나 낙담해 있을 때 적합하다. 초조감이나 동요 등을 억제하여 마음의 밸런스를 조절하는 작용이 있으므로 차분하게 집중하고 싶을 때도 추천한다.

몸 숙취나 소화불량에. 다이어트의 서포트에도

간을 강화하거나 소화를 돕는 기능이 있어서 숙취나 소화불량에도 기대할 수 있다. 혈액이나 림프의 흐름을 촉진하고 여분의 수분이나 노폐물을 배출하므로 부기나 셀룰라이트 등에도 효과적이다. 지방연소를 촉진하는 역할도 하므로 살빼기에도 도움이 된다. 몸의 긴장을 완화하는 작용도 하므로 편두통이나 임신 중의 불쾌한 증상완화에도 적합하다.

피부 여드름이나 뾰루지의 예방에. 체취가 신경쓰일 때도

피지분비를 억제하므로 여드름이나 뾰루지 예방에 효과적이다. 뛰어난 냄새 제거와 항균효과도 있으므로 여름철이나 스포츠 활동 후 등 체취(몸냄새)가 신경쓰일 때에도 적합하다.

【주된 에센셜오일 성분】

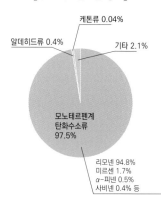

케톤류 0.04%

알데히드류 0.4%

기타 2.1%

모노테르펜계
탄화수소류
97.5%

리모넨 94.8%
미르센 1.7%
α-피넨 0.5%
사비넨 0.4% 등

주성분인 리모넨은 감귤류에 많이 포함된 성분으로 혈행촉진 이외에 대사를 촉진하는 기능도 있다.

【향의 특징】

은은한 쌉싸름함과 달콤함을 포함하는 싱싱하고 상쾌감 넘치는 향

노트 : 탑 향의 강도 : 중간~강

【상성이 좋은 에센셜오일】

수목계의 향과 상성이 좋다. 혈행을 좋게 하는 데는 시더우드 아틀라스나 사이프러스를 추천. 숙취에는 로즈마리와의 블렌딩이 좋다. 릴랙스 효과를 높이려면 라벤더와 함께 사용. 감귤계 이외의 에센셜오일과 합치면 리프레시 효과가 높아진다.

【주의사항】

고농도로 사용하면 피부에 자극을 줄 수 있다. 광독성이 있으므로 피부에 바른 다음에는 자외선이나 햇빛을 피할 것.

【추천하는 사용법】

방향욕, 입욕, 트리트먼트, 헤어케어, 스킨케어

【구입 포인트】

개봉 후에는 빠르게 품질이 저하되므로 개봉 후에는 습기가 적은 냉암소에 보관하고 빨리 사용할 것.

허브계
감귤계
플로럴계
오리엔탈계
수지계
스파이스계
수목계

풍요로운 삼림을 연상시키고, 릴랙스 효과가 높은 향

구로모지(조장나무)

tree

옛부터 일본의 이즈(伊豆) 지방을 중심으로 생식하는 식물이다. 줄기에 있는 검은 반점이 글자처럼 보였기 때문에 구로모지(黑文字)라 불리게 되었다. 구로모지는 향이 좋은 것으로 잘 알려져 있으며, 메이지 시대쯤부터 향수·비누·화장품 등의 향료로 이용되었다. 또한 대량으로 에센셜오일을 만들 수 없기 때문에 희소가치가 높은 향이다. 삼림을 연상시키는 풍요로운 향은 릴랙스 효과도 높고, 잠이 잘 들지 않을 때 등에도 추천된다.

【주된 에센셜오일 성분】

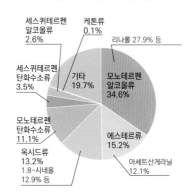

세스퀴테르펜 알코올류 2.6%
케톤류 0.1%
리나롤 27.9% 등
세스퀴테르펜 탄화수소류 3.5%
기타 19.7%
모노테르펜 알코올류 34.6%
모노테르펜 탄화수소류 11.1%
옥시드류 13.2%
1.8-시네올 12.9% 등
에스테르류 15.2%
아세트산게라닐 12.1%

주성분은 신경의 피로를 완화시키는 리나롤이다. 호흡계통의 컨디션 부조에 효과적인 1.8-시네올, 장미를 닮은 달콤한 향을 지닌 아세트산게라닐을 포함하고 있다.

✚ Spicebush's DATA

□ 학명/ Lindera umbellata
□ 과명/녹나무과
□ 추출부위/잎, 줄기
□ 추출방법/수증기증류법
□ 주요 산지/일본 등

＜주요 작용＞
강장, 거담, 항바이러스, 항염증, 항카타르, 항균, 살균, 살충, 소독, 진경(경련진정), 진정, 데오도란트, 면역 활성화, 상처 치유

 이럴 때 추천

마음 기분이 가라앉아 있을 때. 숙면 서포트에도

진정작용 등에 의해 불안이나 긴장을 완화시켜 평온한 기분으로 이끄는 효과가 있다. 낙담해 있을 때나 정신적으로 지쳐 있을 때 추천된다. 부적 감정을 완화시키고 안심감을 주며, 숙면으로 이끌어준다.

몸 면역력을 높이고 싶을 때, 감염증의 예방에

면역을 조정하는 작용이나 항바이러스 작용이 있어 감기나 감염증 예방에 뛰어난 효과가 있다. 또한 살균작용과 항염증작용도 있으므로 호흡계통의 통증이나 염증을 완화시키는 데 효과가 있다. 몸을 청결히 유지하고 체취를 방지하는 효과도 기대할 수 있다.

피부 땀띠나 벌레물린 데 등의 케어에. 보습작용도

방충작용과 데오도란트작용이 있기 때문에 여름철에 편리하다. 염증을 가라앉히는 작용이 있어서 벌레물린 곳이나 땀띠의 케어에도 효과를 발휘한다. 피부세포를 활성화시키고 피부의 탄력이나 수분감을 되돌린다고 일컬어지고 있다.

【향의 특징】
흑당과 같은 달콤함을 지닌 삼림을 연상시키는 깊은 향
노트 : 미들   향의 강도 : 중간~강

【상성이 좋은 에센셜오일】
릴랙스효과를 높이려면 편백나무나 프랑킨센스 등과 조합하면 좋다. 목의 염증이나 냉증 등 감기의 초기증상에는 샌달우드를. 제라늄과 블렌딩하면 장미꽃과 같은 달콤한 향이 두드러진다.

【주의사항】
피부자극을 느끼는 경우가 있으므로 민감성 피부인 사람은 주의할 것.

【추천하는 사용법】
방향욕, 입욕, 트리트먼트

【구입 포인트】
채유율이 낮아서 고가임.

허브계

감귤계

플로럴계

오리엔탈계

수지계

스파이스계

수목계

개운한 향이 비염이나 화분증을 완화

월도(月桃)

herb

월도는 오키나와(沖縄) 등 아열대 지방에서 자생하는 번식력이 강한 다년초로, 인도나 동남아시아에서도 군생하고 있는 식물. 오키나와에서는 '산닌'이라고 불리며, 종자는 기침약이나 위장용 민간약으로서도 귀중하게 여겨져 왔다. 또한 크고 향이 좋은 잎은 음력 12월 8일에 장수와 건강을 빌며 먹는 도깨비떡(鬼餠)을 싸는 데에도 사용되며, 뛰어난 항균작용은 옛부터 알려져 있다. 벌레가 싫어하는 향 성분을 포함하고 있어서 의류의 방충이나 벌레 퇴치에도 효과를 발휘한다.

【주된 에센셜오일 성분】

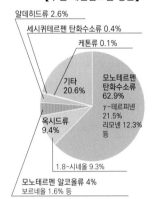

알데히드류 2.6%
세스퀴테르펜 탄화수소류 0.4%
케톤류 0.1%
기타 20.6%
모노테르펜 탄화수소류 62.9%
γ-테르피넨 21.5%
리모넨 12.3% 등
옥시드류 9.4%
1.8-시네올 9.3%
모노테르펜 알코올류 4%
보르네올 1.6% 등

코나 목의 염증을 진정시키는 1.8-시네올을 다량 포함하고 있다.

✚ Gettou's DATA

□ 학명/ *Alpinia zerumbet, Alpinia speciosa*	<주요 작용>
□ 과명/생강과	강장, 거담, 건위, 항알러지, 항카
□ 추출부위/잎	타르, 항진균, 살균, 수렴, 소화
□ 추출방법/수증기증류법	촉진, 데오도란트(냄새제거), 진
□ 주요 산지/일본(오키나와), 인도 등	해, 진정

이럴 때 추천

마음 스트레스로 지친 마음을 치유하고 집중력을 높인다

뛰어난 진정작용에 의해 스트레스나 불안을 완화시키고 평온한 기분으로 이끌어준다. 또한 뇌를 활성화시키므로 집중력이나 기억력을 높이고 싶을 때도 효과적이다.

몸 비염이나 화분증 대책, 생리통 완화에도

항알러지작용이 있는 데다가 비염치료에 사용되는 1.8-시네올이라는 성분도 포함되어 있어서 화분증 대책에 뛰어난 효과를 발휘한다. 진경작용에 의해 생리통도 완화시킨다. 또한 살균·소독작용이 뛰어나므로 몸을 청결하게 유지하고, 냄새제거도 기대할 수 있다.

피부 피부를 탄력있게 하고 수분감을 높이고 싶을 때

수렴작용이나 보습작용이 있어서 피부를 탄력있게 하고 수분감을 유지한다. 기미나 주름을 방지하는 데에도 효과적이며, 피부의 안티에에징에 유효한 에센셜오일이다. 항진균 작용이 있어서 피부 곰팡이의 격퇴에도 효과를 발휘한다.

【향의 특징】

다소 플로럴한 달콤함을 지닌 민트와 같은 청량감이 있는 향

노트 : 미들 향의 강도 : 중간

【상성이 좋은 에센셜오일】

산뜻한 향으로 집중력을 높이고 싶을 때 레몬·페퍼민트·로즈마리 등과의 조합을 추천. 달콤함을 지닌 향과의 상성도 좋으며, 생리통의 완화에는 클라리세이지나 마조람과의 블렌딩이 효과를 발휘한다. 감귤계의 향과도 잘 맞는다.

【주의사항】

다량 사용을 피할 것. 혈압을 낮추는 역할도 하므로 저혈압인 사람은 주의해서 사용할 것.

【추천하는 사용법】

방향욕, 입욕, 트리트먼트, 스킨케어

【구입 포인트】

채유율이 낮아서 고가임. 오가사와라(小笠原) 원산의 타이린 월도 쪽이 조금 더 채유량이 많아서 약간 저렴하다.

허브계

감귤계

플로럴계

오리엔탈계

수지계

스파이스계

수목계

냄새 제거 효과도 뛰어난 스파이시한 나무의 향

사이프러스

AEAJ 1급

tree

지중해 연안의 나라들에 많이 있는 원뿔형의 상록수 사이프러스. 그리스나 로마 등에서는 옛부터 신성한 나무로 여겨 요지나 사원 등에 심었다. 잘 부패하지 않기 때문에 건축자재로도 사용되었고, 십자가 등을 만들 때에도 사용되어 온 나무이다. 고대 그리스에서는 호흡계통의 증상 완화에도 이용되어 왔다. 피부를 수축시키는 수렴작용이 있어서 현재에는 애프터쉐이빙(after shaving) 로션 등 남성용 화장품에도 사용되고 있다.

【주된 에센셜오일 성분】

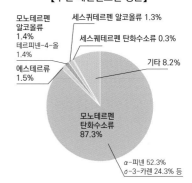

모노테르펜 알코올류 1.4%
세스퀴테르펜 알코올류 1.3%
테르피넨-4-올 1.4%
세스퀘테르펜 탄화수소류 0.3%
에스테르류 1.5%
기타 8.2%
모노테르펜 탄화수소류 87.3%
α-피넨 52.3%
δ-3-카렌 24.3% 등

✚ Cypress's DATA

□ 학명/*Cupressus sempervirens*	<주요 작용>
□ 과명/편백나무과	울체 제거, 간 강화, 강장, 해열,
□ 추출부위/잎, 줄기	살충, 수렴, 소독, 땀 조절, 진해,
□ 추출방법/수증기증류법	진경(경련진정), 진정, 데오도란
□ 주요 산지/스페인, 프랑스, 독일, 모	트, 호르몬 조절, 이뇨
로코 등	

울체 제거기능을 하는 성분이 많아 정맥혈이나 림프액의 흐름을 좋게 하는 효과가 높다.

 이럴 때 추천

마음 냉정해지고 싶을 때나 초조해졌을 때

지나치게 빠른 심장 박동이나 호흡을 억제하는 작용이 있어서 기쁨이나 슬픔으로 흥분된 감정을 가라앉히고 냉정한 판단을 할 수 있도록 이끌어 준다. 분노를 완화시키는 효과가 있어서 초조해졌을 때나 화를 잘 내는 사람에게도 효과적이다. 집중력을 높이고 싶을 때 추천한다.

몸 기침, 부기, 생리 고민을 완화시키고 싶을 때

진해(기침을 그치게 함)작용이 있어서 천식 등 심한 기침에 효과적이다. 체내의 여분의 수분이나 노폐물을 배출하는 작용도 있으므로 부기나 셀룰라이트 예방 등에도 뛰어난 효과를 기대할 수 있다. 호르몬 밸런스 조절 작용도 있어서 갱년기 장애·PMS·생리불순 등 여성 특유의 고민 대책으로도 적합하다.

피부 발한이나 체취를 억제하는 효과

발한에 의한 냄새에 대해 뛰어난 효과를 발휘한다. 특히 발냄새 제거에도 효과가 있어 족욕에 자주 사용되는 에센셜오일이다. 모공을 수축시키는 효과도 있어서 여드름이나 지성피부 케어에도 적합하다.

【향의 특징】

산뜻하고 차분한 향으로 은은한 스파이시. 편백나무에 가깝다.

노트 : 미들 향의 강도 : 중간

【상성이 좋은 에센셜오일】

같은 편백나무과의 주니퍼베리와 합치면 향이 돋보일 뿐만 아니라 디톡스 효과도 높아진다. 향이 강하고 달콤함이 있는 캐모마일 로만과 조합하면 오리엔탈풍이 된다. 감귤계와도 어울린다.

【주의사항】

고농도로 사용하면 피부를 자극할 수도 있으므로 민감성 피부인 사람은 주의를. 임신 중에는 방향용 이외의 사용은 피할 것.

【추천하는 사용법】

방향욕, 입욕, 트리트먼트, 헤어케어, 스킨케어, 하우스케어

【구입 포인트】

품질이 저하되기 쉬우며, 품질이 저하되면 알러지반응이나 피부자극을 일으킬 수도 있으므로 소량으로 구입한다.

마음을 안정시키는 달콤한 오리엔탈의 향

샌달우드(白檀)

oriental

허브계

감귤계

플로럴계

오리엔탈계

수지계

스파이스계

수목계

옛부터 인도에서는 사원에서 명상 시의 훈향, 장례식의식 등에 사용되어 왔다. 또 아유르베다의학에서는 만능약으로 취급한다. 일본에서는 '백단' 이라는 이름으로 친숙하며, 피우는 향의 원료로 예전부터 사용되고 있다. 마음을 깊게 가라앉히는 데 효과적이라고 하며, 요가의 명상 시나 수면 유도에도 추천된다. 남성 페로몬과 비슷한 성분이 포함되어 있어서 최음작용이 있는 것으로도 알려져 있다.

【주된 에센셜오일 성분】

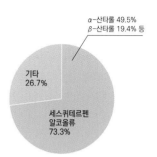

α-산타롤 49.5%
β-산타롤 19.4% 등

기타
26.7%

세스퀴테르펜
알코올류
73.3%

α-산타롤, β-산타롤에는 심장을 강하게 하는 작용이 있어서 혈액순환이 좋아지므로 냉한 체질이나 부기 등에 효과적이다.

✤ Sandalwood's DATA

☐ 학명/ *Santalum album*	<주요 작용>
☐ 과명/단향과(백단나무과)	울체 제거, 보습, 강장, 거담, 구풍
☐ 추출부위/심재(나무 중심부)	(체내의 풍사 제거), 항염증, 최음,
☐ 추출방법/수증기증류법	살균, 수렴, 소독, 진해, 진경(경련
☐ 주요 산지/인도, 인도네시아, 오스트	진정), 진정, 이뇨
레일리아, 파라과이 등	

이럴 때 추천

마음 마음을 깊이 안정시키고 싶을 때

진정작용이 있어서 강한 긴장이나 흥분을 완화시킨다. 지나치게 활발하게 작용하고 있는 뇌의 움직임을 진정시키는 효과가 있으므로 자신의 내면을 깊이 들여다보고 싶을 때나 수면 유도 시에 추천한다. 최음작용이 있으므로 발기부전이나 불감증과 같은 성기능장애에 대한 효과도 기대할 수 있다.

몸 방광염이나 목의 염증에. 냉증이나 부기에도

뛰어난 살균·소독작용과 항염증작용이 있어서 방광염 등 비뇨계통의 트러블이나 목의 통증에도 효과를 발휘한다. 심장을 강하게 하는 작용이나 울체 제거작용도 있어서 혈액순환을 도와주며, 냉한 체질이나 부기에도 효과적이다.

피부 염증을 억제하여 부드럽고 수분감이 있는 피부로

피지 분비를 조절하는 작용이 있으므로 건성피부나 지성피부에 효과를 발휘한다. 염증을 억제하는 작용도 있어서 여드름이나 거칠어진 피부에도 도움이 된다. 보습작용이 있어 피부를 부드럽게 하고 수분감도 주므로 트리트먼트에 사용할 것도 추천한다.

【향의 특징】

차분한 향으로 농후함. 달콤함이 있는 오리엔탈 향

노트 : 베이스　향의 강도 : 중간

【상성이 좋은 에센셜오일】

점도가 높아 휘발되기 어려우므로 이 에센셜오일과 블렌딩하면 방향이 오래갈 수 있다. 또한 다른 향과 잘 어우러져서 여러 종류의 블렌딩에도 적합하다. 로즈나 자스민 등의 플로럴계나 프랑킨센스·라벤더·파촐리 등과도 잘 어울린다.

【주의사항】

의류에 닿으면 씻어내도 향이 잘 사라지지 않는 경우가 있다. 임신 중에는 방향욕 이외의 사용을 피하고, 우울한 상태일 때는 사용하지 않는다.

【추천하는 사용법】

방향욕, 입욕, 트리트먼트, 헤어케어, 스킨케어

【구입 포인트】

시간의 경과에 따라 숙성된다. 인도 마이솔 산이 최상품이라고 한다.

허브계

감귤계

플로럴계

오리엔탈계

수지계

스파이스계

수목계

다소 플로럴한 나무의 향이 인내력을 도와준다

시더우드 아틀라스

tree

표고 40m 정도로 성장하는 소나무과의 침엽수. 고대 이집트에서 미라를 제작할 때 방부처리를 위해 미라를 덮는 천에 이 나무에서 채취한 향유를 스며들게 하거나 이 목재로 관을 만들었다. 신성한 나무로, 신전을 짓거나 배를 만들 때 사용하였다. 시더우드 버지니아라는 에센셜오일은 레드 시더라고도 불리는 편백나무과의 침엽수에서 추출되는데, 향이나 특징이 다르며, 작용은 다소 강한 편이다.

【주된 에센셜오일 성분】

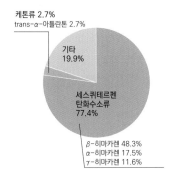

케톤류 2.7%
trans-α-아틀란톤 2.7%
기타 19.9%
세스퀴테르펜 탄화수소류 77.4%
β-히마카렌 48.3%
α-히마카렌 17.5%
γ-히마카렌 11.6%

세스퀴테르펜 탄화수소류가 많으며, 울체제거기능이 뛰어나다. trans-α-아틀란톤에는 거담작용이나 지방을 용해시키는 작용이 있다.

✚ *Atlas cedarwood's DATA*

□ 학명/ *Cedrus atlantica*
□ 과명/소나무과
□ 추출부위/나무 부분
□ 추출방법/수증기증류법
□ 주요 산지/모로코, 북아프리카(아틀라스 산맥 부근), 히말라야 등

<주요 작용>
울체 제거, 보습, 항진균, 강장, 거담, 최음, 살균, 살충, 수렴, 소독, 진정, 이뇨

 이럴 때 추천

마음 무기력할 때나 집중력이 흩어질 때

뇌를 활성화하고 지속력이나 인내력을 높여주므로 무기력할 때나 집중하고 싶을 때 도움이 된다. 명상 시 사용도 추천한다. 진정작용이 있어서 불안이나 긴장을 풀어주므로 마음에 안정과 강함을 부여해준다.

몸 목의 트러블에. 다이어트나 셀룰라이트에도

거담작용이나 항균작용에 의해 호흡계통의 트러블을 완화시키는 역할을 한다. 지방용해기능을 포함하고 있어서 피하지방이나 셀룰라이트(cellulite) 분해에도 도움이 된다.

피부 지성피부의 트러블, 탈모 예방에

수렴작용과 살균·소독작용에 의해 지성피부에 뛰어난 효과를 발휘한다. 울체 제거작용에 의해 노폐물 배출을 돕기 때문에 체내에 쌓인 독소가 원인인 여드름이나 뾰루지를 완화시킨다. 과잉 피지에 의한 두피의 지루성 피부염이나 비듬·탈모 등도 예방.

【향의 특징】

오리엔탈의 달콤함이 있으며, 샌달우드와 가깝지만 드라이함

노트 : 미들~베이스 향의 강도 : 약~중간

【상성이 좋은 에센셜오일】

같은 수목계의 사이프러스와 조합하면 삼림욕을 하는 기분을 맛볼 수 있으며, 다이어트나 셀룰라이트 대책에도 효과를 발휘한다. 집중력이 필요할 때는 로즈마리와의 조합을 추천. 스파이스계나 허브계의 향과도 어우러지기 쉬우며, 남성에게도 사랑받는 블렌딩이 가능함.

【주의사항】

향이 오래 지속되며, 손이나 의류에 묻으면 향이 잘 사라지지 않으므로 주의해서 다룰 것. 임신 중이거나 수유 중인 사람, 유아나 뇌전증인 사람은 사용을 피한다.

【추천하는 사용법】

방향욕, 입욕, 트리트먼트, 헤어케어

【구입 포인트】

시더우드 버지니아라는 에센셜오일도 있으므로 잘못 구입하지 않도록 주의

은은하고 달콤한 레몬 같은 향이 모기 퇴치에

시트로넬라

citrus

허브계

감귤계

플로럴계

오리엔탈계

수지계

스파이스계

수목계

스리랑카가 원산인 생명력이 강한 허브. 벌레, 특히 모기가 싫어하는 향으로, 옛부터 모기 퇴치용 캔들 등에 사용했으며, 현재에도 여러 가지 방충제품의 향료로 사용되고 있다. 이 에센셜오일을 화장솜에 몇 방울 떨어뜨려 옷장 속에 넣어 두면 의류를 벌레로부터 지켜준다. 방충효과에 더해 땀 조절 · 탈취기능도 있으므로 여름철 캠핑이나 야외에서의 스포츠 활동을 할 때 도움이 된다. 한편 고양이가 싫어하는 향이어서 길고양이 피해에 대한 대책으로 사용되기도 한다.

【주된 에센셜오일 성분】

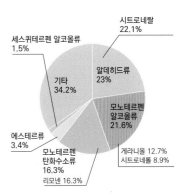

세스퀴테르펜 알코올류 1.5%
시트로네랄 22.1%
알데히드류 23%
기타 34.2%
모노테르펜 알코올류 21.6%
에스테르류 3.4%
모노테르펜 탄화수소류 16.3%
게라니올 12.7%
시트로네롤 8.9%
리모넨 16.3%

게라니올에는 모기방지기능이 있다. 리프레시 효과가 있는 시트로네롤이나 시트로네랄에도 모기방지기능이 있어서 벌레퇴치에 높은 효과를 기대할 수 있다.

✚ *Citronella's DATA*

☐ 학명/*Cymbopogon nardus*
☐ 과명/벼과
☐ 추출부위/풀 전체
☐ 추출방법/수증기증류법
☐ 주요 산지/중국, 인도네시아, 스리랑카 등

<주요 작용>
강장, 항우울, 살균, 살충, 자극, 소독, 땀 조절, 진통, 탈취(방취)

 이럴 때 추천

마음 기운을 내고 싶을 때나 머리를 산뜻하게 하고 싶을 때

항우울작용에 의해 지치고 기운을 잃은 마음을 전향적이고 밝은 기분으로 이끌어준다. 리프레시 효과가 있는 성분을 포함하고 있어서 운전하기 전, 일이나 공부하기 전 등 머리를 산뜻하게 만들어 집중하고 싶을 때에도 추천한다.

몸 두통이나 신경통 완화에. 감기 예방에도

진통작용이 있어서 두통 · 편두통 · 신경통 등에 효과를 발휘한다. 항균작용도 있으므로 감기나 인플루엔자 대책에도 도움이 된다. 병을 앓고 난 후 등 심신이 약해져 있을 때의 감염예방으로서도 추천된다.

피부 모기 등의 벌레 퇴치에. 땀이나 체취 예방에도

방충작용이 있다. 특히 모기에 대해 뛰어난 효과를 발휘하는데, 벼룩 · 진드기 · 나방 · 파리 등의 격퇴에도 효과적이다. 아웃도어에도 추천한다. 또한 땀 조절, 냄새 제거작용도 있어서 땀냄새가 신경쓰이는 여름철이나 스포츠활동 후에 적합하다.

【향의 특징】

레몬을 닮은 산뜻한 향으로, 은은한 달콤함이 있다.

노트 : 탑　향의 강도 : 중간~강

【상성이 좋은 에센셜오일】

제라늄과 조합하면 모기퇴치효과를 높인다. 허브계와의 상성이 좋으며, 그중에서도 페퍼민트와서 조합은 머리를 산뜻하게 하고 집중력을 높이고 싶을 때 추천. 그 외에도 네롤리 등의 플로럴계, 일랑일랑, 버가못 등과도 잘 어울린다.

【주의사항】

피부를 자극할 수도 있으므로 저농도로 사용할 것.

【추천하는 사용법】

방향욕, 입욕, 트리트먼트

【구입 포인트】

스리랑카 산의 실론 종보다 인도네시아산의 자와 종 쪽이 모기방지기능이 있는 게라니올의 함유율이 높으며, 방향도 강하다.

은은하고 달콤한 스파이시한 향이 공기를 청정

시나몬리프

spice

시나몬은 열대 지방에 생육하는 키가 큰 상록수. 세계에서 가장 오래된 스파이스의 하나라고도 일컬어지며, 구약성서 · 이집트의 고문서 · 불사조신화에도 등장한다. 또한 고대 그리스에서는 왕후귀족 사이에서 깊은 사랑을 표시하기 위한 선물로서도 귀하게 여겨졌다. 잎에서 채취하는 에센셜오일은 스파이스보다 향이 강하다. 그 향은 스파이시한 날카로움에 더해 약간 달콤함을 지니고 있다. 장마철에 실내의 곰팡내를 억제하는 룸 방향제로도 추천.

【주된 에센셜오일 성분】

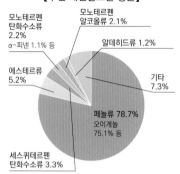

모노테르펜 탄화수소류 2.2% α-피넨 1.1% 등
모노테르펜 알코올류 2.1%
알데히드류 1.2%
에스테르류 5.2%
기타 7.3%
페놀류 78.7% 오이게놀 75.1% 등
세스퀴테르펜 탄화수소류 3.3%

✢ *Cinnamon leaf's DATA*

□ 학명/ *Cinnamomum zeylanicum*
□ 과명/녹나무과
□ 추출부위/잎
□ 추출방법/수증기증류법
□ 주요 산지/인도네시아, 마다가스카르 등

<주요 작용>
강장, 구풍, 건위, 항바이러스, 항우울, 최음, 살균, 살충, 자극, 수렴, 소독, 진경(경련진정), 생리촉진

주성분인 유게놀은 곰팡이 격퇴 효과를 기대할 수 있다.

이럴 때 추천

마음 **무기력할 때나 고독함을 느끼고 있을 때**

자극작용이 있어서 피로 · 쇠약한 마음에 활력을 주고 고독감에서 벗어나는 것을 돕는다. 무언가 새로운 일을 시작하고 싶을 때, 해야 할 일이 있는 데 기력이 없을 때 등에 적합한 에센셜오일. 낙담해 있을 때 긍정적인 기분이 될 수 있다.

몸 **소화불량이나 감기에 걸렸을 때**

소독작용이 있어서 호흡계통이나 소화계통, 바이러스에 대한 저항력을 북돋아준다. 감기 등 감염증 완화에도 효과적이다. 건위작용이나 구풍작용도 있으므로 장 내의 감염증 · 소화불량 · 위통 · 더부룩한 배 등에도 효과를 발휘한다.

피부 **피부에 탄력을 주는 이외에 무좀이나 사마귀 케어에도**

부드러운 수렴작용이 있어서 느슨해진 조직을 수축시키는 작용을 하므로 피부의 케어에도 적합하다. 피부자극이 강한 에센셜오일이므로 충분히 희석해서 사용할 것. 감염증 완화작용이 있으므로 무좀이나 사마귀 케어에도 효과적이다. 염증을 억제하는 작용도 있으므로 벌레물린 곳에도 효과적이다.

【향의 특징】

날카롭고 스파이시하며, 은은한 달콤함이 있다. 농후하고 깊은 향
노트 : 베이스 향의 강도 : 강

【상성이 좋은 에센셜오일】

마음을 기운차게 하고 싶을 때는 오렌지 스위트 등 감귤계와의 조합을 추천. 감기증상 완화에는 라벤더를. 주름이나 처짐이 신경쓰이는 피부에는 프랑킨센스와 블렌딩. 기름기가 많은 피부에는 사이프러스와 블렌딩이 적합하다.

【주의사항】

임신 중, 수유 중, 생리 중 사용은 피할 것. 아이들에게 사용하는 것도 피하는 편이 좋다. 피부나 점막에 대한 자극이 강하므로 농도에 충분히 주의할 것.

【추천하는 사용법】

방향욕, 입욕, 트리트먼트, 스킨케어

【구입 포인트】

향이 강하고 지속성이 있으므로 1회 사용분은 극히 소량으로 할 것. 사용량을 잘 생각해서 구입할 것.

허브계

감귤계

플로럴계

오리엔탈계

수지계

스파이스계

수목계

감미로운 꽃의 향기가 산후우울증을 치유한다

자스민 Abs.

AEAJ 1급

floral

자스민은 작은 꽃을 잔뜩 피우는 관목이다. 가련한 외모에 어울리지 않게 매우 농후하고 매혹적인 향기를 내뿜는다. 그 향기는 옛부터 많은 사람을 매료시켜왔다. 인도나 아랍 지역에서 최음약으로 사용되어 왔던 향으로, 클레오파트라는 이 향을 이용하여 적의 장군을 매료시켜 적국을 손에 넣었다고도 전해지고 있다. 자스민 에센셜오일은 대량의 꽃에서 극히 소량밖에 채취할 수 없으므로 매우 고가의 물건이 되었다.

✚ *Jasmine Absolute's DATA*

□ 학명/*Jasminum officinale* □ 과명/물푸레나무과 □ 추출부위/꽃 □ 추출방법/휘발성 유기용제 추출법 □ 주요 산지/이집트, 인도, 모로코, 프 랑스 등	<주요 작용> 보습, 항우울, 최음, 자궁강장, 소독, 진경(경련진정), 진정, 생 리촉진

이럴 때 추천

마음 **자신감을 회복시키고 행복감을 얻고 싶을 때**

호르몬 분비를 활성화시켜 정신에 활력을 주는 효과를 기대할 수 있다. 곤란에 직면하여 자신감을 잃어버리고 말았을 때 등에 추천된다. 또한 진정작용·최음작용이 있어서 불안이나 불만을 가라앉히고 기분을 풀어주는 역할도 한다. 발기부전이나 불감증 등 성기능장애에도 효과적이다.

몸 **분만 서포트 이외에 산후우울증에도**

자궁수축을 강화하여 통증을 완화시키는 역할도 한다. 생리통이나 PMS를 완화시키는 데에도 유효하지만, 출산 시의 통증을 완화하고 분만을 돕는 데에도 뛰어난 작용을 한다. 자궁강장이나 젖이 잘 나오게 하는 등의 기능도 있어서 산후우울증일 때에도 추천된다.

피부 **건성피부나 민감성피부의 스킨케어에**

보습작용이 있어서 피부를 부드럽게 해주고 수분감을 준다. 마음에 영향을 주는 작용이 강한 에센셜오일이므로, 스트레스에 의한 피부 트러블에도 도움이 된다.

【주된 에센셜오일 성분】

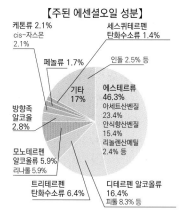

케톤류 2.1%
cis-자스몬 2.1%

세스퀴테르펜 탄화수소류 1.4%

페놀류 1.7%

인돌 2.5% 등

기타 17%

에스테르류 46.3%
아세트산벤질 23.4%
안식향산벤질 15.4%
리놀렌산메틸 2.4% 등

방향족 알코올 2.8%

모노테르펜 알코올류 5.9%
리나롤 5.9%

트리테르펜 탄화수소류 6.4%

디테르펜 알코올류 16.4%
피톨 8.3% 등

정신을 고양시키는 작용이 있는 아세트 산벤질을 포함하고 있다. 안식향산벤질에는 진정작용이나 신경 밸런스를 회복시키는 작용이 있다.

【향의 특징】

매혹적인 꽃의 향기. 깊이와 따듯함이 있으며, 달콤하고 농후

노트 : 미들　향의 강도 : 강

【상성이 좋은 에센셜오일】

로즈오토와의 블렌딩은 여성의 강력한 아군. 호르몬 밸런스를 조절하여 자궁강장작용을 한다. 프랑킨센스나 샌달우드와 조합하면 아름다운 피부 만들기에 효과가 있다. 감귤계나 라벤더와 블렌딩하면 흉터를 눈에 띄지 않게 한다.

【주의사항】

집중력이 필요할 때나 임신 중이거나 민감성 피부인 사람은 사용을 피할 것. 손이나 옷에 묻으면 향이 잘 사라지지 않으므로 취급에 주의.

【추천하는 사용법】

방향욕, 입욕, 트리트먼트, 헤어케어, 스킨케어

【구입 포인트】

향이 강하고 지속성도 있으므로 소량으로 충분한 효과를 발휘한다.

상쾌하고 차분한 나무의 향으로, 마음도 몸도 디톡스

주니퍼베리

AEAJ 1급 : 2급

tree

주니퍼는 편백나무과의 상록수로, 지름 5~8cm 정도의 검고 작은 과일이 열리는 식물이다. 옛부터 약초로서 사용되고 있으며, 그리스나 로마, 아랍의 여러 나라에서는 소독약으로 이용하였다. 또한 프랑스에서는 병원 내의 공기를 정화하기 위해 주니퍼베리와 로즈마리를 태웠다고 전해지고 있다. 액막이의 힘을 지닌 나무로서 숭상되었으며, 기도나 치유를 위한 훈향에도 사용되었다. 술 종류인 진의 향을 내는 것으로도 유명하다.

【주된 에센셜오일 성분】

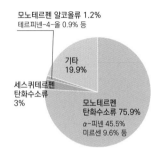

모노테르펜 알코올류 1.2%
테르피넨-4-올 0.9% 등

기타 19.9%

세스퀴테르펜 탄화수소류 3%

모노테르펜 탄화수소류 75.9%
α-피넨 45.5%
미르센 9.6% 등

주성분은 α-피넨. 뇌로부터의 α파의 발생을 증가시켜 릴렉스시키는 효과 이외에 콩팥을 자극하는 역할도 한다.

✣ *Juniper berry's* DATA

□ 학명/*Juniperus communis*
□ 과명/편백나무과
□ 추출부위/과일
□ 추출방법/수증기증류법
□ 주요 산지/알바니아, 이탈리아, 프랑스, 마케도니아 등

<주요 작용>
울체제거, 강장, 구풍, 건위, 항염증, 최음, 살균, 살충, 자극, 수렴, 소독, 진경(경련진정), 생리촉진, 데오도란트(냄새제거), 발한, 상처 치유, 이뇨

이럴 때 추천

마음 지친 마음을 치유하고 집중력을 상승시킴

불안이나 스트레스 등과 같은 부적 감정을 정화하고 기력을 북돋아준다. 접객업 종사자 등 많은 사람과 접하며 정신적으로 피로해진 사람에게도 적합하다. 머리를 산뜻하게 해서 집중력을 높이는 효과도 있으므로 공부방이나 서재의 룸방향제로도 추천된다.

몸 부기나 어깨결림, 근육통, 방광염 등에

체액순환을 촉진하여 신진대사를 높이는 작용이 있다. 몸속으로부터 여분의 수분이나 노폐물을 배출시키므로 부기나 어깨결림·근육통의 예방 내지 케어에 효과를 발휘한다. 콩팥기능을 상승시키므로 방광염 완화에도 효과적이다. 과음했을 때도.

피부 모공 막힘이나 여드름이 신경쓰이는 지성피부에

과잉 피지를 억제하는 기능이 있어서 모공이 잘 막히지 않게 된다. 피부의 대사를 높여주는 역할에 더해 살균·소독작용도 하므로 여드름 등의 증상 완화에도 효과적이다. 탈취작용도 뛰어나므로 스포츠 활동 후의 애프터 케어에도 추천한다.

【향의 특징】

쌈싸름함과 달콤함이 섞인 스모키한 향. 편백나무와 비슷하다.

노트 : 미들   향의 강도 : 중간

【상성이 좋은 에센셜오일】

스트레스에 지고 싶지 않을 때는 라벤더와의 블렌딩으로 리프레시. 제라늄과 조합하면 디톡스 효과가 높아진다. 향이 비슷한 사이프러스와 조합하면 삼림욕을 하고 있는 듯한 릴랙스감을 얻을 수 있다.

【주의사항】

콩팥질환이 있을 때는 사용하지 말 것. 아이들은 방향욕 이외의 사용을 피하고, 사용량은 어른의 반 정도 방울 수의 농도로 한다. 임신 중에는 방향욕 이외의 사용을 피할 것. 고농도로 사용하면 피부에 자극을 느끼게 되므로 주의.

【추천하는 사용법】

방향욕, 입욕, 트리트먼트, 헤어케어, 스킨케어

【구입 포인트】

장기간 다량의 사용은 피해야 하며, 소량씩 구입하는 것이 좋다.

자극이 있는 향기가 식은 마음과 몸을 따뜻하게 한다

진저

spice

허브계

감귤계

플로럴계

오리엔탈계

수지계

스파이스계

수목계

양념이나 향신료로 요리에 사용하는 생강. 아주 오래전부터 스파이스로서도 약초로서도 귀중한 물건으로 취급되어 왔다. 중국에서 가장 오래된 약물학 서적《신농본초경》에도 생약으로 등재되어 있다. 가래를 제거하고 심장의 강장에 도움이 된다고 여겨지고, 톡 쏘는 자극이 있는 독특한 향이 특징이다. 이름의 유래가 된 것은 인도의 징기 지방. 이 지역에서는 진저티를 마셔서 뱃속 컨디션을 조절하는 관습이 있다고 한다.

✚ Ginger's DATA

□ 학명/*Zingiber officinale*
□ 과명/생강과
□ 추출부위/뿌리
□ 추출방법/수증기압착법
□ 주요 산지/중국, 인도 등

<주요 작용>
연하, 강장, 거담, 구풍(체내의 풍사 제거), 해열, 건위, 항염증, 최음, 살균, 자극, 소화촉진, 소독, 식욕 증진, 진경(경련진정), 진통, 발한

이럴 때 추천

마음 무기력한 마음을 긍정적으로 만들어 집중력이나 기억력을 향상

쇼크나 피로에 의해 무기력해진 마음을 치유하고 활력을 소생시켜준다. 자극적인 향이 감각을 민감하게 하므로, 집중력이나 기억력 향상에도 효과를 발휘한다. 최음작용도 한다고 하는데, 발기부전 등의 성기능장애에도 효과적이다.

몸 냉한 체질인 사람에게. 감기의 초기증상이나 숙취에도

혈행을 촉진하는 작용이 있으므로 냉한 체질 대책을 비롯하여 요통이나 어깨결림을 완화한다. 그리고 진통작용에 의해 관절통 등의 완화에도 효과를 발휘한다. 또한 위장의 컨디션 부조에도 효과가 있으며, 식욕이 없을 때나 소화불량·숙취가 있을 때 등에도 추천. 살균·소독작용이나 해열작용·거담작용에 의해 감기의 초기증상에도 효과를 발휘한다.

피부 가벼운 동상 케어에

혈액순환이 좋아지므로 가벼운 동상 등의 예방에도 도움이 된다.

【주된 에센셜오일 성분】

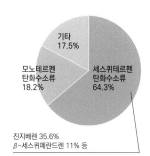

기타
17.5%

모노테르펜
탄화수소류
18.2%

세스퀴테르펜
탄화수소류
64.3%

진지베렌 35.6%
β-세스퀴페란드렌 11% 등

주된 성분으로 소화촉진작용과 살균·항균작용이 강하다. 세스퀴페란드렌은 염증을 억제하는 성분.

【향의 특징】

톡 쏘는 자극이 있는 독특한 향으로 따뜻함이 있다.

노트 : 탑~미들   향기의 강도 : 중간

【상성이 좋은 에센셜오일】

녹초가 된 마음을 치유하는 데에는 로즈우드(잎)나 자스민·시나몬 리프와의 조합을 추천. 뇌를 활성화시켜 집중력이나 기억력을 높이고 싶은 경우에는 주니퍼베리와의 블렌딩이 좋다. 감귤계 전반의 향과도 조합하기 쉽다.

【주의사항】

피부에 자극이 있으므로 민감성 피부인 사람은 저농도로 사용할 것. 임신 중에는 방향욕 이외의 사용은 피한다. 향이 강하므로 지나친 사용에는 주의를.

【추천하는 사용법】

방향욕, 입욕, 트리트먼트, 헤어케어

【구입 포인트】

산지에 따라서 향이 다소 달라진다. 인도산 제품은 중국산보다 산미가 강한 방향을 내뿜는다.

허브계

감귤계

플로럴계

오리엔탈계

수지계

스파이스계

수목계

선명한 라벤더의 향으로 리프레시

스파이크 라벤더

floral

스파이크 라벤더는 원종 라벤더의 일종으로, 표고가 낮은 해변의 토지에서 생육하고 있다. 학명인 'Lavandula'는 '씻다'라는 의미의 라틴어에서 유래. 라벤더와 마찬가지로 꽃을 건조시켜서 포푸리나 허브티로 만들거나, 과자의 향료나 입욕제로 널리 이용되고 있다. 라벤더 에센셜오일에 비해 캠퍼 등을 포함하고 있으므로 보다 선명한 장뇌와 비슷한 향이 난다. 살균작용이 강하고 공기를 정화하는 데 적합하다.

【주된 에센셜오일 성분】

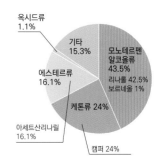

옥시드류 1.1%
기타 15.3%
모노테르펜알코올류 43.5%
에스테르류 16.1%
리나롤 42.5%
보르네올 1%
케톤류 24%
아세트산리나릴 16.1%
캠퍼 24%

라벤더오일보다 살균·면역·활력작용이 있는 리나롤과 방충·상처치유작용이 뛰어난 캠퍼의 함유율이 높다.

✚ *Spike lavender's DATA*

□ 학명/*Lavandula latifolia*
□ 과명/꿀풀과
□ 추출부위/꽃, 잎
□ 추출방법/수증기증류법
□ 주요 산지/프랑스, 스페인 등

<주요 작용>
거담, 항우울, 항바이러스, 항카타르, 세포성장 촉진, 살균, 살충, 소독, 진경(경련진정), 진통, 생리촉진

 이럴 때 추천

마음 리프레시하고 싶을 때

항우울작용이나 진정작용이 있어서 불안이나 스트레스로 가라앉은 마음을 치유한다. 산뜻한 향이 머리를 맑게 하며 마음에 기운을 회복시켜준다. 샤브한 향의 캠퍼를 포함하고 있으므로 라벤더보다 자극이 강하여 높은 리프레시 효과를 기대할 수 있다.

몸 근육통이나 두통 완화에

라벤더와 마찬가지로 진통작용이 있어서 두통·근육의 결림·위통·생리통 등을 완화한다. 면역력을 높이는 역할도 하므로 감염증 예방에도 효과적이다. 또한 감기 등에 의한 호흡기 트러블에도 도움이 된다.

피부 화상이나 여드름, 벌레 물린 부위의 증상 완화

라벤더와 마찬가지로 가벼운 화상의 응급처치에 뛰어난 효과를 발휘한다. 염증을 가라앉히고 빨리 낫게 하며, 흉터가 잘 남지 않게 한다. 살균작용·소독작용이나 세포의 성장을 촉진하는 작용 등도 있어서 여드름이나 벌레 물린 데, 거칠어짐, 신발에 쓸려서 까진 곳 등 다양한 상처를 빨리 깨끗하게 낫게 하는 효과가 있다.

【향의 특징】

라벤더보다 선명하고 보다 프레시한 향
노트 : 탑~미들   향의 강도 : 중간

【상성이 좋은 에센셜오일】

산미가 있는 상쾌한 향과 상성이 좋으며, 특히 리프레시 효과를 높이려면 레몬과의 블렌딩이 좋다. 벌레 퇴치 효과를 높이는 데는 시트로넬라를. 상쾌하고 프루티한 달콤함이 있는 버가못이나 캐모마일과의 조합도 추천.

【주의사항】

중추신경을 자극할 가능성이 있으므로 다량으로 사용하지 말 것. 임신 중인 사람이나 뇌전증인 사람은 사용을 피한다.

【추천하는 사용법】

방향욕, 입욕, 트리트먼트

【구입 포인트】

프랑스산 제품은 스페인산보다 섬세하고 향이 강한 것이 특징

허브계

감귤계

플로럴계

오리엔탈계

수지계

스파이스계

수목계

달콤함이 있는 민트의 향이 효과를 발휘

스피아민트

herb

'스피어(spear)'는 '창(槍)'이라는 의미. 잎의 끝이 뾰족하여 이러한 이름이 붙었다. 수많은 민트 중에서도 비교적 원종에 가까운 종류로, 옛부터 친숙한 허브이다. 고대 그리스에서는 목욕할 때 넣었고, 중세 유럽에서는 구강 케어에 즐겨 사용하였다. 현재에도 치약의 향료 등으로 사용되고 있다. 달콤함이 있는 개운한 향은 리프레시 효과도 뛰어나서 숙취나 시차장애가 있는 머리를 맑게 해준다.

【주된 에센셜오일 성분】

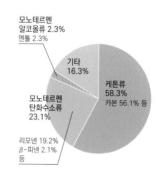

모노테르펜
알코올류 2.3%
멘톨 2.3%

기타
16.3%

케톤류
58.3%
카본 56.1% 등

모노테르펜
탄화수소류
23.1%

리모넨 19.2%
β-피넨 2.1%
등

✚ *Spearmint's DATA*

☐ 학명/*Mentha spicata*
☐ 과명/꿀풀과
☐ 추출부위/풀 전체
☐ 추출방법/수증기증류법
☐ 주요 산지/인도, 미국, 오스트레일리아 등

<주요 작용>
강장, 구풍(중풍치료), 건위(健胃), 항염증, 살충, 자극, 진경(경련진정), 진정, 생리촉진

카본이 다량 포함되어 있으므로 피부에 다량으로 사용해서는 안 된다. 소량이지만 멘톨(menthol, 박하맛이 나는 물질)이 포함되어 있어 독특한 청량감을 자아낸다.

【향의 특징】

청량감이 있는 박하의 향. 페퍼민트보다 달콤함이 있다.

노트 : 탑 향의 강도 : 중간

【상성이 좋은 에센셜오일】

리프레시 효과를 원해서 사용할 때에는 감귤계와의 블렌딩을 추천. 뇌를 활성화시키고 머리를 클리어하게 하고 싶을 때는 바질 리나롤이나 로즈마리와의 조합을. 수목계의 향과도 상성이 좋다.

이럴 때 추천

마음 리프레시하고 싶을 때

마음이 지쳤다고 느껴질 때나 왠지 모르게 머리가 개운하지 않을 때 기분좋은 자극을 주므로 마음에 활기를 돌게 하고 리프레시할 수 있다. 개운한 향이 뇌를 재빨리 활성화시켜주므로 졸음을 깰 때도 추천한다.

몸 멀미나 숙취, 두통완화 등에도

위장의 근육을 릴랙스시키므로 딸꾹질이나 구역질을 멈추는 효과가 있다. 그 외에도 변비·설사 등 소화계통의 여러 가지 증상을 완화. 리프레시 효과도 있으므로 숙취 때 사용하면 위장의 메스꺼움을 제거할 뿐 아니라 머리도 상쾌하게 한다.

피부 벌레 물린 데 등 가려움이 심할 때

벌레에 물려 피부가 가려울 때 도움이 된다. 또 피부에 앉은 딱지를 깨끗하게 치료하는 효과도 있다. 항균작용이나 염증을 억제하는 작용도 있으므로 여드름이나 피부염에도 효과를 발휘한다.

【주의사항】

피부자극이 있으므로 민감성 피부인 사람은 사용량에 주의. 임신 중 사용은 피한다.

【추천하는 사용법】

방향욕, 입욕, 트리트먼트

【구입 포인트】

향의 특징이기도 한 멘톨은 휘발성이 높은 성분이므로 뚜껑을 제대로 닫아서 보관을.

허브계

감귤계

플로럴계

오리엔탈계

수지계

스파이스계

수목계

샤프한 향으로 지친 마음을 리프레시

세이지

herb

허브티나 고기냄새 제거용으로 이용되고 있는 세이지. 옛부터 만능약으로 알려져 유럽에서는 상비약으로 재배하고 있는 가정이 많은 허브이다. 영국에서는 '장수하고 싶은 사람은 5월에 세이지를 먹어라' 라는 속담이 있으며, 불로장생의 약초로도 믿어졌다. 또한 아메리카 원주민들은 의식 시 정화에 빠뜨릴 수 없는 것으로 토지와 공기에서 몸과 마음까지 모든 것을 정화시키는 힘을 지닌다고 믿어져 왔다.

【주된 에센셜오일 성분】

모노테르펜 알코올류 4.2%
에스테르류 1.6%
세스퀴테르펜 알코올류 0.2%
옥시드류 9.3%
기타 3.3%
1.8-시네올 9.3%
케톤류 49%
α-투존+β-투존 30.5%
캄퍼 18.5%
세스퀴테르펜 탄화수소류 12.6%
모노테르펜 탄화수소류 19.8%
카리오필렌 6.3% 등
캄펜 5.8% α-피넨 5.5% 등

α-투존, β-투존에는 여성호르몬인 에스트로겐과 유사한 기능이 있다. 케톤류에는 신경독성이 있어서 피부에 그대로 바르지 말고 희석시켜 사용할 것.

✚ Sage's DATA

☐ 학명/ *Salvia officinalis*
☐ 과명/꿀풀과
☐ 추출부위/풀 전체
☐ 추출방법/수증기증류법
☐ 주요 산지/알바니아, 스페인 등

<주요 작용>
간강화, 강장, 혈압상승, 항우울, 수렴, 소화촉진, 소독, 식욕 증진, 땀제거, 진경(경련진정), 진정, 생리촉진, 이뇨

이럴 때 추천

마음 슬픔을 치유하고 릴랙스하고 싶을 때

아주 소량을 사용하면 흥분된 신경을 진정시키는 효과가 있다. 쇼크나 슬픔으로 우울한 마음을 치유하기도 한다. 감각을 예민하게 하는 역할도 하므로 머리가 맑아져서 집중력이나 기억력을 향상시키는 효과도 기대할 수 있으며, 일할 때나 공부할 때 사용해도 좋다.

몸 생리불순이나 갱년기 장애, 저혈압에도

여성호르몬인 에스트로겐과 유사한 작용을 하는 성분이 포함되어 있어서 생리불순 · 갱년기 장애 등 호르몬 밸런스의 흐트러짐에 의한 컨디션 부조에 뛰어난 효과를 발휘한다. 소화촉진기능이 있어서 식욕부진에도 효과적이다. 혈압상승작용도 하므로 저혈압으로 고민하는 사람에게도 추천한다.

피부 상처의 회복을 앞당기고 싶을 때나 헤어케어에

소독작용이나 수렴작용이 있어서 상처의 회복을 촉진하고 열린 모공을 수축시키는 데 도움이 된다. 헤어케어에 이용하면 탄력이 없고 윤기를 잃은 머리칼에 반짝임이 되돌아온다.

【향의 특징】

샤프하고 쌉싸름함을 지닌 향. 상쾌하고 쑥과 비슷하다.

노트 : 탑 향의 강도 : 강

【상성이 좋은 에센셜오일】

머리를 개운하게 하려면 로즈마리와 블렌딩하면 좋다. 초조해서 잠이 오지 않을 때는 버가못 등 감귤계와 블렌딩을 추천. 시더우드 아틀라스 등 수목계의 향과도 어울린다.

【주의사항】

작용이 매우 강력하므로 저농도 · 소량으로 단발적으로 사용할 것. 임신 중이나 수유 중인 사람, 뇌전증 · 고혈압인 사람, 영유아에게 사용은 피한다.

【추천하는 사용법】

방향욕, 입욕, 트리트먼트, 헤어케어, 스킨케어

【구입 포인트】

작용이 강하여 사용할 때 주의가 필요하기 때문에 초심자는 피하는 편이 무난하다.

장미꽃을 닮은 부드러운 향으로 스킨케어에 발군의 효과

제라늄

AEAJ1급 : 2급

floral

옛 유럽인들은 제라늄에는 악령을 퇴치하는 힘이 있다고 믿었기 때문에 집 주변에 제라늄을 심는 관습이 있었다. 지금도 창가에 붉은 제라늄을 장식하는 관습이 남아 있는데, 이것은 제라늄에 벌레 퇴치효과가 있기 때문이라고 한다. 제라늄 에센셜오일은 민트와 같은 상쾌감 속에 장미꽃과 비슷한 달콤함을 지닌 향이 특징. 성분을 보아도 로즈와 공통된 부분이 있어서 유사한 효과를 발휘한다.

【주된 에센셜오일 성분】

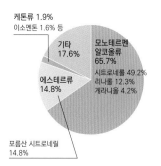

케톤류 1.9%
이소멘톤 1.6% 등
기타 17.6%
모노테르펜 알코올류 65.7%
시트로네롤 49.2%
리나롤 12.3%
게라니올 4.2%
에스테르류 14.8%
포름산 시트로네릴 14.8%

시트로네롤, 리나롤 등 로즈와 같은 성분이 포함되어 있어서 에센셜오일의 작용에서도 비슷한 효과를 기대할 수 있다.

✤ *Geranium's* DATA

□ 학명/*Pelargonium graveolens, Pelargonium odoratissimum*
□ 과명/쥐손이풀과
□ 추출부위/풀 전체
□ 추출방법/수증기증류법
□ 주요 산지/이집트, 프랑스 등

<주요 작용>
보습, 강장, 항우울, 항염증, 세포성장 촉진, 살균, 살충, 수렴, 소독, 진통, 냄새제거(deodorant), 호르몬조절, 상처치유, 이뇨

 이럴 때 추천

마음 정서가 불안정할 때

자율신경의 밸런스를 조절하고 스트레스를 경감시키는 효과가 있다. 마음이 약해져 있을 때나 갱년기 장애 등으로 정신의 밸런스를 맞추지 못하게 되었을 때 효과를 발휘한다. 생리 전의 초조함 대책에도 도움이 된다.

몸 생리와 관련된 고민에. 부기나 비만의 예방 내지 대책에도

호르몬 분비가 조절되므로 생리불순이나 PMS, 생리통, 갱년기 장애 등 여성 특유의 고민을 완화시킨다. 또한 이뇨작용이 있어서 여분의 수분이나 노폐물을 몸속에서 배출시키므로 부기나 비만의 예방 내지 케어에 도움이 된다.

피부 지성피부에도 건성피부 모두 사용할 수 있고, 피부의 안티에이징에

피부를 부드럽게 하여 피지분비의 밸런스를 조절하는 기능이 있으므로 지성피부나 건성피부 모두 사용할 수 있으며, 수분감을 공급하는 데에 효과적이다. 세포의 성장을 촉진하므로 피부의 대사가 좋아지며, 기미나 주름을 예방하여 생생하고 건강한 피부로 이끌어준다. 혈액의 흐름을 좋게 하므로 안색이 좋지 않을 때에도.

【향의 특징】

장미와 같은 달콤함을 지닌 향으로 민트 같은 청량감이 있다.

노트 : 미들   향의 강도 : 강

【상성이 좋은 에센셜오일】

핸드 트리트먼트에는 라벤더와의 블렌딩을 추천. 다이어트에는 그레이프 프루트와 조합하면 효과가 높아진다. 여성호르몬의 흐트러짐에는 클라리세이지를 조합하고, 제라늄향의 무거움이 신경쓰이는 경우에는 버가못이나 페퍼민트 등과 조합하면 좋다.

【주의사항】

임신 중에는 방향욕 이외의 사용을 피할 것. 드물게 자극을 느낄 수도 있으므로 민감성피부인 사람도 주의를.

【추천하는 사용법】

방향욕, 입욕, 트리트먼트, 헤어케어, 스킨케어

【구입 포인트】

산지에 따라 향이나 성분이 달라지므로 구입 시에 잘 확인할 것.

허브계

감귤계

플로럴계

오리엔탈계

수지계

스파이스계

수목계

쌉싸름함과 달콤함이 있는 허브의 향기로 방을 정화

타임 리나롤

herb

타임은 요리의 풍미를 돋굴 때 자주 사용되는 허브로 알려져 있다. 그리스의 신전에서는 제단에 태우는 훈향으로 이용되었다. 중세 그리스에서는 타임을 베개밑에 넣어두면 악몽을 방지하고 숙면을 도와준다고 믿었다. 강한 항균작용을 지녔다고 옛부터 알려져 있어서 고대 이집트에서 미라의 방부제로 사용된 많은 허브 중 하나이기도 하다. 강한 항균작용을 하므로 청소할 때에도 편리하다.

【주된 에센셜오일 성분】

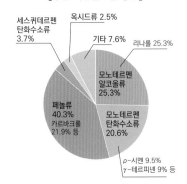

세스퀴테르펜 탄화수소류 3.7%
옥시드류 2.5%
기타 7.6%
리나롤 25.3%
모노테르펜 알코올류 25.3%
모노테르펜 탄화수소류 20.6%
페놀류 40.3% 카르바크롤 21.9% 등
ρ-시멘 9.5%
γ-테르피넨 9% 등

✤ *Thyme linalool's DATA*

☐ 학명/ *Thymus vulgaris* ☐ 과명/꿀풀과 ☐ 추출부위/풀 전체 ☐ 추출방법/수증기증류법 ☐ 주요 산지/프랑스	<주요 작용> 강장, 거담, 구풍(중풍 예방), 혈압상승, 항우울, 항바이러스, 항진균, 최음, 살균, 살충, 자극, 소화촉진, 소독, 식욕증진, 진해, 진경(경련진정), 진정, 생리촉진, 면역활성화, 이뇨

면역을 조절하고 마음을 온화하게 만드는 효과가 있는 리나롤이 다량 포함되어 있다.

【향의 특징】

달콤함과 쌉싸름함을 지닌 청량감이 있는 허브의 향

노트 : 탑~미들 향의 강도 : 강

이럴 때 추천

마음 정신적 피로를 회복하고 머리를 산뜻하게 하고 싶을 때

강장작용이 있어서 마음의 피로를 회복하고 기운을 북돋우는 데 도움이 된다. 뇌를 활성화시키는 기능이 있으므로 집중력이나 기억력을 높이고 싶을 때에도 효과적이다. 작용이 순하므로 적절한 농도로 사용한다면 사춘기의 스트레스 케어에도 효과를 발휘한다.

몸 호흡계통의 트러블이나 감기, 감염증의 예방에

높은 항균작용과 항바이러스 작용이 있어서 감기나 감염증 예방에 뛰어난 효과를 발휘한다. 호흡계통의 통증이나 염증의 완화에도 효과적이다. 혈압을 상승시키는 작용도 하므로 현기증 등에 시달리는 저혈압인 사람에게도 좋다.

피부 비듬이나 탈모, 무좀의 케어에도

소독작용과 자극작용이 있으므로 두피를 청결하게 유지하고 비듬이나 탈모를 방지하는 효과를 기대할 수 있다. 강한 항진균작용도 있어서 무좀의 케어에도 도움이 된다. 상처나 종기 등의 염증을 가라앉히고 치유를 빠르게 하는 역할도 한다.

【상성이 좋은 에센셜오일】

머리를 개운하게 하여 집중력을 높이고 싶을 때에는 페퍼민트나 레몬과 조합하면 좋다. 밝고 전향적인 기분이 되고 싶을 때는 만다린과의 블렌딩을 추천. 산뜻한 플로럴계의 향과도 잘 어울린다.

【주의사항】

작용이 강한 에센셜오일이므로 임신 중에는 방향욕 이외에는 사용하지 말고, 고혈압인 사람은 사용을 피한다. 피부나 점막을 자극할 염려가 있으므로 농도에 주의할 것.

【추천하는 사용법】

방향욕, 입욕, 트리트먼트, 헤어케어, 하우스케어

【구입 포인트】

생육환경에 따라서 향이나 작용이 다른 것이 있으므로 잘 확인하고 구입할 것.

허브계

감귤계

플로럴계

오리엔탈계

수지계

스파이스계

수목계

청량감이 있는 샤프한 향이 화분증을 완화시킨다

티트리

AEAJ1급 : 2급

tree

티트리는 호수와 늪 등에 자라는 상록수. 매우 생명력이 강한 관목으로, 베어서 쓰러뜨려도 몇 년이 지나면 다시 벌채할 수 있을 정도로 성장한다. 오스트레일리아 원주민인 아보리지니는 옛부터 감염증이나 상처를 치료하는 만능약으로 이용했다. 이 에센셜오일에는 냄새제거효과도 있어서 룸 방향제로도 적합하다. 감기 등의 예방이나 화분증 완화에 효과가 있으므로 추운 시기나 화분이 신경쓰이는 계절에 활약하는 에센셜오일이다.

✦ *Tea tree's DATA*

☐ 학명/*Melaleuca alternifolia* ☐ 과명/도금양과 ☐ 추출부위/잎 ☐ 추충방법/수증기류법 ☐ 주요 산지/오스트레일리아, 짐바브웨 등	<주요 작용> 울체제거, 강장, 거담, 항바이러스, 항염증, 항진균, 살균, 살충, 자극, 수렴, 소독, 발한, 면역활성화, 상처치유

이럴 때 추천

마음 **교착상태에 빠져서 리프레시하고 싶을 때**

스트레스나 불안이 축적되어 마음이 가라앉아 있을 때나 쇼크를 받아 마음이 우울할 때, 교착상태에 빠져서 매사를 냉정하게 생각할 수 없을 때 등 리프레시가 필요할 때에 효과를 발휘한다. 머리를 산뜻하게 만들어 집중력이나 기억력을 높이고 싶을 때에 도움이 된다.

몸 **화분증의 완화나 감기 등의 예방에도**

강한 항바이러스작용과 면역활성화작용이 있어서 백혈구를 활성화시키는 효과가 있다. 감기나 인플루엔자 등의 예방, 호흡기의 트러블에도 효과적이다. 특히 코가 막히고 머리가 멍한 화분증 완화에 뛰어난 효과를 발휘한다.

피부 **여드름, 상처의 화농, 무좀 등에**

매우 뛰어난 살균·항진균작용이 있으므로 여드름·상처·무좀 등의 증상을 완화시키기는 효과가 있다. 항염증작용도 있어서 모기·벌·벼룩 등에 물렸을 때 바르면 빨리 낫는다. 햇볕에 타서 염증을 일으킨 피부에도.

【주된 에센셜오일 성분】

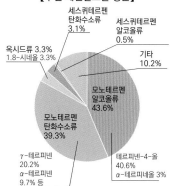

세스퀴테르펜
탄화수소류
3.1%

세스퀴테르펜
알코올류
0.5%

옥시드류 3.3%
1.8-시네올 3.3%

기타
10.2%

모노테르펜
알코올류
43.6%

모노테르펜
탄화수소류
39.3%

γ-테르피넨
20.2%
α-테르피넨
9.7% 등

테르피넨-4-올
40.6%
α-테르피네올 3%

테르피넨-4-올에는 항바이러스·항염증 기능이 있다. γ-테르피넨, α-테르피넨에는 울체제거작용이 있다.

【향의 특징】

샤프하고 청량감이 있는 프레시한 향. 유칼립투스와 유사함

노트 : 탑 향의 강도 : 강

【상성이 좋은 에센셜오일】

향이 비슷한 유칼립투스와 조합하면 감기를 예방하고 화분증을 완화한다. 페퍼민트나 로즈마리와 블렌딩하면 머리를 클리어하게 하고 집중력을 높여준다. 향의 날카로움이 신경쓰일 때에는 감귤계의 향과 조합하여 사용하자.

【주의사항】

민감성 피부인 사람은 피부자극을 느낄 수도 있으므로 주의해야 한다. 임신 중에는 방향욕 이외의 사용은 피한다. 피부에 직접 바를 때에는 반드시 사전에 패치테스트를 수행할 것.

【추천하는 사용법】

방향욕, 입욕, 트리트먼트, 헤어케어, 스킨케어, 하우스케어

【구입 포인트】

오래되면 항균기능이 강해지지만 피부에 대한 자극도 강해지므로 주의할 것.

허브계

감귤계

플로럴계

오리엔탈계

수지계

스파이스계

수목계

살균 · 소독작용이 강하며, 감기나 상처의 회복을 서포트

니아울리 시네올

tree

니아울리는 카유푸트의 근연종(생물의 분류에서 유연관계가 깊은 종류)으로, 뉴칼레도니아나 오스트레일리아에 자생하는 상록수. 뉴칼레도니아에서는 옛부터 만능약으로서 감기나 상처 등의 처치에 이용되어 왔다. 살균·소독작용이 강하므로 이 나무가 많은 지역은 공기가 깨끗하고 감염증이 유행하기 어렵다고 한다. 이 에센셜오일에는 티트리나 유칼립투스와 같은 성분이 많고 향이나 작용도 비슷하다. 유칼립투스가 작용이 너무 강한 경우에 자주 대용된다.

【주된 에센셜오일 성분】

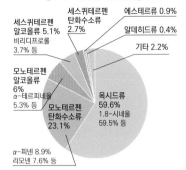

세스퀴테르펜알코올류 5.1%
비리디프로롤 3.7% 등

세스퀴테르펜탄화수소류 2.7%

에스테르류 0.9%

알데히드류 0.4%

기타 2.2%

모노테르펜알코올류 6%
α-테르피네올 5.3% 등

옥시드류 59.6%
1.8-시네올 59.5% 등

모노테르펜탄화수소류 23.1%

α-피넨 8.9%
리모넨 7.6% 등

✚ *Niaouli cineole's DATA*

□ 학명/ *Melaleuca quinquenervia*	<주요 작용>
□ 과명/도금양과	울체제거, 강장, 거담, 해열, 항바
□ 추출부위/잎, 줄기	이러스, 항카타르, 살균, 살충, 자
□ 추출방법/수증기증류법	극, 소독, 진통, 면역활성화, 상
□ 주요 산지/마다가스카르, 오스트레일	처치유
리아, 뉴칼레도니아 등	

주성분은 호흡기 컨디션 부조에 효과적인 1.8-시네올. 비리디프로롤은 여성호르몬과 유사한 기능이 있다.

이 럴 때 추 천

마음 낙담해 있을 때 리프레시에

실망하거나 낙담했을 때에. 자극작용이 있으므로 마음에 활기를 주고 리프레시해주는 효과가 있다. 머리를 맑게 만들어 집중력을 높이는 효과도 기대할 수 있으므로 실의를 극복하고 다음 목표를 향해 나아갈 기력을 환기시켜준다.

몸 면역력강화, 호흡기 트러블 대책에

항바이러스 · 살균작용이 뛰어나며, 호흡기 트러블에 뛰어난 효과를 발휘한다. 거담작용이 있으며, 특히 축축한 느낌의 기침에 효과적이다. 면역활성화 기능도 하므로 감기에 반복해서 걸리고 싶지 않을 때나 병을 앓은 후 몸이 약해져 있을 때에 도움이 된다.

피부 상처나 여드름의 증상완화에. 두피 케어에도

살균작용이 강하고 조직을 수축시키는 효과가 있으므로 여드름 · 베인 상처 · 습진 · 종기 등의 증상을 완화하고 회복을 촉진한다. 두피 케어에도 적합하며, 비듬이나 기름기가 신경쓰일 때 샴푸에 첨가해 사용하면 도움이 된다.

【향의 특징】

맑고 다소간의 달콤함을 지닌 유칼립투스를 닮은 상쾌함이 넘치는 향
노트 : 탑~미들 향의 강도 : 강

【상성이 좋은 에센셜오일】

향이 비슷한 티트리나 유칼립투스 등과 조합하면 호흡기 트러블이나 감기 등의 예방에 상승효과를 기대할 수 있다. 산뜻한 감귤계나 허브계의 향과 잘 어울리며, 타임과 블렌딩하면 항균효과를 높인다.

【주의사항】

피부자극을 느낄 수도 있으므로 민감성피부인 사람은 주의할 것. 임신 중에는 사용을 피한다.

【추천하는 사용법】

방향욕, 트리트먼트, 헤어케어, 스킨케어

【구입 포인트】

니아울리 네롤리돌이라는 것도 있는데, 남성 호르몬과 유사한 기능이 강하여 여성은 과잉반응을 일으킬 수도 있으므로 주의할 것.

허브계

감귤계

플로럴계

오리엔탈계

수지계

스파이스계

수목계

달콤하고 섬세한 향기가 릴랙스효과를 가져다준다

네롤리(오렌지 비터)

AEAJ 1급

floral

오렌지 비터의 꽃에서 채취하는 에센셜오일. 이탈리아의 네롤리 공국의 왕비 안나 마리아가 애용했던 것에서 이름이 붙었다고 일컬어진다. 강한 방향을 내뿜는 흰꽃은 '순혈'을 상징하며, 전통적으로 신부의 머리장식으로 사용되어 왔다. 감귤계의 상쾌함을 지닌 달콤하고 섬세한 꽃의 향으로, 깊은 릴랙스효과가 있다. 중국에서도 옛부터 입욕용의 방향제 등으로 이용되었다. 광독성이 없어서 주간에도 안심하고 사용할 수 있다.

【주된 에센셜오일 성분】

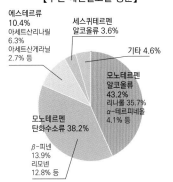

에스테르류 10.4%
아세트산리나릴 6.3%
아세트산게라닐 2.7% 등

세스퀴테르펜 알코올류 3.6%

기타 4.6%

모노테르펜 알코올류 43.2%
리나롤 35.7%
α-테르피네올 4.1% 등

모노테르펜 탄화수소류 38.2%

β-피넨 13.9%
리모넨 12.8% 등

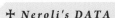

✛ Neroli's DATA

☐ 학명/ *Citrus aurantium*	<주요 작용>
☐ 과명/운향과(감귤나무과)	보습, 강장, 구풍(중풍완화), 건위,
☐ 추출부위/꽃	항우울, 최음, 세포성장촉진, 살
☐ 추출방법/수증기증류법	균, 소화촉진, 소독, 진경(경련진
☐ 주요 산지/튀니지, 모로코, 이집트,	정), 진정, 냄새제거(deodorant)
프랑스 등	

리나롤, α-테르피네올, 아세트산리나릴의 상승효과가 마음을 깊은 릴랙스로 이끈다. 감귤계의 과피에서 채취할 수 있는 에센셜오일에 비해 리모넨 함유율은 적다.

【향의 특징】

오렌지의 달콤함에 약간의 쌉싸름함 맛이 있는 섬세한 꽃의 향

노트 : 미들 향의 강도 : 강

이럴 때 추천

마음 불안이나 스트레스로 위축된 마음을 치유하고 싶을 때

세로토닌 분비를 촉진하므로 스트레스에서 해방되어 느긋하게 마음을 가라앉히고 숙면을 유도하는 효과가 있다. 히스테리를 일으켰을 때나 커다란 쇼크를 받아 극단적으로 흥분한 신경을 진정시키고 정신상태를 안정시키는 데에도 효과적이다.

【상성이 좋은 에센셜오일】

플로럴계와 상성이 좋으며, 특히 자스민 · 라벤더 · 로즈와 블렌딩하면 마음을 편안하게 한다. 농후하고 오리엔탈풍의 향인 샌달우드 · 일랑일랑과도 잘 어울린다. 기운을 차리고 싶을 때는 감귤계를 추천.

몸 스트레스에 의한 소화계통의 트러블에 효과를 발휘

자율신경의 컨디션을 조절하여 릴랙스시키는 작용이 있으며, 스트레스에 의한 여러 가지 컨디션 부조에 뛰어난 효과를 발휘한다. 발한, 메스꺼움, 입안의 건조, 식욕부진 등을 완화한다. 또한 위장의 움직임을 진정시켜 설사 · 변비 · 위통 등에도 효과적이다.

【주의사항】

향이 강하므로 소량씩 사용한다. 릴랙스효과가 강하므로 차 운전이나 공부 · 일하기 전 등 집중하고 싶을 때는 사용해서는 안 된다.

【추천하는 사용법】

방향욕, 입욕, 트리트먼트, 헤어케어, 스킨케어

피부 색소침착이나 임신선의 예방 내지 케어

피부의 신진대사를 촉진하고 기미 · 주근깨 · 여드름흉터 등의 색소침착을 예방 내지 케어한다. 부드러운 수렴작용도 있어서 주름이나 처짐을 예방하므로 피부의 안티에이징에 효과적이다. 건조한 피부나 민감성 피부의 스킨케어에도 적합하다.

【구입 포인트】

네롤리 나무는 재배에 시간이 걸리는데다 채유량도 적으므로 매우 고가.

상쾌한 삼림의 향으로 공기를 정화하고 리프레시

파인

tree

구주소나무(歐洲소나무, Scotch pine). 키가 큰 상록침엽수로, 옛부터 살균·소독작용이 있다고 여겨지고 있다. 고대 이집트나 그리스, 아랍 등지에서는 호흡계통의 감염증이나 기관지염·폐렴·결핵 등의 케어에 사용되었다. 상쾌한 숲의 향을 즐길 수 있고 방안의 공기를 정화시켜 기분을 리프레시시켜주므로 룸 방향제로 적합하다. 파인(pine) 에센셜오일은 여러 종류가 있는데, 아로마테라피에 적합하지 않은 것도 있으므로 주의하자.

✚ Pine's DATA

☐ 학명/*Pinus sylvestris*
☐ 과명/소나무과
☐ 추출부위/구과
☐ 추출방법/수증기증류법
☐ 주요 산지/오스트리아, 프랑스 등

<주요 작용>
울체제거, 강장, 거담, 항바이러스, 항염증, 살균, 자극, 소독, 진정, 진통, 냄새제거, 발한, 면역활성화, 이뇨

 이 럴 때 추 천

마음 정신상태를 안정시켜 집중력을 높인다

강장작용과 자극작용이 있어서 마음이 약해져 있을 때나 무기력할 때 마음에 활력을 부여한다. 또한 흥분했을 때에는 진정작용에 의해 기분을 가라앉혀준다. 리프레시효과가 있는 샤프한 향이 머리를 맑게 하므로 집중력을 높이고 싶을 때에도 추천.

몸 콧물·코막힘 등 호흡계통의 컨디션 부조, 냉한 체질에

살균작용과 거담작용이 있으므로 호흡계통의 염증이나 통증을 완화시키고, 콧물이나 코막힘 등에 효과적이다. 또한 모세혈관을 넓혀 혈류를 촉진하는 작용도 하므로 손발의 냉기를 없애고 어깨결림을 완화시킨다. 관절염 등에도 효과를 발휘한다.

피부 잘 낫지 않는 피부질환이나 눈밑 다크서클의 케어에도

살균·소독작용과 항염증작용이 있는 성분을 많이 포함하고 있어서 습진이나 아토피성 피부염과 같이 잘 낫지 않는 피부질환 및 트러블 대책에 도움이 된다. 모세혈관을 넓히는 역할도 하므로 눈밑의 다크서클 케어에도 효과적이다.

【주된 에센셜오일 성분】

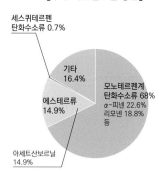

세스퀴테르펜
탄화수소류 0.7%

기타
16.4%

에스테르류
14.9%

모노테르펜계
탄화수소류 68%
α-피넨 22.6%
리모넨 18.8%
등

아세트산보르닐
14.9%

신경을 활성화시켜 삼림욕 효과를 주는 피넨류가 다량 포함되어 있다. 소나무의 독특한 향의 원천은 아세트산보르닐.

【향의 특징】

숲에 있는 듯한 상쾌한 향. 프레시하고 다소 자극이 있다.

노트 : 탑~미들   향의 강도 : 중간~강

【상성이 좋은 에센셜오일】

기력이 나지 않을 때는 페퍼민트나 제라늄과 블렌딩한다. 아토피성피부염 등 잘 낫지 않는 피부질환에는 라벤더나 티트리 등을 조합하면 효과가 높아진다. 로즈마리 등 허브계의 향이나 스파이시계의 향과도 잘 어울린다.

【주의사항】

피부자극이 강하므로 민감성피부에는 저농도로 사용할 것. 임신 중에는 사용을 피한다.

【추천하는 사용법】

방향욕, 입욕, 트리트먼트

【구입 포인트】

Pinus pinaster(프랑스 해안 소나무) 종류도 있는데, 향이나 작용이 다르다.

따스함이 있는 스파이시한 향으로 리프레시

바질 리나롤

herb

감귤계

플로럴계

오리엔탈계

수지계

스파이스계

수목계

이탈리아 요리에 자주 사용되는 허브로 익숙한 바질. 중국에서는 옛부터 한약으로 이용하였으며, 인도의 아유르베다의학에서도 여러 가지 다양한 용도로 이용되어 왔다. 머리를 맑게 하여 집중력을 높이는 향이므로 리프레시하여 의욕을 북돋우고 싶을 때 도움이 된다.

【주된 에센셜오일 성분】

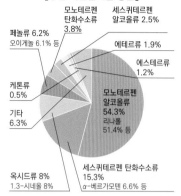

모노테르펜 탄화수소류 3.8%
세스퀴테르펜 알코올류 2.5%
페놀류 6.2% 오이게놀 6.1% 등
에테르류 1.9%
에스테르류 1.2%
케톤류 0.5%
모노테르펜 알코올류 54.3% 리나롤 51.4% 등
기타 6.3%
옥시드류 8% 1.3-시네올 8%
세스퀴테르펜 탄화수소류 15.3% α-베르가모텐 6.6% 등

주성분인 리나롤은 신경피로를 완화시키는 효과가 있다.

✜ Basil linalool's DATA

□ 학명/ *Ocimum basilicum*
□ 과명/꿀풀과
□ 추출부위/잎, 꽃
□ 추출방법/수증기증류법
□ 주요 산지/이집트, 프랑스 등

<주요 작용>
강장, 거담, 구풍(중풍예방), 해열, 건위, 항우울, 최음, 살균, 살충, 자극, 소화촉진, 소독, 진경(경련진정), 진통, 생리촉진, 발한

이럴 때 추천

마음 매우 바빠서 지쳐버린 마음의 리프레시에

자율신경을 조절하는 작용이 있다. 항우울작용이나 강장작용도 있으므로 스트레스나 불안으로 피로해진 마음의 치유에 효과적이다. 스파이시한 향에는 리프레시 효과가 있어서 감각을 클리어하게 하므로 집중력이 높아진다. 바쁜 매일매일의 서포트에.

몸 스트레스성 위경련이나 두통, 생리 관련 고민에

강한 경련진정작용과 소화촉진작용이 있다. 더불어 진통작용도 있어서 스트레스성 위경련이나 두통에 효과를 발휘한다. 식욕부진에도 효과적이다. 가벼운 생리촉진작용이 있어서 생리불순이나 소량의 생리 등으로 인한 트러블, 생리통 완화에도 도움이 된다.

피부 여드름이나 벌레 물린 부위의 케어에

살균소독기능이 있어서 여드름 등으로 인한 염증을 가라앉히고, 벌레물린 후의 케어에도 효과적이다. 이 에센셜오일은 벌레가 싫어하는 성분인 1.8-시네올을 포함하고 있어서 벌레퇴치에도 도움이 된다.

【향의 특징】

따스함이 있으며 스파이시. 희미하게 산미(식초와 같은 맛)가 있는 향

노트 : 탑   향의 강도 : 강

【상성이 좋은 에센셜오일】

향이 강하므로 부족한 듯하게 블렌딩하는 것이 좋다. 생리통 완화에는 클라리세이지나 제라늄을 추천. 집중력을 높이고 싶을 때는 로즈마리와 조합하면 상승효과를 기대할 수 있다. 레몬이나 네롤리 등의 감귤계와도 상성이 좋다.

【주의사항】

작용이 강하기 때문에 소량으로 단발적으로 사용할 것. 임신 중에는 사용하지 않는다. 피부자극을 느낄 수도 있어서 영유아나 민감성 피부에는 주의가 필요.

【추천하는 사용법】

방향욕, 입욕, 트리트먼트, 헤어케어, 스킨케어

【구입 포인트】

생육환경에 따라 향이나 작용이 다른 것이 있다.

허브계

감귤계

플로럴계

오리엔탈계

수지계

스파이스계

수목계

달콤하고 스파이시한 흙의 향기가 고운 피부로 이끈다

파촐리

AEAJ 1급

oriental

아시아에서는 옛부터 약초로 이용되어 온 다년초인 파촐리. 말레이시아에서는 벌레에 물렸을 때의 해독제로 귀중하게 쓰였다. 인도에서는 잎을 말려서 의류 등을 벌레로부터 지키는 방충제로 사용하였다. 향은 먹물에 비유될 만큼 개성적이다. 이 에센셜오일에는 피부를 젊고 아름답게 유지하는 효과가 있으므로 스킨케어에 자주 사용된다. 시간이 흐름에 따라 숙성되어 질이 향상되는 몇 안 되는 에센셜오일의 하나이다.

✤ *Patchouli's DATA*

☐ 학명/*Pogostemon cablin* ☐ 과명/꿀풀과 ☐ 추출부위/잎 ☐ 추출방법/수증기증류법 ☐ 주요 산지/인도네시아, 인도 등	<주요 작용> 울체제거, 보습, 강장, 혈행촉진, 해열, 항우울, 항바이러스, 항염증, 항진균, 최음, 세포성장촉진, 살균, 살충, 소독, 진정, 냄새제거, 이뇨

 이럴 때 추천

마음 감정의 밸런스를 맞추고 정서를 안정시키고 싶을 때

진정작용과 최음작용이 있어서 긴장이나 불안을 완화시켜 온화한 기분으로 이끌어준다. 정서가 안정되므로 직면한 문제에 대해 당황하지 않고 객관적인 판단을 내릴 수 있도록 서포트해준다.

몸 스트레스에 의한 과식, 부기나 냉증에

스트레스를 완화시키거나 식욕을 억제하는 작용도 하므로 스트레스에 의한 과식을 억제하는 효과가 있다. 울체제거기능이 있어서 혈행이 좋아지게 하므로 냉증이나 부기 케어에도 효과적이다. 생리 고민을 완화시키는 효과도 있다. 셀룰라이트(cellulite) 대책도 됨.

피부 피부처짐 케어에. 거칠어진 피부나 튼살에도

세포성장촉진기능이 있어서 처친 피부를 수축시켜 피부를 젊게 유지하는 효과가 있다. 과도한 다이어트 후나 출산 후의 처진 피부 케어에도 뛰어난 효과를 발휘한다. 상처를 빨리 깨끗하게 낫게 하는 역할도 한다.

【주된 에센셜오일 성분】

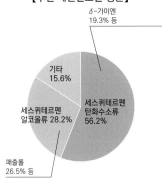

δ-가이엔
19.3% 등

기타
15.6%

세스퀴테르펜
알코올류 28.2%

세스퀴테르펜
탄화수소류
56.2%

패출롤
26.5% 등

주성분인 패출롤에는 피부조직을 재생시키는 기능이 있다.

【향의 특징】

스파이시하고 달콤함이 있는 흙과 같은 향. 먹물과 비슷하다.

노트 : 베이스   향의 강도 : 중간

【상성이 좋은 에센셜오일】

이 에센셜오일의 독특한 향이 신경쓰일 때에는 로즈나 라벤더 등 상쾌한 달콤함이 있는 플로럴계를 첨가하면 좋다. 벤조인이나 샌달우드 같은 농후한 향과도 어울린다. 스킨케어는 로즈우드(잎)와 블렌딩을 추천.

【주의사항】

임신 중에는 방향욕 이외의 사용을 피한다. 향의 지속성이 높으며 손이나 옷에 묻으면 잘 빠지지 않는다. 점도가 높다.

【추천하는 사용법】

방향욕, 입욕, 트리트먼트, 헤어케어, 스킨케어

【구입 포인트】

향과 효과에 차이가 있으므로 패출롤 함유량이 25% 이상인 것을 고르자.

허브계

감귤계

플로럴계

오리엔탈계

수지계

스파이스계

수목계

스킨케어에 적합한 상쾌하고 감미로운 향

팔마로사

floral

인도 원산의 벼과 식물. 인도의 딜러들은 에센셜오일의 품질을 확인할 때 에센셜오일을 넣은 병을 손바닥으로 두드려서 기포가 스피디하게 표면으로 올라왔다가 사라지면 질이 좋다고 판단했다고 한다. 향이 로즈와 다소 비슷하다는 점에서 로즈 에센셜오일의 위화제로 사용되어 왔던 것 이외에 향수·화장품·비누 등의 향료로도 이용되고 있다. 인도의 전통의학에서는 옛부터 감염증 등의 치료약으로 이용되어 왔다.

✛ *Palmarosa's DATA*

☐ 학명/ *Cymbopogon martini*
☐ 과명/벼과
☐ 추출부위/잎
☐ 추출방법/수증기증류법
☐ 주요 산지/인도, 네팔 등

<주요 작용>
강장, 해열, 항우울, 항바이러스, 항염증, 항진균, 세포성장 촉진, 살균, 소독, 진정, 진통, 면역 활성화

 이럴 때 추천

마음 기분이 우울할 때에

걱정거리나 스트레스를 떠안고 낙담한 기분을 부드럽게 치유하고 마음을 느긋하게 휴식하게 하는 진정작용과 기분을 밝고 긍정적으로 만들어 마음에 기운을 북돋우는 작용을 함께 가지고 있는 에센셜오일이다. 감정의 밸런스를 맞추고 마음을 안정시켜준다.

몸 피로나 병을 앓은 후의 회복, 감염증 예방 및 대책에

면역활성화기능이 있어서 피로가 쌓였을 때나 병을 앓고 난 후에 효과를 발휘한다. 항염증작용과 진통작용이 있어서 방광염·요도염·질염 등 비뇨기의 컨디션 부조나 기관지염 등 호흡계통의 컨디션 부조에도 효과적이다. 자궁의 수축을 촉진하므로 분만 서포트에 이용되기도 한다.

피부 탄력이나 수분감을 되돌려 아름다운 피부로

피부세포를 활성화시키는 작용이 있으므로 피부에 탄력과 수분감을 되돌리는 효과를 기대할 수 있다. 피지 밸런스를 조절하는 기능도 있어서 어떤 유형의 피부에도 사용할 수 있다. 두피의 피지 밸런스도 정돈하므로 비듬 억제에도 효과적이다. 살균·항염증작용도 하므로 여드름이나 습진 케어에도 효과적이다.

【주된 에센셜오일 성분】

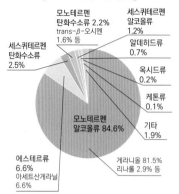

모노테르펜 탄화수소류 2.2%
trans-β-오시멘 1.6% 등
세스퀴테르펜 알코올류 1.2%
세스퀴테르펜 탄화수소류 2.5%
알데히드류 0.7%
옥시드류 0.2%
케톤류 0.1%
모노테르펜 알코올류 84.6%
기타 1.9%
게라니올 81.5%
리나롤 2.9% 등
에스테르류 6.6%
아세트산게라닐 6.6%

주성분인 게라니올은 로즈나 제라늄에도 포함되어 있기 때문에 향이나 작용이 비슷한 부분이 있다.

【향의 특징】

장미와 같은 달콤함과 초원과 같은 상쾌함을 지닌 향

노트 : 탑   향의 강도 : 강

【상성이 좋은 에센셜오일】

스킨케어에 사용되는 에센셜오일과 상성이 좋으며, 상승효과로 아름다운 피부로 이끌어준다. 일랑일랑이나 샌달우드와 블렌딩하면 향에 농후한 달콤함이 더해진다. 로즈우드(잎)를 조합하면 좋다. 그 외에 제라늄이나 로즈 등 같은 방향성분을 가진 향과도 잘 어우러진다.

【주의사항】

임신 중에는 방향욕 이외의 사용을 피한다.

【추천하는 사용법】

방향욕, 입욕, 트리트먼트, 헤어케어, 스킨케어

【구입 포인트】

이삭이 나오기 시작하여 개화 피크까지의 시기에 채취하는 에센셜오일이 상품이라고 일컬어진다.

허브계

감귤계

플로럴계

오리엔탈계

수지계

스파이스계

수목계

시원한 나무의 향으로 릴랙스 & 리프레시

편백나무

tree

일본과 대만에 생식하는 침엽수. 유분(油分)을 다수 포함하며 불타기 쉬워서 '불의 나무' 라는 이름이 붙었다. 방충·방부효과가 뛰어나며, 일본에서는 옛부터 절과 신사의 건축자재로 이용되어 왔다. 현존하는 세계에서 가장 오래된 목조건축물인 호류지(法隆寺)에도 편백나무가 가장 많이 사용되어 있다. 현재에는 고급 건축자재의 이미지가 강하며 편백나무 욕조는 럭셔리한 욕조의 대명사. 일본인에게는 친숙한 향으로 릴랙스작용이 강하며 숙면을 유도하고 코골이를 억제한다고도 일컬어지고 있다.

【주된 에센셜오일 성분】

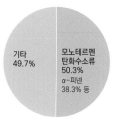

기타 49.7%

모노테르펜 탄화수소류 50.3% α-피넨 38.3% 등

숲의 향을 떠돌게 하는 α-피넨이 주요 성분으로, 뛰어난 울체제거기능이 있다고 말할 수 있다.

✤ Hinoki's DATA

□ 학명/ *Chamaecyparis obtuse*
□ 과명/편백나무과
□ 추출부위/목질부
□ 추출방법/수증기증류법
□ 주요 산지/일본, 대만 등

<주요 작용>
울체제거, 강장, 항바이러스, 항진균, 살균, 수렴작용(astriction), 소독, 진정

이럴 때 추천

마음 마음을 가라앉히고 기분을 리프레시

시원한 나무의 향에는 삼림욕의 릴랙스 효과와 리프레시 효과가 있다. 자연과 접하는 시간을 갖기 어려운 바쁜 나날을 보내고 있는 사람에게 추천한다. 강장작용과 진정작용을 함께 가지고 있어서 마음을 깊게 안정시킬 뿐만 아니라 조용하게 천천히 기분을 업시켜준다.

몸 냉증, 부기, 알러지성 질환 등에

혈행을 촉진하여 육체피로의 회복을 촉진하는 효과가 있으므로 냉증·부기·하반신나른함 등에 효과적이다. 쌓여 버린 피로대책에도 도움이 된다. 알러지성 비염이나 기관지천식의 원인이 되는 진드기를 막는 데에도.

피부 주름이나 처침을 예방하고 탈모나 비듬 대책에

수렴작용과 살균작용이 있어서 피부를 수축시켜 청결상태를 유지하는 기능이 있다. 주름이나 처짐을 예방하여 모공확장을 억제하는 효과가 있어서 여드름 케어에도 효과적이다. 두피 케어에도 적합하며, 탈모나 비듬을 예방하여 건강한 머리칼을 기르는 효과를 기대할 수 있다.

【향의 특징】

시원하고 그리운 느낌이 드는 언더톤으로 차분한 나무의 향

노트 : 베이스   향의 강도 : 중간

【상성이 좋은 에센셜오일】

정신안정기능이 있는 오렌지 스위트나 캐모마일 로만과 블렌딩하면 향에 프루티한 달콤함이 더해진다. 농후하고 달콤한 향과도 상성이 좋으며, 샌달우드나 벤조인과 조합하면 호흡계통의 트러블에도 효과적이다.

【주의사항】

임신 중에는 사용을 피할 것. 고농도로 사용하면 피부에 자극을 느낄 수도 있으므로 민감성 피부인 사람은 주의. 향에서 톡 쏘는 자극을 느끼는 경우도 있다.

【추천하는 사용법】

방향욕, 입욕, 트리트먼트, 헤어케어, 스킨케어

【구입 포인트】

추출부위가 다른 것이 있으며 향에도 차이가 있으므로 확인하고 구입할 것.

다이어트에 도움되는 달콤하고 스파이시한 허브의 향

펜넬

herb

허브계

감귤계

플로럴계

오리엔탈계

수지계

스파이스계

수목계

펜넬은 재배 역사가 가장 오래된 식물의 하나로, 고대 이집트나 그리스에서도 건위작용과 해독작용이 있는 허브로 귀중하게 여겼다. 회향(茴香)이라고 불리며, 몸을 따뜻하게 하여 소화기 컨디션을 조절하는 한방약으로 이용되어 왔다. 요리의 스파이스로서도 유명하며, 유럽에서는 생선요리나 피클의 향을 낼 때, 인도에서는 카레의 스파이스에, 또 중국에서는 대표적인 믹스 스파이스인 오향분의 원료로 이용하고 있다.

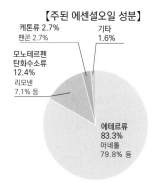

【주된 에센셜오일 성분】
케톤류 2.7%
펜콘 2.7%
기타 1.6%
모노테르펜 탄화수소류 12.4%
리모넨 7.1% 등
에테르류 83.3%
아네톨 79.8% 등

✤ *Fennel's DATA*

□ 학명/ *Foeniculum vulgare*
□ 과명/미나리과
□ 추출부위/종자
□ 추출방법/수증기증류법
□ 주요 산지/헝가리, 이탈리아, 스페인 등

<주요 작용>
완하(緩下 ; 장을 윤활하게 하여 배변을 하게 하는 것), 강장, 거담, 구풍, 건위, 항염증, 살균, 살충, 자극, 소화촉진, 소독, 식욕증진, 진경(경련진정), 생리촉진, 발한, 호르몬조절, 이뇨

주성분인 trans-아네톨에는 여성호르몬인 에스트로겐과 유사한 기능이 있다. 펜콘에는 지방을 용해시키는 기능이 있어서 다이어트를 할 때 사용하면 도움이 된다.

【향의 특징】

은은한 플로럴의 달콤함을 지닌 다소 스파이시한 향

노트 : 탑~미들   향의 강도 : 중간~강

【상성이 좋은 에센셜오일】

산뜻한 향과 어우러지기 쉬우며, 소화계통 컨디션 부조에 도움이 되는 레몬이나 로즈마리, 릴렉스효과를 높여주는 라벤더를 추천. 또한 샌달우드 등의 달콤하고 농후한 향을 산뜻하고 사용하기 편하게 만들고 싶을 때에도 좋다.

【주의사항】

장기간 다량으로 사용하지 말 것. 임신 중인 사람, 뇌전증이 있는 사람, 아이들에게 사용하지 않는다. 피부나 점막을 자극할 수도 있다. 인화점이 낮으므로 화기에 주의.

【추천하는 사용법】

방향용, 입욕, 트리트먼트, 스킨케어

【구입 포인트】

펜넬 비터에서 추출한 에센셜오일도 있으나 독성이 강하기 때문에 아로마테라피에는 적합하지 않다.

이럴 때 추천

마음 분노나 초조함을 가라앉히고 싶을 때

강장작용이 있어서 긴장이나 스트레스를 완화하고 분노 등의 감정을 가라앉히거나 긴장된 신경을 풀어주어 마음을 안정시키는 효과가 있다. 역경에 처했을 때 그에 맞서는 용기를 부여해주는 에센셜오일이다.

몸 소화불량, 셀룰라이트 예방이나 대책에

소화를 촉진하는 기능이 있으므로 과식이나 과음으로 인한 불쾌감을 완화시킨다. 이뇨작용이나 완하작용도 하여 체내로부터 독소를 배출하기 쉽게 만들어 주므로 부기나 셀룰라이트의 예방 내지 케어에도 효과적이다. 여성호르몬인 에스트로겐과 유사한 기능이 있어서 생리불순이나 갱년기 장애, PMS 등에도 효과를 발휘한다.

피부 주름이나 처짐을 예방하여 젊은 피부로

피부정화, 강장작용, 기미·주름·처짐예방 등의 기능이 있다. 피부의 칙칙함을 없애고 수분감과 탄력을 되돌리는 효과도 있다. 체내로부터 독소를 배출하는 기능이 있는데다가 살균·소독작용에 의해 피부를 청결하게 유지하는 효과도 있으므로 여드름 예방에도 도움이 된다.

허브계
감귤계
플로럴계
오리엔탈계
수지계
스파이스계
수목계

달콤함과 상쾌함이 있는 향기가 숙면을 서포트

페티그레인

tree

오렌지 비터의 줄기와 잎에서 채취할 수 있는 에센셜오일. 페티그레인이란 '작은 낱알'이라는 의미로, 본래 미숙하고 낱알같은 오렌지의 과일에서 추출되었다는 것에서 이러한 이름이 붙었다. 달콤함과 상쾌함은 네롤리와 닮았지만 우디한 향이 난다. 효능도 네롤리와 비슷하며, 특히 정신적인 면에서 뛰어난 효과를 발휘한다. 마음을 부드럽게 풀어주어 릴랙스시킨다. 네롤리와 마찬가지로 광독성이 없어서 주간에도 안심하고 사용할 수 있다.

【주된 에센셜오일 성분】

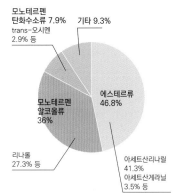

모노테르펜
탄화수소류 7.9%
trans-오시멘
2.9% 등

기타 9.3%

에스테르류
46.8%

모노테르펜
알코올류
36%

리나롤
27.3% 등

아세트산리나릴
41.3%
아세트산게라닐
3.5% 등

아세트산리나릴이나 리나롤 등 진정기능이나 진통기능이 강한 성분이 많아서 심신의 스트레스를 완화시킨다.

✛ *Petit grain's DATA*

☐ 학명/ *Citrus aurantium*
☐ 과명/운향과(감귤나무과)
☐ 추출부위/잎, 줄기
☐ 추출방법/수증기증류법
☐ 주요 산지/파라과이, 스페인, 프랑스 등

<주요 작용>
항우울, 진경(경련진정), 진정, 진통, 냄새제거, 면역활성화

 이럴 때 추천

마음 불안이나 고독감을 완화시키고 마음을 강하게 만들고 싶을 때

자율신경조절기능이 있어서 마음의 밸런스를 맞추고 싶을 때 효과적이다. 책임이 있는 업무를 맡게 되어 불안과 압박감이 클 때 마음을 가라앉히고 극복할 자신감을 회복시켜 주는 효과가 있다. 불면증 대책에도 효과적이다.

몸 스트레스성 소화계통·순환계통의 컨디션 부조, 생리통에

정신면에 많이 작용하며, 특히 스트레스성 컨디션 부조에 효과를 발휘한다. 소화불량·위통·설사·변비·두근거림(동계)·부정맥·고콜레스테롤혈증 등에도 효과적이다. 자율신경을 조절하고 면역활성화 작용도 있으므로 알러지성의 기침이나 천식 등에도 도움이 된다.

피부 지성피부의 고민 해소 및 기미 예방에도

피지 분비를 조절하는 기능이 있어서 여드름 등 지성피부의 고민 해소에 추천한다. 피부조직을 활성화하는 작용도 있어서 기미를 예방하거나 여드름이나 상처를 빠르고 깨끗하게 낫게 하는 효과도 기대할 수 있다. 또한 두피 케어에도 적합하여 기름기나 비듬을 억제하는 효과도 있다.

【향의 특징】

감귤계의 상쾌함과 플로럴한 달콤함을 지닌 나무의 향

노트 : 탑 향의 강도 : 중간

【상성이 좋은 에센셜오일】

감귤계와 블렌딩하면 향에 깊이가 배어나온다. 오리엔탈계와의 상성도 좋으며, 숙면에는 베티버나 파촐리를 추천. 라벤더나 팔마로사 등 꽃의 달콤함을 지닌 상쾌한 향과도 잘 어울린다. 리프레시 효과를 강화시키려면 로즈마리나 시더우드 아틀라스 등 산뜻한 향을.

【주의사항】

차운전·업무·공부 등 집중력이 필요할 때에는 사용을 피한다.

【추천하는 사용법】

방향욕, 입욕, 트리트먼트, 헤어케어, 스킨케어

【구입 포인트】

레몬이나 만다린의 잎이나 줄기에서 채취할 수 있는 것도 있으나 향이나 작용이 달라진다.

익숙한 자극적인 향이 마음과 몸을 따뜻하게 한다

블랙페퍼

AEAJ1급

spice

향신료로서 요리에 필수불가결한 페퍼(pepper, 후추). 미숙한 열매를 그대로 건조시킨 것이 블랙페퍼이고, 완숙 후에 수확하여 껍질을 벗겨낸 것이 화이트페퍼이다. 인도나 중국에서는 4000년 이상 전부터 비뇨기계통 질환이나 간장병의 치료에, 중세 유럽에서는 강력한 살균·소독기능을 살려서 식료품을 장기보존할 때 사용하였다. 자극적인 향은 몸을 따뜻하게 하여 대사를 촉진시키는 역할을 하므로 다이어트의 서포트에도 적합하다.

【주된 에센셜오일 성분】

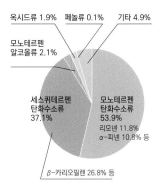

옥시드류 1.9%　페놀류 0.1%　기타 4.9%
모노테르펜 알코올류 2.1%
세스퀴테르펜 탄화수소류 37.1%
모노테르펜 탄화수소류 53.9%
리모넨 11.8%
α-피넨 10.8% 등
β-카리오필렌 26.8% 등

✚ *Black pepper's DATA*

☐ 학명/ *Piper nigrum*	<주요 작용>
☐ 과명/후추과	완하, 강장, 구풍, 해열, 건위, 항바
☐ 추출부위/과일	이러스, 향카타르, 최음, 자극, 소
☐ 추출방법/수증기증류법	화촉진, 소독, 식욕증진, 진경(경
☐ 주요 산지/스리랑카, 인도, 싱가폴, 말레이시아 등	련진정), 진통, 발한, 이뇨

이럴 때 추천

마음 무관심 내지 무감동상태가 되었을 때

이 에센셜오일은 마음을 온화하게 하고 활력을 부여해준다. 마음이 냉담해졌을 때나 무관심·무감동해졌을 때 효과를 발휘한다. 자극 작용에 의해 예민한 감각을 되돌릴 수 있다. 억눌린 감정을 제대로 발산할 수 있도록 촉진하는 효과도 있어서 욕구불만 상태에 대한 대책도 된다.

몸 냉증이나 어깨결림 대책에. 비만의 예방 및 케어에도

말초혈관을 확장시켜 혈류를 늘어나게 하고, 국소적으로 따뜻하게 만드는 역할을 한다. 냉증완화에 뛰어난 효과를 발휘하는 이외에 어깨나 목의 결림을 풀어주거나 근육통완화에도 효과적이다. 위장의 연동운동을 활발하게 하여 소화를 촉진하는 기능이 있어서 소화계통의 트러블에도 도움이 된다.

피부 가벼운 동상이나 타박상을 빨리 회복하고 싶을 때

혈류의 양을 증대시켜 국소를 따뜻하게 만드는 역할을 한다. 몸을 따뜻하게 하므로 가벼운 동상의 예방 내지 케어에 도움이 되는 이외에, 타박상을 빨리 회복하는 데에도 효과적이다.

β-카리오필렌에는 체액순환을 촉진하는 작용이나 위산분비를 억제하고 위점막을 보호하는 작용이 있다. 그 외에 리프레시 효과가 있는 성분도 다수 포함되어 있다.

【향의 특징】

샤프하고 스파이시한 향. 자극은 강하지만 따뜻함이 있다.

노트 : 미들　향의 강도 : 중간

【상성이 좋은 에센셜오일】

레몬이나 유칼립투스와 블렌딩하면 리프레시 효과가 높아진다. 마음을 온화하게 하려면 로즈와 블렌딩하고, 그레이프 프루트와 조합하면 지방의 연소나 대사가 높아져서 다이어트에 도움이 된다. 거칠어진 손에는 프랑킨센스와 조합하면 좋다.

【주의사항】

피부자극이나 신장에 대한 자극이 있으므로 사용량에 주의하며, 지나치게 자주 사용하지 않도록 주의할 것. 임신 중에는 방향욕 이외의 사용을 피한다.

【추천하는 사용법】

방향욕, 입욕, 트리트먼트, 헤어케어

【구입 포인트】

화이트페퍼로부터도 에센셜오일을 채취할 수 있지만, 통상적으로 아로마테라피에서는 사용하지 않는다.

허브계

감귤계

플로럴계

오리엔탈계

수지계

스파이스계

수목계

고운 피부를 만드는 효과가 있는 차분하고 신비로운 향

프랑킨센스(유향/올리바넘)

AEAJ 1급

resin

줄기에 상처를 입히면 우윳빛깔의 수액이 배어나오므로 '유향(乳香)'이라고도 불린다. 세계에서 가장 역사가 깊은 훈향의 하나로, 인도·중국·이집트 등에서는 신에게 바치기 위해 태워졌다. 신약성서에도 등장하며 예수 탄생 때 3인의 동방박사가 황금, 미르(몰약)와 함께 헌상했다고 전해지고 있다. 고대 이집트에서는 회춘을 위한 팩의 원료로서도 사용되었다고 전해지고 있는데, 현재에도 고운 피부를 만드는 효과가 있는 에센셜오일로 사용되고 있다.

【주된 에센셜오일 성분】

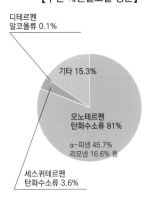

디테르펜 알코올류 0.1%

기타 15.3%

모노테르펜 탄화수소류 81%

α-피넨 45.7% 리모넨 16.6% 등

세스퀴테르펜 탄화수소류 3.6%

α-피넨이나 리모넨을 다량 포함하고 있으므로 삼림욕과 같은 릴랙스효과나 면역을 높이는 효과를 기대할 수 있다.

✝ *Frankincense's DATA*

☐ 학명/ *Boswellia carteri, Boswellia thurifera*
☐ 과명/감람나무과
☐ 추출부위/수지
☐ 추출방법/수증기류법
☐ 주요 산지/소말리아, 에티오피라 등

<주요 작용>
강장, 거담, 항우울, 항바이러스, 항카타르, 항진균, 세포성장촉진, 살균, 자궁강장, 수렴, 진정, 면역 활성화, 상처치유, 이뇨

 이럴 때 추천

마음 마음의 상처나 강박관념으로부터 해방되고 싶을 때

감정을 가라앉히고 긴장·불안·강박관념 등을 완화시키거나 마음의 상처를 치유하는 효과가 있다. 진정작용이 있어서 기분을 차분하게 만들어 천천히 심호흡할 수 있게 만드는 효과가 있으므로 패닉 상태에 빠졌을 때에도 평정심을 회복할 수 있다.

몸 천식이나 기관지염 등의 호흡계통 트러블에

깊게 천천히 호흡할 수 있게 만드는 기능이 있어서 천식 등에 뛰어난 효과를 발휘한다. 목의 점막을 진정시키는 기능이 있어서 기관지염에도 효과적이다. 항카타르기능이 있어서 코감기증상 완화에도 도움이 된다. 몸을 릴랙스시키므로 면역력을 높이는 효과도 기대할 수 있다.

피부 주름이나 처짐 대책에. 거칠어진 손이나 상처의 회복에도

수렴작용이나 세포성장촉진작용에 의해 피부를 수축시키고 기미·주름·처짐을 방지할 수 있다. 또한 상처입은 피부의 회복을 빠르게 하는 효과도 기대할 수 있어서 튼살 등의 케어에 도움이 된다.

【향의 특징】

레몬과 같은 프레시함을 약간 지닌 맑은 향

노트 : 베이스　향의 강도 : 중간

【상성이 좋은 에센셜오일】

이 에센셜오일은 점도가 높아서 향의 보류제로서도 도움이 된다. 네롤리·캐모마일로만·로즈와 블렌딩하면 불안이나 스트레스를 완화시키는 작용이 높아진다. 오리엔탈 향과의 상생도 좋아서 미르나 샌달우드와 조합하면 호흡을 깊게 천천히 가라앉힐 때 상승효과를 발휘한다. 스파이스계의 향과도 상성이 좋다.

【주의사항】

임신 중에는 방향욕 이외의 사용을 피한다.

【추천하는 사용법】

방향욕, 입욕, 트리트먼트, 헤어케어, 스킨케어

【구입 포인트】

Boswellia sacra라는 종으로부터도 추출할 수 있다. 종이나 산지에 따라 향이 달라지므로 주의를.

스모키한 깊은 향기가 긴장감을 완화시킨다

베티버

허브계
감귤계
플로럴계
오리엔탈계
수지계
스파이스계
수목계

AEAJ 1급

oriental

베티버는 열대 지역에서 자라는 다년초. 옛부터 방충효과가 있다고 알려져 있어서 이 식물의 뿌리를 가루로 만들어 사쉐(향주머니)에 넣어 직물의 방충제로 사용했다. 이 에센셜오일은 점도가 높아서 다른 향과 어우러지기 쉬우며, 향을 지속키길 수 있기 때문에 향수의 보류제로도 자주 이용되고 있다. 세월과 함께 질이 좋아지는 몇 안 되는 에센셜오일의 하나. 매우 뛰어난 진정작용이 있으며, 최음작용도 한다고 일컬어지고 있다.

【주된 에센셜오일 성분】

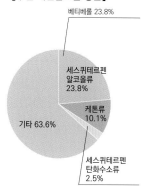

베티베롤 23.8%
세스퀴테르펜
알코올류 23.8%
케톤류 10.1%
기타 63.6%
세스퀴테르펜
탄화수소류 2.5%

✚ Vetiver's DATA

□ 학명/ *Vetiveria zizanoides*
□ 과명/벼과
□ 추출부위/뿌리
□ 추출방법/수증기증류법
□ 주요 산지/인도네시아, 인도, 스리랑카, 타히티, 아이티 등

<주요 작용>
울체제거, 강장, 항우울, 항바이러스, 항염증, 항진균, 최음, 세포성장촉진, 살균, 소독, 진경(경련진정), 진정, 면역활성화

주성분은 베티베롤. 신경을 진정시키고, 강장작용이 있어서 긴장을 풀고 마음을 강하게 만들고 싶을 때 유효. 산지에 따라 함유성분의 비율에 커다란 차이가 있다(※인도네시아산의 경우)

【향의 특징】

스모키(smoky)하고 깊이가 있는 흙의 향. 희미한 달콤함을 지니며 중후함

노트 : 베이스   향의 강도 : 강

🎜 이럴 때 추천 🎝

 마음 **흥분된 신경을 가라앉힌다**

뛰어난 진정효과가 있어서 흥분된 신경을 가라앉힌다. 환경이 바뀌었을 때나 사람들 앞에서 발표할 때 등 스트레스나 긴장에 노출되는 상황에서 뛰어난 효과를 발휘한다. 기분이 날카롭게 곤두서 있을 때나 감정의 기복이 심하고 정서가 안정되지 않을 때에도 추천한다. 스트레스성 어지럼증이나 불면증에도 효과적이다.

 몸 **스트레스성 증상을 완화**

중추신경에 작용하여 면역기능을 강화하는 효과가 있다. 스트레스나 피로로 면역력이 저하되었을 때에. 또한 위장의 움직임이 약해져서 소화불량을 일으키거나, 체중감소나 빈혈에도 효과를 발휘한다. 관절이나 근육의 경직을 풀어주고 혈행을 좋게 하는 작용도 하므로 통증 등의 증상에도 효과적이다.

피부 **여드름, 거칠어진 피부에**

항염증기능이 있어서 여드름·가려움·거칠어진 피부 등을 완화하는 효과가 있다.

【상성이 좋은 에센셜오일】

샌달우드나 일랑일랑 등 농후한 향과 블렌딩하면 마음을 가라앉힌다. 달콤하고 화려한 로즈와 조합하면 촉촉하고 차분한 향으로. 클라리세이지나 라벤더 등 산뜻하고 상쾌한 향과 조합하면 향기에 깊이가 배어 나온다.

【주의사항】

향이 강하고 지속성도 높으므로 손이나 옷에 묻으면 잘 빠지지 않는다. 임신 중인 사람이나 영유아에게 사용해서는 안 된다. 점도가 높고 굳어지기 쉽다.

【추천하는 사용법】

방향욕, 입욕, 트리트먼트, 헤어케어, 스킨케어

【구입 포인트】

산지에 따라서 성분의 함유율이 크게 달라진다.

멀미나 숙취에 효과가 있는 강한 민트의 향

페퍼민트

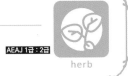

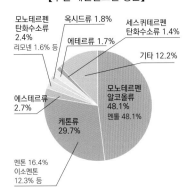

감귤계

플로럴계

오리엔탈계

수지계

스파이스계

수목계

껌이나 사탕 등의 향을 낼 때 사용하고 있는 페퍼민트. 스피아민트과 워터민트의 교배종으로, 습기가 있는 기후를 좋아하는 다년초이다. 고대 로마인은 이 식물의 해독작용을 믿었기 때문에 연회 때는 페퍼민트로 짠 관을 쓰고 있었다고 전해지고 있다. 에센셜오일은 매우 강한 멘톨(menthol)향이 난다. 졸음을 깨우는 데 효과적이다. 구역질 억제작용도 하므로 멀미·숙취·시차장애에도 효과적이다.

【주된 에센셜오일 성분】

- 모노테르펜 탄화수소류 2.4%
- 리모넨 1.6% 등
- 옥시드류 1.8%
- 에테르류 1.7%
- 세스퀴테르펜 탄화수소류 1.4%
- 기타 12.2%
- 모노테르펜 알코올류 48.1%
- 멘톨 48.1%
- 에스테르류 2.7%
- 케톤류 29.7%
- 멘톤 16.4%
- 이소멘톤 12.3% 등

청량감 넘치는 향의 성분은 멘톨. 자극작용과 진정작용 양쪽을 겸비하고 있다. 또한 멘톤(menthone)에는 혈압을 올리는 기능도 있다.

✤ *Peppermint's DATA*

☐ 학명/ *Mentha piperita*	**<주요 작용>**
☐ 과명/꿀풀과	간강화, 강장, 거담, 구풍, 혈압
☐ 추출부위/풀 전체	상승, 해열, 건위, 항염증, 살균,
☐ 추출방법/수증기증류법	자극, 수렴, 소화촉진, 소독, 진경
☐ 주요 산지/프랑스, 영국, 미국, 오스트레일리아 등	(경련진정), 진통, 생리촉진, 발한

【향의 특징】

청량감 넘치는 박하의 향. 스피아민트보다 상쾌감이 있다.

노트 : 탑   향의 강도 : 강

【상성이 좋은 에센셜오일】

티트리나 유칼립투스 등 청량감이 있는 향과 상성이 좋다. 사이프러스와 블렌딩하면 초조한 마음을 가라앉힌다. 집중력이나 기억력을 높일 때는 레몬과 조합을 추천.

이 럴 때 추 천

마음 졸음을 깨우고 집중력을 환기시킨다

뇌에 자극을 주므로 졸음을 깨우고 머리를 상쾌하게 하며 집중력을 높이는 효과가 있다. 신경을 냉각시키는 성질도 있어서 화가 났을 때나 히스테리를 일으켰을 때 등 정신이 흥분되어 있을 때에도 효과를 발휘한다. 강장기능이 있어서 정신적 피로에도 효과적이다.

【주의사항】

피부자극이 있으므로 농도에 주의하며, 다량으로 사용해서는 안 된다. 임신·수유 중인 사람, 영유아에게 사용을 피한다.

몸 멀미나 숙취 등의 구역질 완화

자극작용이 있어서 구역질을 완화시켜 위장의 컨디션을 조절하는 효과가 있기 때문에 멀미나 숙취 등에도 뛰어난 효과를 발휘한다. 진통기능이 있어서 두통 등의 증상완화에도 효과적이다. 호흡계통의 트러블에도 효과적이다. 특히 코막힘을 낮게 하는 작용이 있어서 화분증이나 감기에 걸렸을 때에도.

【추천하는 사용법】

방향욕, 입욕, 트리트먼트, 헤어케어, 스킨케어

피부 햇볕에 탄 피부나 벌레 물린 곳의 케어에

염증이나 가려움을 가라앉히는 기능이 있을 뿐만 아니라 가벼운 마취작용과 냉각작용도 있다. 특히 햇볕에 탄 후의 케어나 벌레 물린 후의 케어에도 효과를 발휘한다. 지성피부에도 적합하여 여드름 케어나 두피의 기름기 억제에도 효과적이다.

허브계

감귤계

플로럴계

오리엔탈계

수지계

스파이스계

수목계

시원한 감귤계의 향기가 낙담한 마음을 치유한다

버가못

AEAJ 1급

citrus

홍차 얼그레이(earl grey)의 향기를 낼 때 사용한다. 오렌지와 비슷한 과일이 열리는데, 그 열매는 씁쓸한 맛이 있어서 식용으로는 적합하지 않다. 콜롬버스가 카나리아제도에서 발견하여 스페인과 이탈리아에 전파했다고 전해지고 있다. 이탈리아에서 오랫동안 열을 내리게 하는 등 민간요법으로 이용되어 왔다. 에센셜오일은 주로 완숙되기 전의 과일의 과일껍질에서 만들어지며, 시원하고 꽃과 같은 달콤함이 있는 향은 다른 향과 잘 어우러지기 때문에 오데코롱(eau de cologne)의 원료로도 자주 사용된다.

【주된 에센셜오일 성분】

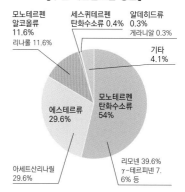

모노테르펜알코올류 11.6%
리나롤 11.6%
세스퀴테르펜탄화수소류 0.4%
알데히드류 0.3%
게라니알 0.3%
기타 4.1%
모노테르펜탄화수소류 54%
에스테르류 29.6%
아세트산리나릴 29.6%
리모넨 39.6%
γ-테르피넨 7.6% 등

리모넨, 아세트산리나릴, 리나롤 등 릴랙스효과가 있는 성분이 많다.

✛ *Bergamot's DATA*

☐ 학명/ *Citrus bergamia*	<주요 작용>
☐ 과명/ 운향과(감귤나무과)	강장, 거담, 구풍, 해열, 건위, 항우울, 항바이러스, 항진균, 살균, 살충, 소화촉진, 소독, 진경(경련진정), 진정, 진통, 냄새제거, 상처치유
☐ 추출부위/ 과피	
☐ 추출방법/ 압착법	
☐ 주요 산지/ 이탈리아, 튀니지, 모로코 등	

 이 럴 때 추 천

마음 우울한 기분을 풀고 싶을 때

진정작용과 기분을 고양시키는 작용을 겸비하고 있어서 분노·불안·스트레스 등의 부정적 감정을 없애고 마음을 치유하는 효과가 있다. 마음을 풀어주어 느긋한 기분으로 이끌어주기 때문에 감정을 억누르고 지나치게 열중해 있을 때에도 추천한다.

몸 소화계통의 컨디션 난조를 완화시킨다

소화촉진, 구풍, 경련진정 등의 기능이 있어서 설사나 변비를 포함한 소화계통의 많은 문제를 완화시킨다. 특히 신경성 위장트러블에 뛰어난 효과를 발휘한다. 식욕을 조절하는 기능도 있으므로 스트레스에 의한 식욕부진이나 과식에도 효과적이다.

피부 여드름이나 습진이 신경쓰이는 지성 피부 케어에

소독기능이 있어서 여드름·뾰루지·습진 등의 피부 트러블에 도움이 된다. 그중에서도 스트레스성 피부 트러블에 발군의 효과를 발휘한다. 두피가 기름지고 비듬이 눈에 띌 때에도 추천한다.

【향의 특징】

꽃과 같은 달콤함을 지닌 쌉싸름한 감귤계의 향.

노트 : 탑   향의 강도 : 약

【상성이 좋은 에센셜오일】

지나치게 분발하는 사람에게는 릴랙스효과를 높이는 라벤더·제라늄·클라리세이지와 블렌딩을 추천. 여드름이나 습진 등의 피부 트러블에는 캐모마일 로만과 블렌딩한다. 감귤계의 다른 향과도 잘 어우러지며 리프레시 효과가 높아진다.

【주의사항】

광독성이 특히 강하므로 피부에 바른 다음에는 햇빛이나 자외선을 12시간은 피할 것. 고농도로 사용하면 피부를 자극할 수도 있다.

【추천하는 사용법】

방향욕, 입욕, 트리트먼트, 헤어케어, 스킨케어

【구입 포인트】

광독성을 제거한 버갑텐 프리 제품도 있다.

허브계

감귤계

플로럴계

오리엔탈계

수지계

스파이스계

수목계

고독감을 치유하는 바닐라와 같은 달콤하고 농후한 향

벤조인(安息香)

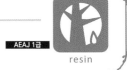
AEAJ 1급
resin

동남아시아에 생식하는 때죽나무과 나무의 수지에서 채취할 수 있는 매우 점성이 높은 에센셜오일로, 다른 이름은 안식향. 그 이름대로 호흡을 편하게 하는 기능이 있다. 동양에서는 옛부터 향이나 약으로 사용되어 왔다. 건조한 피부에 수분감을 주고 매끄럽게 만들기 때문에 발레리나가 발가락끝 갈라진 곳의 케어에 사용했다고 한다. 고독감이나 상실감 등의 정신적 피로를 치유하고 위로해준다. 바닐라와 같은 달콤하고 농후하며 스르르 녹는 듯한 향이 특징인 에센셜오일이다.

✚ Benzoin's DATA

□ 학명/ *Styrax benzoin*(수마트라),
　　　Styrax tonkinensis(샴)
□ 과명/ 때죽나무과
□ 추출부위/ 수지
□ 추출방법/ 휘발성 유기용제 추출법
□ 주요 산지/ 라오스, 태국, 인도네시아
　　　　　등

<주요 작용>
거담, 구풍, 항염증, 항카타르, 최음, 수렴, 소독, 진정, 냄새제거, 상처치유, 이뇨

이럴 때 추천

마음 고독감이나 상실감을 안고 있을 때

진정기능과 정신을 안정시키는 기능이 있어서 긴장 · 초조함 · 고독감 · 상실감 등을 완화시킨다. 특히 커다란 슬픔을 안고 있을 때에 뛰어난 효과를 발휘한다. 온기가 있는 따뜻한 향이 거칠어진 마음을 서서히 데워주며, 느긋하고 차분한 기분으로 이끌어준다.

몸 감기, 기침, 기관지염 등 목의 트러블에

항염증기능과 거담기능이 있어서 감기나 기관지염 등 호흡계통의 증상을 완화시킨다. 증기를 흡입하면 목의 트리트먼트에 효과적이다. 과잉 점액이나 가래를 배출하기 쉬워지며, 목의 통증이나 목이 잠겼을 때 뛰어난 효과를 발휘한다.

피부 튼살이나 가벼운 동상, 갈라짐, 건성 피부의 보습에

상처치유기능이 있어서 튼살 · 가벼운 동상 · 갈라짐 등 건조에 의해 상처입은 피부의 증상을 완화시킨다. 캐리어 오일을 사용한 트리트먼트는 물론이고, 핸드크림(무향료, 또는 밀랍을 사용하여 만든 것)에 1~2방울 첨가하는 것도 효과적이다.

【주된 에센셜오일 성분】

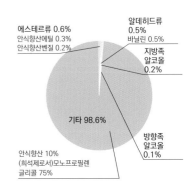

에스테르류 0.6%
안식향산에틸 0.3%
안식향산벤질 0.2%
알데히드류 0.5%
바닐린 0.5%
지방족 알코올 0.2%
기타 98.6%
방향족 알코올 0.1%
안식향산 10%
(희석제로서)모노프로필렌 글리콜 75%

희석제인 모노프로필렌 글리콜은 보습 효과가 있는 성분. 바닐라와 같은 달콤한 방향은 바닐린에 의한 것.
※ 에센셜오일 25% 희석액의 경우

【향의 특징】

바닐라와 같이 달콤하고 농후함. 스르르 녹는 듯한 따뜻함이 있는 향.

노트 : 베이스　향의 강도 : 강

【상성이 좋은 에센셜오일】

점도가 높고 다른 향을 지속시키는 보류제 역할을 한다. 농후함이 신경쓰일 때에는 오렌지 스위트나 버가못 등의 감귤계, 또는 주니퍼베리 등의 상쾌한 수목계와 조합하면 좋다. 일랑일랑이나 샌달우드 등의 오리엔탈계와도 어울린다.

【주의사항】

향이 강하므로 소량씩 사용할 것. 임신 중에는 사용을 피한다. 점성이 높다.

【추천하는 사용법】

방향욕, 입욕, 트리트먼트, 헤어케어, 스킨케어

【구입 포인트】

원액은 점성이 매우 높아서 취급이나 보관이 어려우므로 희석시킨 것도 시판되고 있다.

마조람(스위트 마조람)

AEAJ 1급

herb

허브계

감귤계

플로럴계

오리엔탈계

수지계

스파이스계

수목계

요리에도 사용되는 마조람. 성욕을 가라앉히는 작용을 한다고 일컬어져 과거에는 수도원 등에서 사용하였다. 고대 그리스·로마에서는 약초로서 귀중하게 여겨졌던 것 외에 행복의 상징으로도 여겨졌다. 무덤 위에 마조람이 나는 것은 사자가 영원한 행복을 구가하고 있는 증거라고 믿었다. 또한 신혼부부의 행복을 기원하며 마조람 화관을 선물하는 관습도 있었다. 릴랙스효과를 주는 스파이시하고 따뜻함이 있는 향이므로 남성에게도 추천된다.

✛ Marjoram's DATA

☐ 학명/ *Origanum majorana* ☐ 과명/ 꿀풀과 ☐ 추출부위/ 풀 전체 ☐ 추출방법/ 수증기증류법 ☐ 주요 산지/ 이집트, 프랑스 등	<주요 작용> 완하, 강장, 거담, 구풍, 혈압강하, 혈행촉진, 소화촉진, 소독, 진경(경련진정), 진정, 진통, 생리촉진, 상처치유

이럴 때 추천

마음 슬픔이나 고독을 느껴 잠이 잘 오지 않을 때

자율신경실조에 의한 호흡계통이나 소화계통의 컨디션 난조, 불면증, 식욕부진 등에. 부교감신경에 작용하여 자율신경의 밸런스를 조절한다. 사소한 일로 초조해하거나 불안이나 슬픔에 짓눌릴 것 같은 때에도 효과적이다. 흥분된 마음을 가라앉히고 마음을 깊게 릴랙스시키는 데에 효과적이다.

몸 냉증이나 변비, 생리 관련 고민, 근육통에

혈행촉진작용과 체온조절작용에 의해 몸을 따뜻하게 하는 효과가 있으므로 부기나 냉증대책에 도움이 된다. 또한 근육통이나 생리통 등을 완화시키는 효과도 기대할 수 있다. 경련진정(진경)기능과 구풍에 의해 변비 등의 개선에도 효과적이다.

피부 눈 밑의 다크서클이 신경쓰일 때

혈행이 나빠지면 혈중헤모글로빈이 산소결핍상태가 되어 검붉은 색으로 변화한다. 눈밑은 피부가 얇아서 이 색이 곧바로 비쳐 보이게 되어버린다. 이 에센셜오일에는 혈행을 좋게 하는 효과가 있어서 눈밑의 다크서클을 눈에 띄지 않게 할 수 있다.

【주된 에센셜오일 성분】

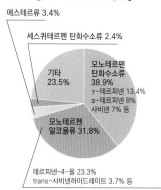

에스테르류 3.4%
세스퀴테르펜 탄화수소류 2.4%
기타 23.5%
모노테르펜 탄화수소류 38.9%
γ-테르피넨 13.4%
α-테르피넨 8%
사비넨 7% 등
모노테르펜 알코올류 31.8%
테르피넨-4-올 23.3%
trans-사비넨하이드레이트 3.7% 등

주성분인 테르피넨-4-올에는 항염증작용·항균작용·진통작용 등이 있다. 성분이 티트리와 유사한 에센셜오일.

【향의 특징】

스파이시하고 따뜻함이 있는 향. 약간의 쌉싸름하고 달콤한 맛이 있다.

노트 : 미들 향의 강도 : 중간

【상성이 좋은 에센셜오일】

잠이 잘 오지 않을 때는 라벤더나 네롤리 등 진정효과가 높은 에센셜오일과 조합할 것을 추천. 새콤달콤한 오렌지 스위트와 블렌딩하면 마음을 편안하게 하는 효과 이외에 변비의 케어에도 좋다. 초조한 기분을 진정시키거나 생리 고민에는 사이프러스를 조합하여.

【주의사항】

임신 중에는 방향욕 이외의 사용을 피한다. 장시간 사용하면 졸음을 발생시키기도 한다. 차 운전 등 집중하고 싶을 때는 삼간다.

【추천하는 사용법】

방향욕, 입욕, 트리트먼트, 헤어케어, 스킨케어

【구입 포인트】

스패니쉬 마조람이라는 것도 있는데, 다른 식물로부터 채취한 에센셜오일로 향도 다르다.

허브계

감귤계

플로럴계

오리엔탈계

수지계

스파이스계

수목계

프루티한 향이 식욕부진을 완화

만다린

citrus

만다린은 온주귤(온주밀감)의 일종으로 감귤계 중에서는 내한성이 있는 식물이다. 껍질을 건조시킨 '진피'는 한약이나 요리의 향을 낼 때 사용한다. 중국 청나라 시대의 고위 관료들은 존경의 표식으로 이 과일을 주군에게 바쳤다고 전해지고 있다. 달콤하고 프루티한 향은 스트레스성 식욕부진 등의 대책에 효과적이다. 릴랙스효과도 높아 잠이 오지 않을 때나 기운이 없을 때 추천하는 에센셜오일이다.

【주된 에센셜오일 성분】

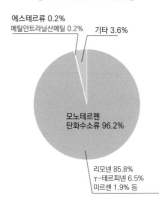

에스테르류 0.2%
메틸안트라닐산메틸 0.2%
기타 3.6%

모노테르펜 탄화수소류 96.2%

리모넨 85.8%
γ-테르피넨 6.5%
미르센 1.9% 등

주성분인 리모넨은 감귤계의 껍질에 포함되어 있는 성분. γ-테르피넨은 발암성 물질의 생성을 억제하는 기능이 있다.

✚ *Mandarin's DATA*

☐ 학명/ *Citrus reticulata*
☐ 과명/ 운향과(감귤나무과)
☐ 추출부위/ 과피
☐ 추출방법/ 압착법
☐ 주요 산지/ 이탈리아, 스페인 등

<주요 작용>
울체제거, 보습, 강장, 항우울, 세포성장촉진, 소화촉진, 경련진정(진경), 진정

 이럴 때 추천

마음 낙담한 기분을 밝게 만들고 싶을 때

교감신경을 진정시키는 작용이 있어서 정신적 피로를 완화하고 낙담한 마음을 맑고 기운차게 하는 효과가 있다. 릴랙스할 수 있기 때문에 초조함이나 불안감으로 좀처럼 잠이 들지 못할 때에도 추천된다.

몸 스트레스에 의한 식욕부진에

스트레스성 위염·위궤양·소화불량 등에 효과를 발휘한다. 소화촉진기능에 의해 식욕을 자극하므로 강한 스트레스로 식욕을 잃었을 때에도 추천된다. 작용이 부드러우므로 비교적 안심하고 사용할 수 있다.

피부 임신선의 예방이나 피부를 매끈하게 만들고 싶을 때

피부를 부드럽게 하거나 세포성장을 촉진하는 기능이 있다. 주름이나 여드름을 없애 피부를 매끈하게 정돈하거나 임신선을 예방할 때 효과적이다. 셀룰라이트의 예방 내지 케어에도 뛰어난 효과를 발휘한다.

【향의 특징】

플로럴하고 델리케이트. 감귤계 중에서는 가장 달콤한 향.

노트 : 탑 향의 강도 : 중간

【상성이 좋은 에센셜오일】

임신선의 예방 내지 케어에는 네롤리와 블렌딩하여 사용한다. 정신안정에는 네롤리와 같은 식물의 잎에서 채취하는 에센셜오일인 페티그레인과 조합하면 상승효과를 얻을 수 있다. 제라늄·일랑일랑·벤조인과도 잘 어울린다.

【주의사항】

피부를 자극할 수도 있으므로 고농도로의 사용은 피한다. 광독성은 약하지만 피부에 바른 뒤에는 햇빛이나 자외선에 닿지 않게 할 것.

【추천하는 사용법】

방향욕, 입욕, 트리트먼트, 헤어케어, 스킨케어

【구입 포인트】

만다린의 변종인 탠저린 에센셜오일도 있다. 기능은 거의 같지만 리모넨이 많다.

스모키하고 차분한 향이 심신의 상처를 치유한다

미르(沒藥/마르)

resin

허브계

감귤계

플로럴계

오리엔탈계

수지계

스파이스계

수목계

미르(myrrh)는 옛부터 피우는 향의 용도로 사용되었던 기록이 남아 있다. 고대 이집트에서는 태양숭배의식의 훈향으로 사용했다. 살균·소독기능이 있어서 미라로 만드는 유체의 방부처리에도 사용되었다. 이 사실로부터 미르가 '미라'의 어원이라고 하는 설도 있다. 또한 그리스 병사들은 전쟁터에서 상처의 출혈을 막을 때 미르를 사용했다고 한다. 머스크와 비슷한 향의 에센셜오일이다.

【주된 에센셜오일 성분】

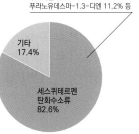

린데스트렌 42.6%
쿠르제렌 13.6%
푸라노유데스마-1.3-디엔 11.2% 등

기타 17.4%

세스퀴테르펜 탄화수소류 82.6%

✚ Myrrh's DATA

☐ 학명/ *Commiphora myrrha* ☐ 과명/ 감람나무과 ☐ 추출부위/ 수지 ☐ 추출방법/ 수증기증류법 ☐ 주요 산지/ 소말리아, 에티오피아, 모로코 등	<주요 작용> 강장, 거담, 구풍, 건위, 항바이러스, 항염증, 최음, 살균, 자궁강장, 자극, 수렴, 소독, 진정, 생리촉진, 냄새제거, 발한, 면역 활성화, 상처치유, 이뇨

쿠르제렌이나 β-엘레멘 등 항염증기능이 있는 세스퀴테르펜 탄화수소류의 성분을 많이 포함하고 있어서 소염기능·진정기능이 뛰어나다.

이럴 때 추천

마음 무기력할 때나 크게 낙담할 때

진정작용이 있어서 강한 불안감·공포·슬픔 등을 완화시키는데 효과적이다. 자극작용도 있어서 기분이 밝아진다. 무기력을 벗어나 기분을 북돋우고 싶을 때 도움이 되는 에센셜오일이다.

몸 감기 등의 예방 및 대책에

뛰어난 살균·소독기능이 있다. 게다가 건위기능도 하므로 위장 컨디션 난조에 의한 구취를 방지해준다. 항바이러스 기능도 있어서 감기 등의 증상완화에도 도움이 된다. 또한 최음작용도 하며, 발기부전 등의 성기능장애에도 효과를 발휘한다.

피부 회복이 느린 상처나 튼살, 갈라짐 등에

살균·소독기능과 상처치유기능이 있어서 질척거리는 상처나 좀처럼 낫지 않는 상처에 효과를 발휘한다. 가려움이나 염증을 완화하는 성분도 다량 포함되어 있어서 건조에 의한 발꿈치 갈라짐이나 튼살의 증상을 완화시키는 효과도 있다.

【향의 특징】

달콤함과 쌉싸름한 맛이 있는 스모키한 향. 머스크와 유사하다.

노트 : 베이스 향의 강도 : 중간~강

【상성이 좋은 에센셜오일】

점도가 높으므로 향의 보류제가 되기도 한다. 파촐리나 샌달우드와 블렌딩하면 최음작용을 높이는 효과도. 라벤더나 버가못과 조합하면 마음을 느긋하게 가라앉히는 효과가 있다.

【주의사항】

임신 중인 사람이나 아이에게 사용하지 말 것. 향이 강하고 남기 쉬우므로 손이나 옷에 닿지 않도록.

【추천하는 사용법】

방향욕, 입욕, 트리트먼트, 헤어케어, 스킨케어

【구입 포인트】

점도가 높고 무거우므로 굳어지기 쉽다. 소량씩 구입하되, 개봉하면 빨리 전부 다 사용해야 한다.

허브계

감귤계

플로럴계

오리엔탈계

수지계

스파이스계

수목계

정신적인 쇼크를 치유하는 레몬을 닮은 향

멜리사(레몬밤)

AEAJ 1급

citrus

멜리사는 '꿀벌'을 의미하는 그리스어이다. 꿀벌이 이 꽃을 좋아하기 때문에 이러한 이름이 붙었다. 옛부터 만능약으로 알려져 있으며, 중동에서는 강장제로 사용되었다. 변식력이 강하며 유럽에서는 자주 보이는 식물이지만, 채유율이 매우 낮아 에센셜오일은 매우 고가이다. 상쾌하고 산미(신맛)와 달콤함이 있는 레몬을 닮은 향이 나는 점에서 레몬밤이라고도 불리며, 허브티로도 인기가 있다.

【주된 에센셜오일 성분】

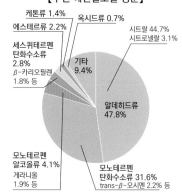

케톤류 1.4%　옥시드류 0.7%
에스테르류 2.2%　시트랄 44.7%
세스퀴테르펜　시트로넬랄 3.1%
탄화수소류
2.8%　기타
β-카리오필렌　9.4%
1.8% 등
알데히드류
47.8%

모노테르펜
알코올류 4.1%　모노테르펜
게라니올　탄화수소류 31.6%
1.9% 등　trans-β-오시멘 2.2% 등

✚ *Melissa's* DATA

□ 학명/ *Melissa officinalis*
□ 과명/ 꿀풀과
□ 추출부위/ 꽃, 잎
□ 추출방법/ 수증기증류법
□ 주요 산지/ 프랑스, 독일 등

\<주요 작용\>

강장, 구풍, 혈압강하, 해열, 건위, 항알러지, 항우울, 항염증, 자궁강장, 소화촉진, 경련진정(진경), 진정, 생리촉진, 발한

알데히드류를 많이 포함하고 있어서 뛰어난 진통작용을 한다. β-카리오필렌은 호르몬밸런스의 변화에 의한 초조함이나 우울함을 진정시키는 효과가 있는 성분.

 이럴 때 추천

마음 쇼크나 상실감으로 혼란해진 마음을 기운나게 하고 싶다

진정·항우울·강장 등의 기능이 있어서 감정이 혼란한 상태에 있을 때 마음을 가라앉히는 효과가 있다. 더불어 마음에 활력을 부여하여 밝고 긍정적인 기분으로 이끄는 역할도 하므로 정신적인 쇼크에서 회복하고 싶을 때나 상실감을 완화시키고 싶을 때 등에 효과적이다.

몸 순환계통이나 소화계통의 컨디션 난조, 생리통, 화분증에

심장을 자극하여 활성화시키거나 진정시키는 작용이 있어서 혈압이나 심장박동을 내려 심장의 부담을 완화시킬 수 있다. 생리주기를 정돈하고 생리통 완화에도 효과적이다. 소화촉진기능도 있어서 특히 스트레스에 의한 소화기의 컨디션 난조에 효과를 발휘한다. 소화불량·구역질·위통 등을 가라앉힌다. 항알러지작용이 있어서 화분증에도 효과적이다.

피부 아토피성 피부염이나 두드러기, 습진에

항알러지 및 항염증기능이 있어서 아토피성 피부염·두드러기·습진 등에 효과를 발휘하고 가려움을 가라앉혀준다. 두피의 기름기도 억제하므로 탈모예방에도 효과가 있다.

【향의 특징】

청량감이 있는 섬세한 향. 레몬을 닮은 산미(신맛)와 달콤함이 있다.

노트 : 미들　향의 강도 : 중간

【상성이 좋은 에센셜오일】

꽃의 달콤함이 있는 향과 잘 어울리며, 라벤더나 제라늄과 블렌딩하면 마음을 치유하는 효과가 있다. 농후한 달콤함의 일랑일랑과 조합하면 호흡을 가라앉히는 데에 유효. 레몬이나 레몬그라스와도 잘 어우러진다.

【주의사항】

작용이나 향이 다소 강하여 피부나 점막을 자극하기도 한다. 임신 중인 사람, 영유아에게 사용은 피한다.

【추천하는 사용법】

방향욕, 입욕, 트리트먼트, 헤어케어, 스킨케어

【구입 포인트】

시트로넬라나 레몬그라스 등 비슷한 향의 에센셜오일과 섞인 것도 있으므로 주의를.

청량감이 있는 향이 콧물이나 코막힘을 완화

유칼립투스 글로불루스 AEAJ 1급·2급

tree

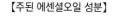

코알라의 먹이로 알려진 유칼립투스는 생명력이 강하고 성장이 빠른 나무이다. 오스트레일리아 원주민 아보리지니는 '키노'라고 부르며, 상처를 치유할 때 이 나무의 잎을 말아 사용했다. 티트리와 마찬가지로 강한 살균작용이 있고, 화분증이나 감기 등 호흡계통의 트러블 대책에 도움이 된다. 유칼립투스는 매우 종류가 많은 식물이어서 에센셜오일도 여러 종류 있는데, 유칼립투스 글로불루스가 가장 일반적. 콧물이나 코막힘 등의 대책에 적합하다.

【주된 에센셜오일 성분】

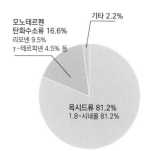

모노테르펜 탄화수소류 16.6%
리모넨 9.5%
γ-테르피넨 4.5% 등

기타 2.2%

옥시드류 81.2%
1.8-시네올 81.2%

✚ *Eucalyptus globulus's DATA*

□ 학명/ *Eucalyptus globulus*
□ 과명/ 도금양과
□ 추출부위/ 잎, 줄기
□ 추출방법/ 수증기증류법
□ 주요 산지/ 중국, 브라질, 오스트레일리아, 포르투갈 등

＜주요 작용＞
울체제거, 강장, 거담, 해열, 항바이러스, 항염증, 항카타르, 살균, 살충, 자극, 소독, 제한, 진해, 진통, 냄새제거, 면역활성화, 상처치유, 이뇨

주성분은 1.8-시네올. 목이나 코의 컨디션 난조에 도움이 되는 많은 기능을 가진 성분으로, 향도 강하다.

이럴 때 추천

마음 폐색감을 타파하고 집중력을 높이고 싶을 때

강장기능이 있으므로 부정적인 기분으로 가득 찼을 때나 정서적으로 코너에 몰렸을 때에 적합하다. 침울한 마음을 정화시켜 의욕을 회복시켜준다. 각성작용으로 머리가 맑아지므로 집중력이나 기억력도 높아진다.

몸 감기나 인플루엔자, 화분증에

진해·거담·항카타르 등의 기능이 있어서 코나 목의 증상을 완화시키는 효과가 있다. 티트리와 마찬가지로 화분증으로 힘들 때 도움이 되는 에센셜오일이다. 면역력을 강화하는 역할도 하므로 감기나 인플루엔자 초기에 사용하면 회복이 빨라진다.

피부 가벼운 화상이나 발진, 상처나 여드름에

세균의 번식을 억제하는 효과가 있어서 고름이 찬 여드름이 잘 생기지 않게 해준다. 항염증 및 상처치유 기능도 있어서 가벼운 화상·발진·베인 상처 등을 완화시키고 회복을 빠르게 해 주는 효과가 있다.

【향의 특징】
샤프하고 클리어한 향. 코가 뚫리는 듯한 청량감.
노트 : 탑   향의 강도 : 강

【상성이 좋은 에센셜오일】
향이 매우 강하므로 블렌딩할 때는 사용량에 주의할 것. 집중력을 높이려면 사이프러스와 조합이 좋다. 진저와 블렌딩하면 혈행을 촉진하여 어깨결림을 완화시키거나 감기증상을 완화시키는 효과도.

【주의사항】
피부를 자극할 수도 있으므로 민감성 피부인 사람은 저농도로 사용하고, 임신 중인 사람이나 영유아에게 사용은 피한다. 장기간 다량으로 사용하지 말 것.

【추천하는 사용법】
방향욕, 입욕, 트리트먼트, 헤어케어, 스킨케어

【구입 포인트】
작용도 향도 강하므로 1회 사용은 소량으로 충분하다. 소량씩 구입하는 것이 좋다.

허브계

감귤계

플로럴계

오리엔탈계

수지계

스파이스계

수목계

레몬과 같은 달콤한 향으로 방충

유칼립투스 시트로도라(레몬 유칼립투스)

tree

잎을 비벼 문지르면 레몬과 같은 향이 난다. 산초 같은 자극도 있어서 똠양꿍(tom yam kung, 태국 음식의 하나) 등의 에스닉 요리에도 자주 사용한다. 벌레퇴치효과가 높은 에센셜오일로는 시트로넬라가 유명하지만, 이 에센셜오일쪽이 방충작용이 있는 시트로네랄을 많이 포함하고 있어서 바퀴벌레나 모기 등을 퇴치할 때 활약한다. 다른 유칼립투스 에센셜오일과 다르게 진정작용이 뛰어나며, 잠을 방해하지도 않으므로 침실에서 사용해도 좋다.

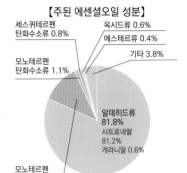

【주된 에센셜오일 성분】

세스퀴테르펜 탄화수소류 0.8%
옥시드류 0.6%
에스테르류 0.4%
기타 3.8%
모노테르펜 탄화수소류 1.1%
알데히드류 81.8%
시트로네랄 81.2%
게라니알 0.6%
모노테르펜 알코올류 11.5%

주성분은 방충 및 항염증기능이 있는 시트로네랄. 다른 유칼립투스 에센셜오일에 비해 항바이러스 기능은 다소 약하다.

✤ *Eucalyptus citriodora's* DATA

□ 학명/ *Eucalyptus citriodora* □ 과명/ 도금양과 □ 추출부위/ 잎, 줄기 □ 추출방법/ 수증기증류법 □ 주요 산지/ 브라질, 중국, 오스트레일리아, 아프리카 등	<주요 작용> 울체제거, 기피(忌避), 강장, 혈압강하, 항바이러스, 항염증, 항진균, 살균, 제한, 경련진정(진경), 진정, 진통, 면역활성화

 이럴 때 추천

마음 흥분된 마음을 가라앉히고 싶을 때

진정기능이 있어서 초조하거나 흥분했을 때 효과를 발휘한다. 스트레스나 쇼크를 받아 정서불안정상태가 되어 있을 때에도 효과를 발휘한다. 부정적인 감정을 가라앉히고 마음을 밝고 기운차게 할 수 있다.

몸 근육의 염증이나 어깨결림의 케어에

항염증기능이 있어서 방광염·대장염·치은염·질염 등으로 인한 염증을 가라앉히고 증상을 완화시킨다. 진통기능이 있어서 근육통이나 관절통을 완화시키는 효과도 있다. 울체제거작용도 하므로 어깨결림이나 부기의 케어에도 효과적이다.

피부 벌레 물린 데나 무좀, 피부의 가려움에도

방충 및 냄새제거 작용도 하므로 여름철에 자주 사용된다. 염증을 가라앉히는 작용도 하므로 벌레 물린 곳의 케어에도 도움이 된다. 뛰어난 항진균 기능이 있는 시트로네랄을 많이 포함하고 있는 이 에센셜오일은 끈질긴 무좀 치료에도 효과적이다.

【향의 특징】

샤프하고 클리어한 향. 레몬과 같은 달콤함을 지니고 있다.

노트 : 탑   향의 강도 : 중간

【상성이 좋은 에센셜오일】

청량감이 있는 향과 상성이 좋다. 마음의 밸런스를 회복하려면 제라늄·페퍼민트·티트리 등과 블렌딩하여 사용한다. 벌레 퇴치에는 같은 방향성분을 포함하는 시트로넬라와 블렌딩하면 상승효과가 증대된다.

【주의사항】

피부를 자극하므로 민감성 피부인 사람은 저농도로 사용할 것. 임신 중에는 사용을 피한다.

【추천하는 사용법】

방향욕, 입욕, 트리트먼트, 헤어케어

【구입 포인트】

유칼립투스 슈타이게리아나라는 에센셜오일도 레몬과 같은 향이 나지만, 기능이 다르므로 주의할 것.

아이들에게도 사용할 수 있는 부드러운 향

유칼립투스 라디아타

tree

유칼립투스 글로불루스와 에센셜오일은 함유성분이 비슷하여 같은 효과를 기대할 수 있다. 그런데 이 에센셜오일은 피부나 점막에 대한 자극이 약하고 향도 달콤하고 부드러운 것이 특징이다. 화분증 대책으로 마스크에 떨어뜨려 사용할 때는 이 에센셜오일을 추천. 수많은 유칼립투스 에센셜오일 중에서도 트리트먼트나 아로마 배스로 사용할 때는 유칼립투스 라디아타가 가장 적합하다. 아이들이나 고령자에게도 비교적 안심하고 사용할 수 있는 에센셜오일이다.

【주된 에센셜오일 성분】

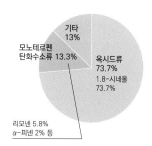

기타 13%
모노테르펜 탄화수소류 13.3%
옥시드류 73.7%
1.8-시네올 73.7%
리모넨 5.8%
α-피넨 2% 등

유칼립투스 글로불루스와 비교해 1.8-시네올의 함유율이 낮으며 향도 부드럽다.

✚ *Eucalyptus radiata's* DATA

☐ 학명/ *Eucalyptus radiata*
☐ 과명/ 도금양과
☐ 추출부위/ 잎, 줄기
☐ 추출방법/ 수증기증류법
☐ 주요 산지/ 오스트레일리아, 중국 등

<주요 작용>
울체제거, 강장, 거담, 항바이러스, 항염증, 항카타르, 살균, 자극, 제한(땀제거), 진해, 면역활성화

이럴 때 추천

 마음에 여유를 되찾고 싶을 때

부정적인 기분이 되거나 정신적으로 코너에 몰렸을 때 응어리진 마음을 풀어주고 마음의 여유를 되찾게 해준다. 매사를 새로운 방식으로 보도록 촉진하며, 긍정적인 기분으로 만들어준다.

 화분증이나 감기, 인플루엔자 대책에

코나 목의 트러블에 뛰어난 효과를 발휘한다. 화분증으로 고생하는 사람에게 추천하는 에센셜오일이다. 기침을 멎게 하고 가래를 잘 끊어지게 하고, 콧물을 억제하고 코막힘을 낮게 하는 효과를 기대할 수 있다. 자극이 적고 작용이 부드러우므로 적절하게 사용한다면 아이들이나 고령자에게도 안전하다.

피부 비듬 예방이나 육모, 지성 피부의 여드름 케어에

여분의 기름기를 없애서 두피를 자극하므로 샴푸에 첨가하면 비듬을 예방하는 이외에 육모 효과도 기대할 수 있다. 항염증기능이 있어서 세균 번식을 억제하고 고름이 잘 생기지 않게 하는 효과도 있으므로 지성 피부의 여드름 케어에도. 가벼운 화상이나 발진 등의 회복을 빠르게 하는 효과도 있다.

【향의 특징】

다소 프루티(fruity)한 달콤함을 지닌다. 유칼립투스 글로불루스에 가깝다.

노트 : 탑 향의 강도 : 중간

【상성이 좋은 에센셜오일】

향도 작용도 비교적 부드러우므로 다른 에센셜오일과 블렌딩하기 쉽다. 감기 예방에는 살균효과가 있는 로즈마리나 라벤더와 블렌딩을 추천. 그 외에도 산뜻한 허브계의 향과도 상성이 좋다.

【주의사항】

피부를 자극할 수도 있으므로 민감성 피부인 사람은 저농도로 사용을. 임신 중일 때는 사용을 피한다. 인화점이 낮으므로 화기에도 주의.

【추천하는 사용법】

방향욕, 입욕, 트리트먼트, 헤어케어, 스킨케어

【구입 포인트】

성분이나 용도는 유칼립투스 글로불루스와 비슷하지만, 아이들이나 고령자에게는 이쪽을 추천.

허브계

감귤계

플로럴계

오리엔탈계

수지계

스파이스계

수목계

마음을 풀어주고 릴랙스효과가 높은 향기

유자(압착법)

citrus

옛부터 요리의 향을 낼 때나 유자목욕 등에 이용되어 온 감귤류이다. 유자의 향에는 혈행촉진 및 신진대사촉진 기능이 있기 때문에 '동짓날에 유자 목욕을 하면 감기에 걸리지 않는다' 라는 관습은 매우 이치에 맞다고 할 수 있다. 어딘가 정겹고 안심되는 향은 릴랙스효과가 강하여 마음을 부드럽게 풀어준다. 또한 살균 및 보습도 하기 때문에 스킨케어에도 효과적이다.

【주된 에센셜오일 성분】

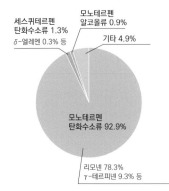

세스퀴테르펜 탄화수소류 1.3%
δ-엘레멘 0.3% 등

모노테르펜 알코올류 0.9%

기타 4.9%

모노테르펜 탄화수소류 92.9%

리모넨 78.3%
γ-테르피넨 9.3% 등

✚ *Yuzu[expression]'s DATA*

☐ 학명/ *Citrus junos*	<주요 작용>
☐ 과명/ 운향과(감귤나무과)	울체제거, 간강화, 강장, 혈행촉진, 해열, 항바이러스, 항염증, 살균, 자극, 수렴, 진통, 발한, 면역활성화
☐ 추출부위/ 과피	
☐ 추출방법/ 압착법	
☐ 주요 산지/ 일본	

주성분인 리모넨은 감귤계에 많이 포함된 성분으로, 혈행이나 대사를 촉진하는 작용이 있다. 압착법으로 추출한 이 에센셜오일에는 항염증 및 진통기능이 있는 세스퀴테르펜 탄화수소류도 포함되어 있다.

이럴 때 추천

마음 불안이나 망설임을 느낄 때

긴장이나 스트레스를 완화하여 감정을 가라앉히거나, 긴장된 신경을 풀어 기분을 평온하게 만드는 역할을 한다. 강장기능이 있기 때문에 정신적으로 지쳐 있을 때나 불안을 느끼고 있을 때에 효과적이다. 마음에 활력을 부여하고 긍정적인 기분으로 이끌어준다.

몸 냉증이나 부기 대책에. 육체피로의 회복에

피부를 자극함으로써 혈액순환을 촉진하고 냉증이나 부기 대책에 효과를 발휘한다. 그 외에 어깨결림·요통·신경통 등으로 응어리진 통증, 육체 피로의 회복에 도움이 된다. 체내에 있는 여분의 수분이나 노폐물을 배출하는 역할도 있으므로 셀룰라이트 예방에도.

피부 건성 피부의 보습에. 고운 피부를 만드는 효과도

피부의 신진대사를 촉진시켜 기미나 주근깨 등을 예방 내지 케어한다. 피부를 정화하고 보습하는 작용이 있어서 튼살 등 건조하고 거칠어진 피부의 케어에도 효과를 발휘한다. 또한 피지분비를 억제하므로 여드름이나 뾰루지 예방에도 효과적이다.

【향의 특징】

상쾌한 달콤함과 은은한 쌉싸름한 맛을 지닌 향.

노트 : 탑 향의 강도 : 중간

【상성이 좋은 에센셜오일】

캐모마일 로만과의 블렌딩하면 릴랙스효과를 높일 수 있다. 냉증대책에는 진저와의 블렌딩을 추천. 달콤한 향의 벤조인과 조합하면 건성 피부의 케어에. 또한 감귤계의 다른 향과도 잘 어울린다.

【주의사항】

피부자극을 느낄 수도 있으므로 민감성 피부인 사람은 주의할 것. 광독성이 있으므로 피부에 바른 뒤에는 자외선이나 햇빛을 피할 것.

【추천하는 사용법】

방향욕, 입욕

허브계

감귤계

플로럴계

오리엔탈계

수지계

스파이스계

수목계

포근하고 따스함이 있는 향이 마음에 안식을 준다

유자(수증기증류법)

citrus

유자 에센셜오일의 추출법에는 압착법과 수증기증류법이 있는데, 화장품과 같이 피부에 직접 닿게 할 때에는 수증기증류법이 많이 쓰인다. 광독성이 없으므로 주간에도 안심하고 사용할 수 있다. 또한 피부에 대한 자극이 적기 때문에 캐리어 오일로 희석시켜 트리트먼트 오일로 사용할 수 있다. 혈행촉진기능이 있어서 결리고 뭉친 몸의 통증을 완화시키는 데 효과가 있다. 정신면으로는 약해진 마음을 따뜻하게 하여 피로를 치유하고 활력을 되찾아준다.

【주된 에센셜오일 성분】

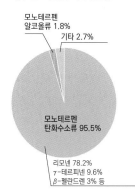

모노테르펜
알코올류 1.8%
기타 2.7%

모노테르펜
탄화수소류 95.5%

리모넨 78.2%
γ-테르피넨 9.6%
β-펠란드렌 3% 등

✛ *Yuzu[steam distillation]'s DATA*

□ 학명/ *Citrus junos* □ 과명/ 운향과(감귤나무과) □ 추출부위/ 과피 □ 추출방법/ 수증기증류법 □ 주요 산지/ 일본	<주요 작용> 울체제거, 간강화, 강장, 혈행촉진, 해열, 항바이러스, 살균, 자극, 수렴, 발한, 면역활성화

모노테르펜 탄화수소류가 주성분으로 리프레시 효과나 소화촉진기능이 뛰어나다. 페퍼민트 같은 상쾌한 향을 지닌 β-펠란드렌을 압착법의 유자 에센셜오일보다 많이 포함한다.

이럴 때 추천

마음 **릴랙스하고 싶을 때, 낙담해 있을 때**

부드럽고 상쾌한 향이 긴장된 신경을 풀어주고 마음의 여유를 되찾아준다. 우울하고 마음이 가라앉아 있을 때나 낙담해 있을 때에 추천한다. 좀처럼 잠이 들지 못할 때에도.

몸 **냉증이나 피로 등의 완화, 감기의 초기증상에**

혈액이나 림프의 흐름을 촉진하고 여분의 수분이나 노폐물을 배출을 도와주므로 차가운 손발을 따뜻하게 하거나 어깨결림을 케어할 수 있다. 쌓인 피로 대책으로도 좋다. 몸을 릴랙스시키고 면역력을 높이므로 감기의 초기증상에도 효과적이다.

피부 **혈행을 좋게 하고 보습이나 고운 피부를 만드는 효과도**

피부에 대한 자극이 순한 에센셜오일이다. 혈행이 좋아지므로 안색이 좋지 않을 때나 눈밑의 다크서클이 신경쓰일 때 사용한다. 피부의 칙칙함을 없애고 수분감과 탄력을 준다. 또한 동상의 예방 내지 대책에 도움이 된다.

【향의 특징】

상쾌한 달콤함과 은은하고 쌉싸름한 맛을 지닌 순한 향.

노트 : 탑 향의 강도 : 약~중간

【상성이 좋은 에센셜오일】

기분이 가라앉아 있을 때는 클라리세이지나 페티그레인을 추천. 건성 피부의 스킨케어에는 자스민과 조합하면 좋다. 주니퍼베리와 블렌딩하면 체액순환을 촉진하고 신진대사를 높이는 효과가 있다.

【주의사항】

피부를 자극할 수도 있으므로 고농도로의 사용은 피한다.

【추천하는 사용법】

방향욕, 입욕, 트리트먼트

허브계

감귤계

플로럴계

오리엔탈계

수지계

스파이스계

수목계

샤프하고 쓸쓸함이 있는 감귤계의 향으로 리프레시

라임

citrus

레몬보다 둥글고 작으며 껍질도 얇은 것이 특징. 완숙되면 산미가 빠져버리므로 열매가 녹색인 상태일 때 수확한다. 비교적 장기간 보존할 수 있어서 대항해시대의 선원들은 괴혈병을 예방하는 비타민 C의 보급원으로 귀중하게 여겼다. 샤프한 쓸쓸함이 있으며, 프레시하고 가벼운 향이 특징. 지친 마음을 리프레시하여 기운을 북돋아준다. 진저에일이나 콜라와 같은 음료의 향을 낼 때에도 이용되고 있다.

【주된 에센셜오일 성분】

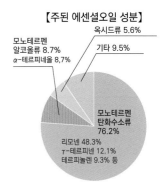

옥시드류 5.6%
모노테르펜 알코올류 8.7%
α-테르피네올 8.7%
기타 9.5%
모노테르펜 탄화수소류 76.2%
리모넨 48.3%
γ-테르피넨 12.1%
테르피놀렌 9.3% 등

✚ Lime's DATA

□ 학명/ *Citrus aurantifolia*	<주요 작용>
□ 과명/ 운향과(감귤나무과)	울체제거, 강장, 해열, 건위, 항바이러스, 살균, 살충, 자극, 수렴, 소독, 식욕증진, 진정, 면역활성화
□ 추출부위/ 과피	
□ 추출방법/ 압착법	
□ 주요 산지/ 멕시코, 미국 등	

모노테르펜 탄화수소류를 다량 포함하며 항바이러스 및 항염증기능이 강하다. 테르피놀렌은 발암성 물질의 생성을 억제하는 역할도 한다.

【향의 특징】

샤프하고 쓸쓸함이 있는 상쾌한 향. 은은한 달콤함도 지닌다.

노트 : 탑   향의 강도 : 중간

【상성이 좋은 에센셜오일】

허브계의 향과 상성이 좋으며, 로즈마리와 블렌딩하면 집중력을 높이고 싶을 때에 효과적이다. 라벤더 · 제라늄 · 네롤리 등 플로럴계의 향과도 어울린다. 페티그레인과의 블렌딩하면 소화계통의 트러블이나 지성 피부의 케어에.

【주의사항】

광독성이 있으므로 몸에 발랐을 경우에는 햇빛이나 자외선을 피할 것. 피부자극이 있으므로 민감성 피부인 사람은 주의가 필요함.

【추천하는 사용법】

방향욕, 입욕, 트리트먼트, 스킨케어

【구입 포인트】

수증기증류법으로 추출된 에센셜오일도 있으며, 이쪽은 향이 다소 우디(woody)하며 광독성이 없다.

  이럴 때 추천

마음 기분전환을 하고 싶을 때

마음에 자극을 주어 밝고 활기있는 기분으로 만들어준다. 감정이 무뎌졌을 때나 불안에 떨고 있을 때, 우울하고 마음이 가라앉아 있을 때에 뛰어난 효과를 발휘한다. 머리를 산뜻하게 하므로 집중력을 높이는 효과도 기대할 수 있다.

몸 감기의 증상 완화, 해열, 식욕부진 등에

해열기능이 있어서 감기 등에 의한 발열에 효과적이다. 기침을 가라앉히거나 콧물 · 코막힘을 낮게 하는 등 호흡계통의 증상완화에도 효과적이다. 항바이러스기능이 있어서 면역력을 강화시키므로 감염증 예방에도 적합하다. 다른 감귤계 에센셜오일과 마찬가지로 소화액 분비도 촉진하므로 식욕부진에도 효과적이다.

피부 지성 피부의 케어에

피부를 수축시키고 강하게 하므로 지성 피부의 케어에 효과를 발휘한다. 살균 · 소독기능도 있어서 여드름 케어에도 효과적이다. 또한 지혈작용도 하므로 출혈을 수반하는 상처의 회복을 빠르게 하는 효과도 기대할 수 있다.

샤프한 라벤더의 향으로 리프레시

라반딘

floral

라벤더와 스파이크 라벤더의 교배종이 라반딘. 블루 그레이의 커다란 꽃을 피우며 라벤더나 스파이크 라벤더보다 튼튼한 식물이다. 튼튼하고 키우기 쉬우며 꽃의 이삭 수가 많으므로 많이 채유되고 있다. 과거 라반딘 에센셜오일은 라벤더 에센셜오일의 향을 강하게 만들기 위해 사용되었지만, 현재에는 이 에센셜오일 자체의 작용이나 향이 인정받아 아로마테라피에 활용되고 있다.

【주된 에센셜오일 성분】

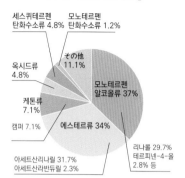

세스퀴테르펜 탄화수소류 4.8%
모노테르펜 탄화수소류 1.2%
옥시드류 4.8%
그 他 11.1%
모노테르펜 알코올류 37%
케톤류 7.1%
캠퍼 7.1%
에스테르류 34%
아세트산리나릴 31.7%
아세트산라반듀릴 2.3%
리나롤 29.7%
테르피넨-4-올 2.8% 등

라벤더와 마찬가지로 아세트산리나릴과 리나롤이 주성분. 이 에센셜오일의 향이 다소 자극적이고 샤프한 것은 캠퍼를 포함하고 있기 때문.

✚ *Lavandin's DATA*

□ 학명/ *Lavandula hybrida*
□ 과명/ 꿀풀과
□ 추출부위/ 꽃, 잎
□ 추출방법/ 수증기증류법
□ 주요 산지/ 프랑스 등

<주요 작용>
거담, 항우울, 항바이러스, 소독, 경련진정(진경), 진통, 상처치유

이럴 때 추천

마음 집중력이 저하되어 있을 때의 리프레시에

라벤더보다 진정기능은 약하지만, 자극적인 향이 있으므로 리프레시 효과를 기대할 수 있다. 마음이 지쳤을 때나 집중력이 저하되기 시작했을 때 등 기분전환이 필요할 때에 사용하면 불안한 기분을 완화시키고 머리를 산뜻하게 하는 효과가 있다. 떨어진 집중력을 어떻게든 부활시키고 싶을 때에도 추천.

몸 근육피로, 호흡계통의 증상 완화에

통증을 완화하고 굳어진 근육을 풀어주는 역할을 하므로 근육피로 · 염좌 이외에 두통이나 편두통에도 효과적이다. 라벤더에 비해 침투성이 뛰어나므로 호흡기나 순환계통, 근육 등의 증상에 효과를 발휘한다.

피부 피부염 외 각종 상처에도

상처치유기능 등에 의해 상처의 회복을 빠르게 하고 흉터가 남지 않도록 하는 효과가 있다. 습진이나 피부염 이외에 가벼운 화상 · 여드름 등에도 사용할 수 있다.

【향의 특징】

라벤더를 보다 더 선명하고 샤프하게 만든 향.
노트 : 미들 향의 강도 : 중간

【상성이 좋은 에센셜오일】

레몬 · 시트로넬라 · 오렌지 스위트 등의 감귤계와 조합하면 리프레시 효과가 높아진다. 클라리세이지 등의 산뜻한 허브계의 향이나 자스민 등의 오리엔탈 향과도 상성이 좋다.

【주의사항】

임신 중인 사람이나 아이들에게 사용하는 것은 피한다. 피부자극을 느끼는 사람도 있으므로 민감성 피부인 사람은 저농도로 사용할 것.

【추천하는 사용법】

방향욕, 입욕, 트리트먼트, 스킨케어

【구입 포인트】

라반딘 아브리알리스라는 에센셜오일도 있는데, 이쪽은 성분도 향도 스파이크 라벤더 쪽에 더 가깝다.

허브계

감귤계

플로럴계

오리엔탈계

수지계

스파이스계

수목계

청량감 있는 향이 심신의 밸런스를 조절한다

라벤사라

herb

라벤사라는 열대우림에 자생하는 녹나무과의 수목. 그 이름은 원산지인 마다가스카르 말로 '좋은 잎'이라는 의미이다. 마다가스카르의 원주민들이 옛부터 귀중히 여겨 온 식물로, 잎을 달여서 마시거나 갈아 으깨서 몸에 바르는 약초로 유용하게 사용해 왔다. 아로마테라피에서의 이용 역사는 아직 짧지만, 라벤더와 닮은 작용이 있는 용도의 폭이 넓은 에센셜오일. 작용이 순하며 아이들이나 고령자에게도 비교적 안심하고 사용할 수 있다.

【주된 에센셜오일 성분】

모노테르펜
알코올류
6.5%

옥시드류 2.2%
에테르류 1%

기타
18.9%

모노테르펜
탄화수소류
52.3%
사비넨 14%
리모넨 12% 등

페놀류 8.3%

세스퀴테르펜
탄화수소류 10.8%
게르마크렌D
6.8% 등

리모넨을 많이 포함되어 있기 때문에 향은 프루티한 달콤함이 있으며, 다소 스파이시. 성분 전체적으로 항균기능이 강하며, 신체적인 면에서 여러 가지 효과를 기대할 수 있다.

✚ *Ravensara's DATA*

☐ 학명/ *Ravensara aromatica*
☐ 과명/ 녹나무과
☐ 추출부위/ 잎
☐ 추출방법/ 수증기증류법
☐ 주요 산지/ 마다가스카르, 오스트레일리아 등

<주요 작용>
울체제거, 강장, 거담, 항바이러스, 항카타르, 살균, 자극, 진해, 진정, 진통, 면역활성화

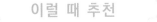

이럴 때 추천

마음 정신적인 데미지를 받았을 때에

커다란 쇼크를 받아 정신적인 데미지가 크고 공포심으로 움츠러들거나 무기력하게 되었을 때에 추천. 스트레스나 불안을 완화하고 현실을 받아들일 수 있도록 마음을 북돋아주는 효과가 있다. 불면증이나 출산 전의 불안 제거에도 효과적이다.

몸 면역을 강화하고 여러 가지 통증을 누그러뜨린다

살균·항바이러스기능에 더해 면역활성화기능도 있어서 세균이나 바이러스 감염에 의한 병의 증상을 누그러뜨릴 수 있다. 또한 근육을 이완시켜 피로를 회복시키는 효과도. 관절통·근육경련·목이나 어깨결림 등을 완화시킬 수 있다.

피부 잘 낫지 않는 피부 트러블이나 상처의 케어에도

상처입은 자리에 세균이나 바이러스 번식을 막고, 새로운 감염증을 일으키기 쉬운 피부나 잘 낫지 않는 무좀 등의 증상 완화에 효과적이다. 뛰어난 살균 및 항바이러스기능은 상처의 케어에도 효과를 발휘한다.

【향의 특징】

달콤함을 지닌 다소 스파이시한 향. 유칼립투스를 닮은 청량감.

노트 : 탑~미들 향의 강도 : 중간

【상성이 좋은 에센셜오일】

유칼립투스나 티트리를 더하면 목이나 코의 컨디션 난조를 좋게 하는 효과가 높아진다. 기능이 유사한 라벤더는 향의 상성도 좋고 사용하기 쉬운 조합. 로즈마리와도 상성이 좋다. 산뜻한 향의 감귤계와 블렌딩을 추천.

【주의사항】

임신 중일 때 사용은 피할 것. 인화점이 낮으로 화기에 주의한다.

【추천하는 사용법】

방향욕, 입욕, 트리트먼트, 헤어케어, 스킨케어

【구입 포인트】

라빈사라라는 에센셜오일도 있는데, 이쪽은 1.8-시네올이 많으며 향도 작용도 다르다.

허브계

감귤계

플로럴계

오리엔탈계

수지계

스파이스계

수목계

숙면효과가 높은 부드럽고 마음이 치유되는 향

라벤더

AEAJ 1급 : 2급

floral

유럽의 산지에 생육하고 있는 허브로, 에센셜오일은 릴랙스효과가 높고 숙면 효과가 있는 것으로 유명하다. 작용이 순하며 용도가 넓어 아로마테라피에서 가장 자주 사용되고 있다. 고대 로마에서는 상처를 처치할 때 이 허브를 욕조에 넣어 목욕을 했다. 또한 방충효과가 있는 것도 옛부터 알려져 있어서 유럽에서는 속옷을 보관한 곳에 라벤더의 꽃 이삭을 넣은 사쉐를 넣어 벌레를 퇴치했다.

【주된 에센셜오일 성분】

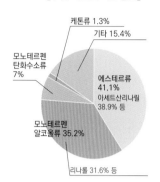

케톤류 1.3%
기타 15.4%
모노테르펜 탄화수소류 7%
에스테르류 41.1% 아세트산리나릴 38.9% 등
모노테르펜 알코올류 35.2%
리나롤 31.6% 등

리나롤은 살균 · 면역력향상기능이 있다. 아세트산리나릴은 자율신경 조절, 진정 · 진통 · 항염증 등의 기능이 있어서 함유율이 높아질수록 향이 달콤해진다.(※ 프랑스산의 경우)

【향의 특징】

상쾌한 산미와 클리어하고 가벼움이 있는 플로럴 향.

노트 : 미들   향의 강도 : 중간

【상성이 좋은 에센셜오일】

숙면을 위해서는 마음의 피로를 치유하는 오렌지 스위트나 캐모마일 로만과의 블렌딩을 추천. 버가못과 블렌딩하면 패닉이나 히스테리를 진정시키는 데 좋다.

【주의사항】

임신 중에는 방향욕 이외의 사용을 피할 것. 저혈압인 사람은 최면작용이 지나치게 강하게 일어나기도 하므로 차운전 등 집중력을 요하는 작업 전에는 사용하지 않도록 주의를.

【추천하는 사용법】

방향욕, 입욕, 트리트먼트, 헤어케어, 스킨케어

【구입 포인트】

프랑스 프로방스 지방의 제품이 향도 품질도 가장 좋다.

✤ Lavender's DATA

□ 학명/ *Lavandula officinalis*	<주요 작용>
□ 과명/ 꿀풀과	구풍, 혈압강하, 항알러지, 항우
□ 추출부위/ 꽃, 잎	울, 항바이러스, 항염증, 항진균,
□ 추출방법/ 수증기증류법	세포성장촉진, 살균, 소독, 경련
□ 주요 산지/ 프랑스, 불가리아, 영국	진정(진경), 진정, 진통, 생리촉
등	진, 냄새제거, 발한, 상처치유,
	이뇨

 이럴 때 추천

마음 릴랙스하고 싶을 때, 숙면하고 싶을 때에

자율신경의 밸런스를 조절하는 역할을 하므로 불안이나 스트레스를 끌어안은 마음을 치유하여 깊이 릴랙스시킬 때 효과적이다. 또한 뇌내 물질인 세로토닌 분비를 촉진하여 수면호르몬인 멜라토닌의 분비도 촉진하므로 불면증에도 뛰어난 효과를 발휘한다.

몸 두통, 근육통, 생리통 등에

근육을 이완시키고 통증을 가라앉히는 기능, 세포성장 촉진기능 등이 있어서 상처의 회복을 빠르게 한다. 특히 가벼운 화상의 응급처치에 뛰어난 효과를 발휘한다. 통증을 완화시키고 흉터가 잘 남지 않게 한다. 그 외에도 거칠어진 손 · 신발에 쓸려서 까진 발꿈치 · 물집 · 벌레 물린 데 등을 처치할 때도 효과적이다. 임신선의 예방 내지 케어에도 도움이 된다.

피부 화상이나 상처의 치료, 습진 및 피부염에도

항염증기능이나 살균소독기능, 상처치유기능, 세포성장촉진기능 등이 있는데, 특히 상처의 치유를 촉진한다. 가벼운 화상의 응급처치에 뛰어난 효과를 발휘한다. 통증이 안정되고 흉터가 잘 남지 않게 된다. 그밖에 맞지 않는 신발이나 벌레 등에 의한 상처치유에도 효과가 있다. 튼살 예방 및 관리에도 도움이 된다.

허브계

감귤계

플로럴계

오리엔탈계

수지계

스파이스계

수목계

싱싱하고 상쾌한 향기가 머리를 맑게

레몬

AEAJ 1급 : 2급

citrus

옛부터 항균작용이 있는 것으로 알려져 있으며, 고대 이집트인은 고기나 생선의 부패 방지, 식중독의 해독제로 이용했다. 레몬 에센셜오일은 과일 그대로의 싱싱하고 프레시한 향이 특징이다. 머리를 산뜻하고 맑게 하는 효과가 있으므로, 공부나 일을 할 때 룸방향제로 추천된다. 방안의 공기를 정화하여 감기나 인플루엔자를 예방하는 효과도 기대할 수 있다. 냄새제거 효과도 높아서 체취 예방에도 적합하다.

【주된 에센셜오일 성분】

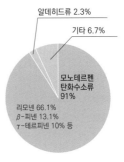

알데히드류 2.3%

기타 6.7%

모노테르펜 탄화수소류 91%

리모넨 66.1%
β-피넨 13.1%
γ-테르피넨 10% 등

✦ Lemon's DATA

□ 학명/ *Citrus limon* □ 과명/ 운향과(감귤나무과) □ 추출부위/ 과피 □ 추출방법/ 압착법 □ 주요 산지/ 이탈리아, 미국, 스페인 　　　　　 등	<주요 작용> 완하, 간강화, 강장, 구풍, 혈압강하, 건위, 항바이러스, 살균, 자극, 수렴, 소화촉진, 소독, 냄새제거, 면역력강화, 이뇨

모노테르펜 탄화수소류가 주성분으로 리프레시 효과나 소화촉진작용이 뛰어나다.

이럴 때 추천

마음 머리를 산뜻하게 하여 리프레시하고 싶을 때

냉정한 판단력이 필요로 할 때 뛰어난 효과를 발휘한다. 뇌를 자극하여 집중력과 기억력을 높인다. 잠에서 깨어 개운치 않은 머리를 맑게 하고 싶을 때에도 추천. 심신의 피로를 느끼고 있을 때의 리프레시에도.

몸 소화불량이나 변비·감기의 예방에도

건위 및 소화촉진기능이 있어서 기름진 식사를 한 뒤의 속쓰림·소화불량·구역질 등에 뛰어난 효과를 발휘한다. 혈행을 좋게 하여 몸을 따뜻하게 하고 독소를 배출하는 작용이 있어서 냉증·부기·비만예방 등에 효과가 있다. 동맥경화·고혈압·당뇨병 등의 생활습관병 예방과 살균·소독작용이 있어 감기의 예방에도 도움이 된다.

피부 지성 피부의 고민을 완화, 손톱이나 두피의 케어에도

죽은 피부세포를 제거하고 피부를 정화하는 역할을 하므로 거칠어진 피부나 입술을 깨끗이 낫게 하는 효과가 있다. 살균·소독작용도 있어서 여드름으로 고민하는 지성 피부나 두피의 케어에도 좋다. 또 망가지기 쉬운 손톱의 보호나 사마귀·티눈의 제거에도 효과를 발휘한다.

【향의 특징】

가벼움이 있는 산뜻한 향. 프레시하고 자극적인 산미.

노트 : 탑　향의 강도 : 강

【상성이 좋은 에센셜오일】

허브계와 상성이 좋으며 로즈마리나 페퍼민트는 집중력을 높일 때 도움이 된다. 감기예방에는 티트리나 유칼립투스를. 플로럴계와도 잘 어울린다. 향이 비슷한 감귤계와도 어우러지기 쉽다.

【주의사항】

광독성이 있으므로 피부에 바르면 햇빛이나 자외선을 피한다. 피부를 자극할 수도 있으므로 민감성피부에는 저농도로 사용을.

【추천하는 사용법】

방향욕, 입욕, 트리트먼트, 헤어케어, 스킨케어

【구입 포인트】

수증기류법으로 추출한 에센셜오일도 있는데, 향은 압착법 제품 쪽이 좋다.

허브계

감귤계

플로럴계

오리엔탈계

수지계

스파이스계

수목계

심신의 피로를 회복시키는 레몬을 닮은 힘센 향기

레몬그라스

AEAJ 1급

citrus

레몬그라스는 성장이 빠른 벼과의 다년초이다. 태국 요리인 똠양꿍의 식재료로도 알려져 있다. 인도에서는 옛부터 약초로 사용되어 온 식물로, 열을 내리거나, 감염증을 치료하거나, 종양의 진행을 막는 데 효과가 있다고 한다. 레몬과 같은 향 성분을 포함하고 있어서 프레시하고 강한 향이 특징. 방충기능과 냄새제거기능이 있어서 방 안의 공기를 정화시켜주므로 룸 방향제로 적합하다.

【주된 에센셜오일 성분】

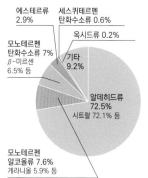

에스테르류 2.9%
세스퀴테르펜 탄화수소류 0.6%
옥시드류 0.2%
모노테르펜 탄화수소류 7% β-미르센 6.5% 등
기타 9.2%
알데히드류 72.5% 시트랄 72.1% 등
모노테르펜 알코올류 7.6% 게라니올 5.9% 등

✦ *Lemongrass's* DATA

□ 학명/ *Cymbopogon citratus* (서인도형)	<주요 작용>
Cymbopogon flexuosus (동인도형)	보습, 완하(배변을 쉽게 함), 간
□ 과명/ 벼과	강화, 강장, 구풍, 해열, 건위, 항
□ 추출부위/ 풀 전체	우울, 항바이러스, 항염증, 항진
□ 추출방법/ 수증기증류법	균, 살균, 살충, 자극, 수렴, 소화
□ 주요 산지/ 태국, 네팔, 인도, 이집트 등	촉진, 소독, 냄새제거(겨드랑이의 땀냄새 방지), 이뇨

시트랄은 네랄과 게라니알이 합쳐진 것. 레몬과 같은 향으로 뛰어난 항균기능이 있다. 피부를 자극할 수도 있으므로 주의할 것.

 이럴 때 추천

【향의 특징】

프레시한 풀의 향과 산뜻한 달콤함을 지닌 레몬의 향.

노트 : 탑~미들   향의 강도 : 강

마음 **마음의 피로를 치유하고 의욕과 집중력을 높이고 싶을 때**

자극작용이나 정신을 고양시키는 작용에 의해 마음에 에너지를 부여하는 효과를 기대할 수 있다. 아드레날린 분비를 촉진하는 기능이 있다고 일컬어지며, 지쳐 버린 마음에 의욕을 부여한다. 해야 할 일이 있는데 손이 가지 않을 때나 집중력을 높일 때에도 효과적이다.

【상성이 좋은 에센셜오일】

로즈마리나 마조람 등의 허브계와 상성이 좋다. 블랙페퍼나 진저와 블렌딩하면 혈행을 좋게 한다. 라벤더와 블렌딩하면 벌레에 물린 가려움을 완화하는 이외에 냄새제거효과도 있다.

몸 **위장 트러블, 냉증이나 근육통, 어깨결림에**

소화촉진기능이 있어서 위장의 컨디션 난조를 낮게 하는 데에 도움이 된다. 진통기능이나 항염증기능도 있어서 근육통 등의 완화에도 효과적이다. 혈류를 촉진하는 효과도 있어서 냉증·부기·어깨결림에도 효과를 발휘한다.

【주의사항】

상당히 강하게 작용하므로 고농도로 사용하면 피부자극을 느낄 수 있으므로 사용량에 주의. 임신 중에는 방향욕 이외의 사용을 피하고, 녹내장인 사람은 사용을 피한다.

피부 **모공을 수축시키고 여드름을 방지하는 데에 효과적**

수렴기능과 살균·소독기능에 의해 열린 모공을 수축시키고 피지분비의 밸런스를 조절해 여름을 케어하는 효과가 있다. 데오도란트 작용이나 냄새제거 작용도 있으므로 더운 여름날이나 스포츠활동 후에 도움이 되는 에센셜오일. 항진균 작용도 있으므로 무좀의 케어에도.

【추천하는 사용법】

방향욕, 입욕, 트리트먼트, 헤어케어, 스킨케어

【구입 포인트】

공기나 빛에 노출되면 시트랄 함유량이 낮아져버리므로 빨리 모두 사용할 것.

허브계

감귤계

플로럴계

오리엔탈계

수지계

스파이스계

수목계

어렴풋이 달콤한 레몬의 향이 마음에 평온함을 부여한다

레몬 버베나

herb

레몬 버베나는 남미 원산의 잎에서 강한 레몬과 같은 향이 나는 허브이다. 고기나 생선의 냄새 제거에 도움이 되는 스파이스로, 유럽에서는 디너 때 사용하는 핑거볼 물의 향기를 낼 때 이용해 왔다. 유럽에서는 허브티로도 인기가 있다. 건조시킨 잎은 향이 오래 지속되므로 포푸리의 재료로도 선호된다. 향기뿐만 아니라 작용도 감귤계의 에센셜오일과 닮아서 마음에 평온함을 가져다준다.

【주된 에센셜오일 성분】

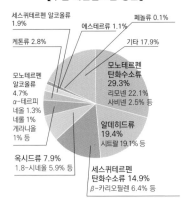

세스퀴테르펜 알코올류 1.9%
케톤류 2.8%
에스테르류 1.1%
페놀류 0.1%
기타 17.9%
모노테르펜 탄화수소류 29.3%
리모넨 22.1% 사비넨 2.5% 등
모노테르펜 알코올류 4.7%
α-테르피네올 1.3%
네롤 1%
게라니올 1% 등
알데히드류 19.4%
시트랄 19.1% 등
옥시드류 7.9%
1.8-시네올 5.9% 등
세스퀴테르펜 탄화수소류 14.9%
β-카리오필렌 6.4% 등

네롤과 게라니알이 포함되어 있어서 항균·항염 및 진통기능이 있다. 호흡계통의 컨디션 난조에 효과가 있는 1.8-시네올을 포함한다.

✚ Lemon Verbena's DATA

□ 학명/ *Lippia citriodora*
□ 과명/ 마편초과
□ 추출부위/ 잎
□ 추출방법/ 수증기증류법
□ 주요 산지/ 모로코, 프랑스 등

<주요 작용>
울체제거, 혈압강하, 해열, 건위, 항바이러스, 항염증, 살균, 자극, 소화촉진, 소독, 제한, 경련진정(진경), 진정, 진통

이럴 때 추천

마음 불안이나 스트레스로 가라앉은 마음을 리프레시할 때에

진정기능과 자극기능이 있어서 지친 마음에 평온함을 부여하고 기분을 리프레시시킬 때 효과적이다. 부교감신경에 작용하여 불안이나 스트레스 등의 부정적인 감정을 완화시킨다. 우울한 마음에서 해방되어 밝고 긍정적인 기분이 되고 싶을 때 추천한다.

몸 위장이나 호흡계통의 컨디션 난조, 부기에

소화촉진 및 건위기능이 있어서 구역질을 억제하거나 식욕부진을 케어하거나 하는 효과가 있다. 항염증기능이 있어서 코나 목의 염증을 진정시키므로 감기·기관지염·화분증 등의 완화에도 효과적이다. 림프액의 흐름을 좋게 하는 작용도 하므로 부기 대책에도 효과적이다. 숙취 때의 간기능 회복에도 도움이 된다.

피부 여드름으로 고민하는 지성 피부의 케어에

피지 밸런스를 조절하고 염증을 가라앉히는 기능이 있으므로 여드름이 나기 쉬운 지성 피부의 케어에 적합하다. 두피 케어에도 효과가 있으므로 머리카락의 기름기가 신경쓰일 때에도

【향의 특징】

플로럴(floral)한 달콤함을 지닌 레몬을 닮은 상쾌한 향.

노트 : 탑 향의 강도 : 강

【상성이 좋은 에센셜오일】

허브의 향과 잘 어우러지며, 마조람과 조합하면 혈행촉진에 효과적이다. 플로럴계의 향과도 상성이 좋으며, 제라늄과 조합하면 방충 효과를 높여준다. 엘레미와 블렌딩하면 감기 등의 증상을 완화시키는 데 도움이 된다.

【주의사항】

피부를 자극하므로 민감성 피부인 사람은 주의를. 임신·수유 중에는 방향욕 이외의 사용을 피한다.

【추천하는 사용법】

방향욕, 트리트먼트, 스킨케어

【구입 포인트】

채유율이 낮아서 고가. 스패니시 버베나나 레몬, 레몬그라스, 시트로넬라 등으로 된 모조품도 많으므로 주의.

여성의 마음과 몸을 치유하는 부드러운 장미의 향

로즈 Abs.

AEAJ 1급

floral

허브계

감귤계

플로럴계

오리엔탈계

수지계

스파이스계

수목계

아름다운 이집트의 여왕 클레오파트라가 사랑했던 꽃으로 알려진 장미. 이 에센셜오일은 그러한 장미 본래의 향을 즐길 수 있다. 로즈오토 에센셜오일과는 추출방법이 다르므로 열에 약한 성분도 사라지지 않고 포함되어 있다. 또한 로즈오토에 비하면 채유량이 많기 때문에 가격도 조금 저렴하다. 로즈오토와 거의 같은 작용을 하지만, 최음효과나 항균효과를 기대하고 사용할 때는 이 에센셜오일 쪽이 높은 효과를 얻을 수 있다.

【주된 에센셜오일 성분】

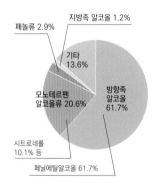

- 지방족 알코올 1.2%
- 페놀류 2.9%
- 기타 13.6%
- 방향족 알코올 61.7%
- 모노테르펜 알코올류 20.6%
- 시트로네롤 10.1% 등
- 페닐에틸알코올 61.7%

수증기증류법으로 추출된 로즈에 비해 페닐에틸알코올이 매우 많다. 이 성분은 장미향 성분의 하나로, 기억력을 높이는 효과가 있다고도 알려져 있다.

✚ Rose Absolute's DATA

□ 학명/ *Rose damascena, Rosa centifolia* □ 과명/ 장미과 □ 추출부위/ 꽃 □ 추출방법/ 휘발성 유기용제 추출법 □ 주요 산지/ 불가리아, 모로코 등	<주요 작용> 보습, 완하, 간강화, 강장, 건위, 항우울, 항바이러스, 항염증, 최음, 살균, 자궁강장, 수렴, 소독, 경련진정(진경), 진정, 생리촉진, 호르몬조절, 이뇨

 이럴 때 추천

마음 쇼크를 극복하고 싶을 때에

진정기능과 기분을 고양시키는 기능을 동시에 가지고 있어서 상처입은 마음을 위로하고 잃어버린 자신감을 되찾아준다. 무언가 커다란 쇼크를 받았을 때, 그것을 극복하고 싶다는 생각을 하고 있을 때에 추천한다. 특히 실연 등 애정면에서 상처입은 마음을 치유해준다. 또한 수증기증류법으로 추출된 로즈오토보다도 달콤하고 농후한 향에는 보다 뛰어난 최음효과가 있다고 한다.

몸 생리불순이나 PMS, 갱년기 장애의 완화에

뇌하수체나 시상하부에 자극을 주며, 호르몬 밸런스를 조절하는 효과를 기대할 수 있다. 생리불순·생리통·갱년기 장애 등 여성 특유의 고민 대책에 효과적이다.

피부 피부를 강하게 만들고 싶을 때에

모세혈관을 수축시키는 작용을 하므로 피부를 강하게 하는 효과를 기대할 수 있다. 기미나 주름을 방지하거나 피부를 탄력있게 하는 효과가 있지만, 피부의 케어에는 수증기증류법으로 추출된 로즈오토 쪽이 적합하다.

【향의 특징】

달콤하고 농후하며 화려한 향. 장미 본래의 향에 가깝다.

노트 : 베이스 향의 강도 : 강

【상성이 좋은 에센셜오일】

기분 좋은 달콤함에 더해 부드러움과 섬세함이 있는 향을 만들 수 있다. 파촐리나 샌달우드 등의 오리엔탈 향과도 잘 어울린다. 마음을 부드럽게 치유하는 데에는 캐모마일 로만이나 라벤더와의 조합을 추천. 버가못 등의 감귤계의 향과도 잘 어울린다.

【주의사항】

향이나 효과가 강하고 지속성이 좋아 고농도로 사용해서는 안 된다. 임신 중에는 사용을 피한다.

【추천하는 사용법】

방향욕, 입욕, 트리트먼트, 헤어케어, 스킨케어

【구입 포인트】

모조품이 있으므로 구입할 때는 주의를.

허브계

감귤계

플로럴계

오리엔탈계

수지계

스파이스계

수목계

장미의 달콤함을 지닌 우디한 향

로즈우드(잎)

tree

남미의 열대지역에 생식하는 상록수. 녹나무과의 수목이지만 향이 장미꽃과 비슷하기 때문에 옛부터 화장품 등의 원료도 사용되어 왔다. 프랑스에서는 빗이나 칼의 손잡이 등 일용품을 만드는 목재로서도 이용되었다. 원래부터 성장이 느리고 증식이 용이하지 않은 데다가 남벌에 의해 한때는 절멸의 위기에 직면했으나, 현재는 브라질 정부의 보호하에 조림이 진행되고 있다. 적절하게 희석시키면 임신 중인 여성이나 아이들에게도 사용 가능한 에센셜오일이다.

【주된 에센셜오일 성분】

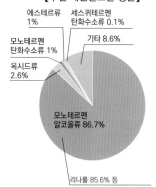

에스테르류 1%
세스퀴테르펜 탄화수소류 0.1%
모노테르펜 탄화수소류 1%
기타 8.6%
옥시드류 2.6%
모노테르펜 알코올류 86.7%
리나롤 85.6% 등

✚ *Rosewood's DATA*

□ 학명/*Aniba rosaeodora*	**<주요 작용>**
□ 과명/ 녹나무과	보습, 강장, 항우울, 항바이러스,
□ 추출부위/ 잎	항진균, 최음, 세포성장촉진, 살
□ 추출방법/ 수증기증류법	균, 살충, 자극, 소독, 진통, 냄새
□ 주요 산지/ 브라질	제거, 면역활성화

주성분은 리나롤. 리나롤에는 강한 진정효과가 있는 'I체'와 교감신경을 활성화하는 'D체'가 있는데, 이 에센셜오일은 양쪽 모두 가지고 있다.

【향의 특징】

장미를 닮은 달콤함을 지닌 가벼운 향. 우디하고 다소 스파이시.

노트 : 미들~베이스 향의 강도 : 중간

이럴 때 추천

마음 지친 마음이나 낙담한 기분을 치유하고 기운을 북돋아 준다.

중추신경에 작용하여 심신의 밸런스를 맞추는 역할을 한다. 정신적으로 지쳐버렸을 때나 낙담해버렸을 때 추천한다. 활성화하는 기능과 진정시키는 기능이 모두 있어서 불안이나 긴장 등 부정적 감정을 완화시키고 마음에 평온함과 기력을 부여하는 효과가 있다.

【상성이 좋은 에센셜오일】

같은 플로럴계의 달콤함을 지닌 향과 상성이 좋으며, 제라늄이나 로즈와 조합하면 마음을 가라앉히는 효과가 높아진다. 타임 리나롤 등의 허브계와도 상성이 좋다. 면역력을 높이는 프랑킨센스와 블렌딩할 것을 추천. 스킨케어에는 일랑일랑을.

몸 면역력을 높이고 싶을 때나 두통의 완화에

항바이러스기능이 있어서 면역력을 높이는 효과를 기대할 수 있다. 살균·소독기능도 있어서 목의 염증을 진정시키는 등 감기증상 완화에도 효과적이다. 진통기능도 있어서 특히 신경성 두통이나 편두통의 완화에 뛰어난 효과를 발휘한다.

【주의사항】

적절하게 희석시킨다면 임신 중이나 아이들에의 사용도 가능.

【추천하는 사용법】

방향욕, 입욕, 트리트먼트, 헤어케어, 스킨케어

피부 주름·기미를 케어하여 젊고 깨끗한 피부로

피부 유형을 불문하고 폭넓게 스킨케어에 사용할 수 있는 에센셜오일이다. 피부를 부드럽게 하거나 세포의 성장을 촉진시키는 효과가 있어서 기미나 주름을 케어하여 탄력과 수분감이 있는 피부로 이끌어준다. 상처를 빠르고 깨끗하게 낫게 할 수 있으므로 아토피성 피부염·여드름·습진 등의 완화에도 효과적이다.

개성적인 장미의 향기로 고운 피부를 서포트

로즈오토(다마스크 로즈)

AEAJ 1급

floral

허브계

감귤계

플로럴계

오리엔탈계

수지계

스파이스계

수목계

장미는 전통적으로 사랑의 상징으로 여겨져 왔던 꽃. 불가리아산 다마스크 종의 장미가 특히 좋은 향기를 내뿜는다고 알려져 있다. 다마스크 로즈의 꽃잎으로부터 수증기증류법으로 추출되는 것이 로즈오토이다. 1g 채취에 2,000송이의 장미꽃이 필요하다고 일컬어지는 매우 고가의 에센셜오일이다. 중세 유럽의 귀족들도 젊고 아름다운 피부를 유지하기 위해 애용했다고 전해진다. 스킨케어나 트리트먼트, 아로마 배스에는 로즈 Abs.보다 이쪽을 더 추천한다.

✚ *Rose otto's DATA*

□ 학명/ *Rosa damascena* □ 과명/ 장미과 □ 추출부위/ 꽃 □ 추출방법/ 수증기증류법 □ 주요 산지/ 불가리아, 터키, 모로코, 이란 등	<주요 작용> 보습, 완하, 간 강화, 강장, 건위, 항우울, 항바이러스, 항염증, 최 음, 살균, 자궁강장, 수렴, 소독, 경련진정(진경), 진정, 생리촉진, 호르몬조절, 이뇨

 이럴 때 추천

마음 상처입은 마음을 부드럽게 치유한다

진정효과가 있어서 불안이나 쇼크로 불안정해진 정서를 안정시켜 준다. 상처입은 마음을 부드럽게 감싸는 듯한 효과가 있어서 낙담한 기분을 천천히 치유해준다.

몸 여성 특유의 고민이나 화분증, 숙취에도

자궁을 강장하고 호르몬 밸런스를 조절하는 기능이 있으며, 생리주기를 조절하고 생리통 · PMS · 갱년기 장애 등을 완화시키는 데에 도움이 된다. 혈액을 정화하고 간을 강화하는 기능도 있어서 화분증이나 숙취에도 효과적이다.

피부 모든 피부에 사용할 수 있으며 고운 피부로 이끌어준다

피부의 안티에이징에 뛰어난 효과가 있는 에센셜오일. 지성 피부에도 건성 피부에도 사용할 수 있다. 피부세포 성장을 촉진하는 기능이 있어서 주름 · 기미 · 흉터 등을 눈에 띄지 않게 하는 이외에 피부를 부드럽게 하여 수분감도 부여하므로, 피부의 탄력이나 수분감을 되찾을 수 있다. 민감성 피부를 가진 사람이나 아이들에게 사용해도 비교적 안전하다.

【주된 에센셜오일 성분】

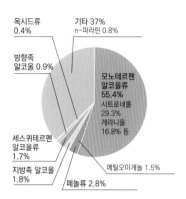

옥시드류 0.4%
기타 37% n-파라핀 0.8%
방향족 알코올 0.9%
모노테르펜 알코올류 55.4%
시트로네롤 29.3%
게라니올 16.8% 등
세스퀴테르펜 알코올류 1.7%
지방족 알코올 1.8%
메틸오이게놀 1.5%
페놀류 2.8%

n-파라핀은 저온에서 굳어지는 성질이 있다. 이 에센셜오일을 냉장고에 넣어도 굳지 않으면 에센셜오일의 원료가 가짜일 가능성이 높다.

【향의 특징】

달콤함과 깊이가 있는 확실한 장미의 향. 약간의 스파이시(spicy)함을 지닌다.

노트 : 베이스 향의 강도 : 강

【상성이 좋은 에센셜오일】

여성의 고민에 효과가 있는 클라리세이지와의 블렌딩하거나, 향에 상쾌함을 더해 주는 오렌지 스위트와 블렌딩할 것을 추천. 버가못이나 캐모마일 로만과도 잘 어울린다.

【주의사항】

향이나 효과가 강하고 지속성이 높으므로 고농도로 사용하지 말 것. 임신 중에는 사용을 피한다.

【추천하는 사용법】

방향욕, 입욕, 트리트먼트, 헤어케어, 스킨케어

【구입 포인트】

비교적 고가임. 가짜 에센셜오일이 시중에 나돌고 있으므로 신뢰할 수 있는 회사의 제품을 고를 것.

허브계

감귤계

플로럴계

오리엔탈계

수지계

스파이스계

수목계

자신감과 의욕을 높여주는 자극적이고 샤프한 향

로즈마리 캠퍼

herb

라틴어로 '바다의 물방울'을 의미하는 로즈마리는 옛부터 살균 효과가 높은 약초로 알려져 있다. 17세기 남프랑스에서 페스트환자의 사체에서 도둑질을 되풀이하던 도둑들이 로즈마리, 세이지, 타임, 민트, 라벤더 등을 절인 허브 비네거를 전신에 발라 페스트에 걸리는 것을 막았다고도 한다. 특징적인 캠퍼(장뇌 : 흰색 또는 투명한 고체인 지방고리모양 케톤의 일종)의 강한 향에는 집중력이나 기억력을 높이는 효과가 있어서 치매 예방으로서 주목받고 있다.

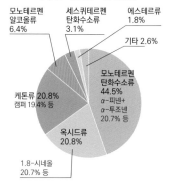

【주된 에센셜오일 성분】

모노테르펜 알코올류 6.4%
세스퀴테르펜 탄화수소류 3.1%
에스테르류 1.8%
기타 2.6%
모노테르펜 탄화수소류 44.5%
α-피넨+ α-투조넨 20.7% 등
케톤류 20.8% 캠퍼 19.4% 등
옥시드류 20.8%
1.8-시네올 20.7% 등

✚ *Rosemary camphor's* DATA

□ 학명/ *Rosmarinus officinalis*
□ 과명/ 꿀풀과
□ 추출부위/ 풀 전체
□ 추출방법/ 수증기류법
□ 주요 산지/ 스페인 등

<주요 작용>
울체제거, 간강화, 강장, 거담, 구풍, 혈압상승, 혈행촉진, 해열, 항바이러스, 항염증, 항카타르, 살균, 살충, 자극, 소독, 진정, 진통, 면역활성화, 상처치유

삼림욕과 같은 향을 지닌 α-피넨+α-투조넨을 많이 포함하고 있어서 릴랙스효과를 기대할 수 있다. 케톤류에는 신경 독성이 있으므로 피부에 그대로 바르지 말고 희석해서 사용할 것.

【향의 특징】

장뇌를 닮은 신선하고 자극적인 샤프한 향. 노트 : 미들 향의 강도 : 강

【상성이 좋은 에센셜오일】

집중력을 높이고 싶을 때는 파인이나 페퍼민트 등과 조합하면 좋다. 지성 피부를 케어할 때는 페티그레인이나 레몬그라스 등을 추천.

【주의사항】

고농도로로 사용하면 피부를 자극할 수 있으므로 주의를. 임신 중에는 방향욕 이외의 사용을 피한다. 고혈압증상이 있는 사람, 뇌전증이 있는 사람에게 사용하는 것은 피한다.

【추천하는 사용법】

방향욕, 입욕, 트리트먼트

이 럴 때 추 천

마음 기분을 긍정적으로 만들고 집중력이나 기억력을 높인다

교감신경에 작용하여 집중력이나 기억력을 높이거나, 정신적인 피로나 기력을 회복시키는 효과를 기대할 수 있다. 기분을 고양시키는 기능과 진정기능을 모두 가지고 있어서 기분을 리프레시시키는 효과가 있다.

몸 근육의 결림이나 신경통의 완화. 셀룰라이트 대책에

로즈마리계 에센셜오일 중에서 신경과 근육에 대한 효과가 가장 뛰어나며, 혈류를 촉진시켜 어깨결림 · 요통 · 근육통 등을 완화시킨다. 또한 디톡스 작용이나 지방용해작용 등도 기대할 수 있기 때문에 셀룰라이트의 예방 내지 케어에도 도움이 된다.

피부 지성 피부의 케어에. 상처를 빠르고 깨끗하게 낫게 한다

지성 피부의 케어에 효과적이다. 살균 · 항염증효과가 있으므로 여드름의 예방 · 케어에도. 피부조직을 자극하여 대사를 촉진하기 때문에 상처를 빠르고 깨끗하게 낫게 한다.

허브계
감귤계
플로럴계
오리엔탈계
수지계
스파이스계
수목계

청량감이 있는 프레시한 향이 집중력일 높인다

로즈마리 시네올

AEAJ 1급 : 2급

herb

로즈마리는 유럽에서는 옛부터 고기의 냄새를 제거하고 선도를 오래 유지시키기 위해 이용되어 온 요리용 허브이다. 옛부터 종교의 식에도 사용되었던 식물로, 이집트 파라오의 무덤에서도 이 식물이 발견된다. 또한 고대 로마나 그리스에서는 이 식물에 악마를 쫓는 힘이 있다고 생각하여 종교의식에 사용했다. 상쾌한 향이 머리를 맑게 하고 집중력을 높인다.

【주된 에센셜오일 성분】

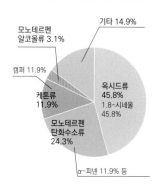

모노테르펜
알코올류 3.1%

기타 14.9%

캄퍼 11.9%

케톤류
11.9%

옥시드류
45.8%
1.8-시네올
45.8%

모노테르펜
탄화수소류
24.3%

α-피넨 11.9% 등

✚ *Rosemary cineol's DATA*

☐ 학명/ *Rosmarinus officinalis* ☐ 과명/ 꿀풀과 ☐ 추출부위/ 꽃, 잎 ☐ 추출방법/ 수증기증류법 ☐ 주요 산지/ 모로코, 프랑스 등	<주요 작용> 간강화, 강장, 거담, 혈압상승, 혈행촉진, 항바이러스, 항염증, 항카타르, 항진균, 살균, 자극, 소화촉진, 생리촉진

1.8-시네올을 포함하여 거담·항카타르 작용 등이 뛰어나다. 감기나 근육통의 증상완화에 도움이 된다. 혈행촉진효과도 기대할 수 있다.

이럴 때 추천

마음 **머리를 맑게 하여 집중력이나 기억력을 높인다**

기분에 가시가 돋쳐 의욕이나 자신감을 상실했을 때 효과를 발휘한다. 정신적 피로를 치유하고 기분을 밝고 긍정적으로 만들어준다. 산뜻한 향이 기분을 리프레시시켜 줄 뿐만 아니라 뇌의 해마에 작용하여 집중력이나 기억력을 높이는 효과가 있다.

몸 **호흡계통의 컨디션 난조나 근육통·신경통·냉증에**

코나 목의 트러블에 뛰어난 효과를 발휘하는 1.8-시네올을 많이 포함하고 있다. 콧물이나 코막힘을 완화시키고 가래가 끼는 목을 산뜻하게 만들 때 효과적이다. 혈액의 흐름이 좋아지므로 근육피로나 신경통 완화에도 도움이 된다.

피부 **비듬이나 탈모의 예방, 여드름 케어에도**

지성 피부의 케어에 효과적이다. 비듬이나 탈모를 억제하고 머리카락의 성장을 촉진하는 효과가 있다. 항균기능도 있어서 여드름의 예방 내지 케어에도 효과를 발휘.

【향의 특징】

프레시하고 장뇌와 유사한 산미(식초 맛)와 청량감이 있는 향.

노트 : 미들   향의 강도 : 중간~강

【상성이 좋은 에센셜오일】

타임 리나롤과 조합하면 면역력 강화에 효과적이다. 마음의 피로를 치유하여 밝고 긍정적인 기분으로 만드는 데에는 네롤리를. 탈모 예방에는 시더우드 아틀라스 등과 블렌딩하면 좋다. 그외에도 유칼립투스나 티트리, 프랑킨센스, 제라늄이나 감귤계와도 잘 어울린다.

【주의사항】

고농도로 사용하면 피부를 자극할 수 있으므로 주의를. 임신 중에는 방향욕 이외의 사용을 피한다.

【추천하는 사용법】

방향욕, 입욕, 트리트먼트, 헤어케어, 스킨케어

【구입 포인트】

비교적 작용이 순하므로 로즈마리를 처음 사용할 때는 이 에센셜오일을 추천.

허브계

감귤계

플로럴계

오리엔탈계

수지계

스파이스계

수목계

피부의 안티에이징에 효과가 있는 클린한 향

로즈마리 버베논

AEAJ 1급 : 2급

herb

지중해 연안 지역이 원산으로, 회춘의 묘약으로도 알려져 있었다. 유명한 것으로는 이 허브를 사용해 만들어진 '헝가리안 워터'이다. 중세 유럽 헝가리의 왕비 엘리자베스가 고령으로 손발이 아픈 병에 걸려 진통제로 사용했더니 병세가 나아졌을 뿐만 아니라 순식간에 젊음을 되찾아 옆 나라의 왕자로부터 프로포즈를 받았다는 전설이 있다. 오늘날 기미를 예방하고 피부의 탄력을 유지하는 효과가 있는 에센셜오일로 이용되고 있다.

【주된 에센셜오일 성분】

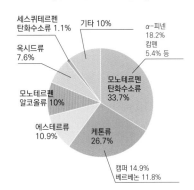

세스퀴테르펜 탄화수소류 1.1%
기타 10%
α-피넨 18.2%
캄펜 5.4% 등
옥시드류 7.6%
모노테르펜 탄화수소류 33.7%
모노테르펜 알코올류 10%
에스테르류 10.9%
케톤류 26.7%
캠퍼 14.9%
베르베논 11.8%

+ *Rosemary vervenone's DATA*

□ 학명/ *Rosmarinus officinalis* □ 과명/ 꿀풀과 □ 추출부위/ 풀 전체 □ 추출방법/ 수증기증류법 □ 주요 산지/ 스페인, 프랑스 등	<주요 작용> 울체제거, 간강화, 거담, 구풍(체내에 침입한 풍사 제거), 항바이러스, 살균, 경련진정(진경), 생리촉진, 발한, 상처치유

버베논이라는 성분이 포함되어 간강화 효과가 뛰어나다. 로즈마리 시네올에 비해 삼림과 같은 향을 내뿜는 α-피넨의 함유율이 높다.

이럴 때 추천

마음 신경과민으로 주의력이 산만할 때에

자율신경의 작용을 조절하여 마음의 밸런스를 되찾아주는 효과가 있다. 초조하거나 불안해져서 의식을 집중할 수 없을 때나, 자신감이나 목적을 상실한 나머지 의욕이 일지 않을 때에 정신적 피로를 치유하고 밝고 긍정적인 기분으로 환기시킨다.

몸 생활습관병 예방에

버베논이라는 성분을 포함하고 있어서 담즙을 분비하고 지방을 용해시키는 작용과 대사를 촉진하는 작용을 한다. 또한 간기능 강화 이외에 비만·당뇨병·동맥경화·고콜레스테롤 등을 예방하는 효과가 있다. 울체제거작용도 하므로 냉증이나 부기의 케어에도 효과적이다.

피부 피부의 안티에이징에

피부조직을 활성화시키고 대사를 촉진하는 효과가 있어서 피부에 탄력을 되돌리거나 주름을 예방 내지 케어하는 효과가 있다. 여드름이나 튼살 등의 증상 완화에도 효과적이다. 기름기를 억제하므로 비듬이나 탈모 예방에도.

【향의 특징】

청량감이 있으며 프레시. 로즈마리 시네올보다 삼림의 향.

노트 : 미들 향의 강도 : 중간~강

【상성이 좋은 에센셜오일】

간을 보호하므로 간독성이 있는 페놀류가 많은 에센셜오일과 조합하면 좋다. 사이프러스와 조합하면 집중력을 높이는 효과가 있다.

【주의사항】

고농도로 사용하면 피부를 자극할 수 있으므로 주의를. 임신 중에는 방향욕 이외의 사용을 피한다. 아이들은 방향욕 이외의 사용을 피하고, 사용량은 성인의 반 정도 방울 수의 농도로 한다. 고혈압증상이 있는 사람, 뇌전증이 있는 사람에게 사용은 피한다.

【추천하는 사용법】

방향욕, 입욕, 트리트먼트, 헤어케어, 스킨케어

【구입 포인트】

다른 로즈마리 에센셜오일에 비해 가격은 다소 비싸지만, 용도가 다양하고 사용하기 쉽다.

뛰어난 살균효과가 있는 산뜻한 향

카제풋

tree

티트리나 유칼립투스와 닮았지만 향에 새콤달콤함이 있고 효과도 순한 편이다. 강한 향을 꺼려하는 사람이나 아이들에게도 적합한 에센셜오일이다. 원산지인 동남아시아나 중국, 인도 등에서는 옛부터 가정요법으로 사용되었다. 이 에센셜오일에는 리프레시 기능이 있어서 머리를 산뜻하게 하는 효과가 있다. 소독·살균효과도 뛰어나서 방을 정화시키고 감기나 인플루엔자 등 호흡계통의 감염증 예방에 도움이 된다.

✦ Cajuput's DATA

☐ 학명/ *Melaleuca leucadendron*
☐ 과명/ 도금양과
☐ 추출부위/ 잎, 줄기
☐ 추출방법/ 수증기증류법
☐ 주요 산지/ 베트남, 말레이시아, 인도네시아, 필리핀 등

<주요 작용>
거담, 해열, 항바이러스, 살균, 살충, 자극, 소독, 경련진정(진경), 진통, 발한

【향의 특징】
청량감이 있는 향. 티트리에 가깝고 새콤달콤하다.
노트 : 탑~미들   향의 강도 : 중간

【주의사항】
피부를 자극하기도 하므로 고농도로 사용해서는 안 된다. 특히 민감성 피부인 사람, 임신·수유 중인 사람은 사용을 피할 것.

【추천하는 사용법】
방향욕, 입욕, 트리트먼트

【구입 포인트】
효과는 티트리나 유칼립투스와 비슷하지만 순하기 때문에 아이들에게 사용해도 비교적 안전함.

따뜻함이 있는 스파이시한 향으로, 위장의 트러블에

카다몬

spice

인도에서는 3000년 이상 향신료나 의약품으로 사용해 온 스파이스이다. 인도의 국민음료인 차이(chai) 이외에 중동과 근동 지역에서는 커피의 풍미를 낼 때에도 사용한다. 소화계통의 트러블, 특히 신경성 컨디션 난조에 뛰어난 효과를 발휘한다. 배의 더부룩함이나 통증을 완화시킨다. 정신적인 면에서는 약해진 마음을 따뜻하게 만들어 피로를 치유한다. 뇌를 자극하는 기능도 있어서 머리를 산뜻하게 만들어 리프레시하고 싶을 때에 추천한다.

✦ Cardamon's DATA

☐ 학명/ *Elettaria cardamomum*
☐ 과명/ 생강과
☐ 추출부위/ 종자
☐ 추출방법/ 수증기증류법
☐ 주요 산지/ 과테말라, 인도, 스리랑카 등

<주요 작용>
강장, 구풍, 건위, 최음, 자극, 소화촉진, 소독, 식욕증진, 경련진정(진경), 이뇨

【향의 특징】
달콤함이 있는 스파이시한 향. 레몬과 같은 상쾌함.
노트 : 탑~미들   향의 강도 : 중간

【주의사항】
알러지반응이 생길 수도 있으므로 민감성 피부은 사람은 주의가 필요. 임신 중에는 사용을 피한다. 인화점이 낮으므로 사용 시 화기에 주의해야 한다.

【추천하는 사용법】
방향욕, 입욕, 트리트먼트

【구입 포인트】
산지나 수확시기에 따라서 향이 달라지므로 구입 시 확인을.

자극적이고 스파이시한 향으로 통증을 완화

클로브

spice

향이 특히 강한 스파이스로, 멀리 떨어진 장소에도 그 향이 닿는다고 해서 '백리향(百里香)'이라는 별칭을 갖고 있다. 고대 중국에서는 치통을 완화시키고 숨을 향기롭게 하는 데 효과적이라고 해서 씹어서 사용했다. 이 에센셜오일의 주성분인 유게놀은 바퀴벌레가 싫어하는 향이다. 세균에 대한 저항력을 높이거나, 두통이나 치통을 가라앉히는 효과도. 정신면에서는 기력이 저하되었을 때의 자신감 회복에, 신체면에서는 여러 가지 통증 이외에 여드름이나 무좀 케어에도 도움이 된다.

✤ Clove's DATA

□ 학명/ *Eugenia caryophyllata*
□ 과명/ 도금양과
□ 추출부위/ 꽃봉오리
□ 추출방법/ 수증기증류법
□ 주요 산지/ 마다가스카르, 인도네시아 등

＜주요 작용＞
강장, 구풍, 건위, 최음, 살균, 살충, 자궁강장, 자극, 소독, 식욕증진, 경련진정(진경), 진통, 면역활성화

【향의 특징】
프루티한 달콤함과 따뜻함을 지닌 자극적이고 스파이시한 향.
노트 : 베이스 향의 강도 : 강

【주의사항】
향이 강하므로 사용량에는 충분히 주의한다. 피부를 자극할 때도 있으므로 고농도로 사용하지 않도록 신경을 쓴다. 임신 중에 사용하지 않도록 한다.

【추천하는 사용법】
방향욕

【구입 포인트】
잎에서 채취할 수 있는 에센셜오일도 있다. 추출부위에 따라서 향이나 효과가 달라지므로 구입하기 전에 확인을.

달콤하고 자극적인 향으로 집중력을 높인다

코리앤더

spice

옛부터 귀중한 스파이스로 취급되어 왔던 코리앤더. 세계 7대 불가사의의 하나인 바빌론의 공중정원에 심어져 있었다는 전설도 있으며, 고대 이집트 왕가의 무덤에서는 이 식물의 열매가 발견되고 있다. 소화계통의 트러블을 케어하고 체내의 독소 배출을 서포트하거나, 몸을 따뜻하게 하여 관절통·편두통 완화에도 효과적이다.

✤ Coriander's DATA

□ 학명/ *Coriandrum sativum*
□ 과명/ 미나리과
□ 추출부위/ 종자
□ 추출방법/ 수증기증류법
□ 주요 산지/ 러시아, 우크라이나, 인도 등

＜주요 작용＞
강장, 구풍, 건위, 최음, 살균, 자극, 식욕증진, 진경(경련진정), 진통, 데오도란트

【향의 특징】
톡 쏘는 자극이 있는, 달콤하고 관능적이며 스파이시한 향.
노트 : 탑~미들 향의 강도 : 중간

【주의사항】
신경독성이 있는 케톤류가 포함되어 있어서 다량으로 또는 자주 사용하면 마비를 일으킬 가능성이 있으므로 사용량에 주의. 임신·수유 중인 사람, 뇌전증인 사람, 영유아에게 사용은 피한다.

【추천하는 사용법】
방향욕, 입욕, 트리트먼트

【구입 포인트】
너무 많이 사용하면 위험하므로 소량 구입을 추천.

'식도락가의 허브'의 달콤한 향이 목이나 어깨의 결림을 완화

타라곤

herb

프랑스어인 '에스트라곤' 이라는 이름으로도 알려져 있는 허브. '식도락가의 허브' 라고도 불리며, 오일이나 드레싱 등으로 유럽에서 폭넓게 사용되고 있고, 특히 프랑스 요리에는 빠뜨릴 수 없다. 타르타르 소스의 풍미를 더할 때에도 사용되고 있는 친숙한 향이다. 기력이 나지 않을 때 마음에 자극을 부여하고 활력을 되찾게 해준다. 또한 혈행촉진기능이 있어서 생리통 · 어깨결림 · 근육통 등을 완화시킨다.

【향의 특징】

부드럽고 달콤함이 있는 스파이시한 향.
노트 : 탑   향의 강도 : 중간~강

【주의사항】

자극이 강하므로 양에 주의하여 사용할 것. 임신 중인 사람은 사용을 피한다.

【추천하는 사용법】

방향욕, 입욕, 트리트먼트

✤ Tarragon's DATA

☐ 학명/ *Artemisia dracunculus* ☐ 과명/ 국화과 ☐ 추출부위/ 풀 전체 ☐ 추출방법/ 수증기증류법 ☐ 주요 산지/ 이탈리아, 프랑스, 러시아 등	<주요 작용> 완하, 구풍, 혈행촉진, 건위, 자극, 소화촉진, 소독, 식욕증진, 진경(경련진정), 생리촉진, 이뇨

달콤하고 스파이시한 향이 심신을 강장

블루 야로우

herb

스코틀랜드에서는 악령을 쫓아내는 힘이 있다고 믿어져 점술이나 부적에 사용했다. 그리스 신화에서는 영웅 아킬레스가 트로이 전쟁에서 부상병을 처치할 때 사용했다고 전해진다. 이 에센셜오일은 항염증기능이 있는 카마줄렌을 다량 포함하고 있으며, 진한 감색을 띠고 있다. 마음이 지쳐 있어서 기운을 내고 싶을 때 추천. 또한 면역력을 높이거나 호르몬 밸런스를 조절하여 생리불순의 정상화에 도움을 준다. 베인 상처나 튼살을 빨리 치유할 때에도 효과적이다.

【향의 특징】

달콤하고 다소 스파이시한 향. 캐모마일저먼과 유사함.
노트 : 미들 향의 강도 : 중간~강

【주의사항】

장기간 계속 사용하면 두통을 일으키거나, 민감한 피부를 자극할 수도 있다. 임신 · 수유 중인 사람, 뇌전증인 사람, 국화과의 돼지풀에 알러지가 있는 사람은 사용하지 않는다. 영유아에의 사용도 피한다.

【추천하는 사용법】

방향욕, 입욕, 트리트먼트, 스킨케어

【구입 포인트】

향도 효과도 강하므로 소량씩 구입하는 것이 좋다.

✤ Blue Yarrow's DATA

☐ 학명/ *Achillea millefolium* ☐ 과명/ 국화과 ☐ 추출부위/ 꽃, 잎 ☐ 추출방법/ 수증기증류법 ☐ 주요 산지/ 헝가리, 알바니아, 캐나다 등	<주요 작용> 강장, 거담, 해열, 항염증, 자극, 수렴, 소독, 진경(경련진정), 진정, 생리촉진, 발한, 호르몬조절, 면역활성화, 이뇨

캐리어 오일 가이드

트리트먼트 등에 사용하는 캐리어 오일(식물유)에도 여러 가지 종류가 있다. 용도나 피부 유형에 맞추어 사용하자.

에센셜오일은 피부에 대한 자극이 강하므로 직접 피부에 바를 수 없다. 사용할 때는 희석시킬 필요가 있는데, 그 기본재료로 자주 사용되는 것이 식물에서 추출한 캐리어 오일(식물유)이다. 에센셜오일은 기름에 잘 녹는 성질이 있어서 에센셜오일과 쉽게 섞이는 캐리어 오일은 트리트먼트 오일이나 아로마 크래프트의 기본재료로 사용된다. '캐리어'에는 '운반하는 것'이라는 의미가 있어서 '에센셜오일 성분을 체내로 운반하는 것'이라는 의미에서 그 이름이 붙었다고 일컬어지며, 여러 가지 식물로부터 추출된다.

⚜ 보는 법

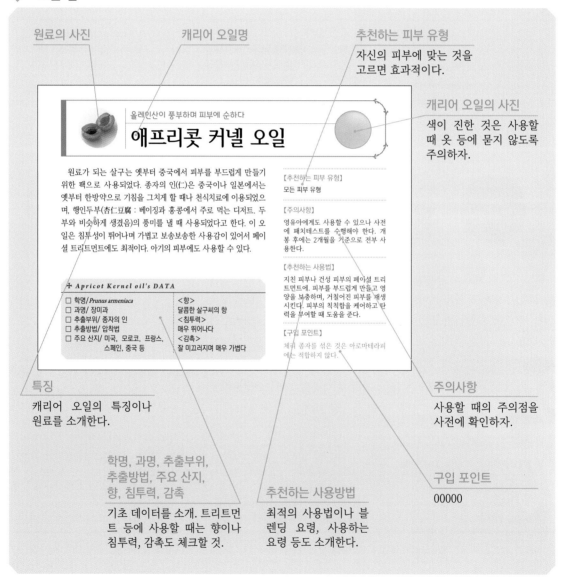

원료의 사진

캐리어 오일명

추천하는 피부 유형
자신의 피부에 맞는 것을 고르면 효과적이다.

올레인산이 풍부하며 피부에 순하다
애프리콧 커넬 오일

캐리어 오일의 사진
색이 진한 것은 사용할 때 옷 등에 묻지 않도록 주의하자.

원료가 되는 살구는 옛부터 중국에서 피부를 부드럽게 만들기 위한 팩으로 사용되었다. 종자의 인(仁)은 중국이나 일본에서는 옛부터 한방약으로 기침을 그치게 할 때나 천식치료에 이용되었으며, 행인두부(杏仁豆腐 : 베이징과 홍콩에서 주로 먹는 디저트. 두부와 비슷하게 생겼음)의 풍미를 낼 때 사용되었다고 한다. 이 오일은 침투성이 뛰어나며 가볍고 보송보송한 사용감이 있어서 페이셜 트리트먼트에도 최적이다. 아기의 피부에도 사용할 수 있다.

【추천하는 피부 유형】
모든 피부 유형

【주의사항】
영유아에게도 사용할 수 있으나 사전에 패치테스트를 수행해야 한다. 개봉 후에는 2개월을 기준으로 전부 사용한다.

【추천하는 사용법】
지친 피부나 건성 피부의 페이셜 트리트먼트에. 피부를 부드럽게 만들고 영양을 보충하며, 거칠어진 피부를 재생시킨다. 피부의 직직함을 케어하고 탄력을 부여할 때 도움을 준다.

【구입 포인트】
체리 종자를 섞은 것은 아로마테라피에는 적합하지 않다.

✚ *Apricot Kernel oil's DATA*

☐ 학명/ *Prunus armeniaca*
☐ 과명/ 장미과
☐ 추출부위/ 종자의 인
☐ 추출방법/ 압착법
☐ 주요 산지/ 미국, 모로코, 프랑스, 스페인, 중국 등

<향>
달콤한 살구씨의 향
<침투력>
매우 뛰어나다
<감촉>
잘 미끄러지며 매우 가볍다

특징
캐리어 오일의 특징이나 원료를 소개한다.

학명, 과명, 추출부위, 추출방법, 주요 산지, 향, 침투력, 감촉
기초 데이터를 소개. 트리트먼트 등에 사용할 때는 향이나 침투력, 감촉도 체크할 것.

추천하는 사용방법
최적의 사용법이나 블렌딩 요령, 사용하는 요령 등도 소개한다.

주의사항
사용할 때의 주의점을 사전에 확인하자.

구입 포인트
00000

애프리콧 커넬 오일

원료가 되는 살구는 옛부터 중국에서 피부를 부드럽게 만들기 위한 팩으로 사용되었다. 종자의 인(仁)은 중국이나 일본에서는 옛부터 한방약으로 기침을 그치게 할 때나 천식치료에 이용되었으며, 행인두부(杏仁豆腐 : 베이징과 홍콩에서 주로 먹는 디저트. 두부와 비슷하게 생겼음)의 풍미를 낼 때 사용되었다고 한다. 이 오일은 침투성이 뛰어나며 가볍고 보송보송한 사용감이 있어서 페이셜 트리트먼트에도 최적이다. 아기의 피부에도 사용할 수 있다.

【추천하는 피부 유형】

모든 피부 유형

【주의사항】

영유아에게도 사용할 수 있으나 사전에 패치테스트를 수행해야 한다. 개봉 후에는 2개월을 기준으로 전부 사용한다.

【추천하는 사용법】

지친 피부나 건성 피부의 페이셜 트리트먼트에. 피부를 부드럽게 만들고 영양을 보충하며, 거칠어진 피부를 재생시킨다. 피부의 칙칙함을 케어하고 탄력을 부여할 때 도움을 준다.

【구입 포인트】

체리 종자를 섞은 것은 아로마테라피에는 적합하지 않다.

✤ *Apricot Kernel oil's DATA*

□ 학명/ *Prunus armeniaca*	**＜향＞**
□ 과명/ 장미과	달콤한 살구씨의 향
□ 추출부위/ 종자의 인	**＜침투력＞**
□ 추출방법/ 압착법	매우 뛰어나다
□ 주요 산지/ 미국, 모로코, 프랑스, 스페인, 중국 등	**＜감촉＞** 잘 미끄러지며 매우 가볍다

아보카도 오일

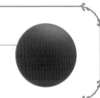

아보카도의 과육을 짜서 만든 오일. 올레인산이나 레시틴, 비타민류가 풍부하게 포함되어 있어서 보습력이 높은 것이 특징이다. 화장품의 재료로 자주 사용된다. 또한 저자극이므로 영유아용 비누의 재료로도 선호되고 있다. 안티에이징에 효과가 있는 오일로, 피부에 영양을 주고 보습하며, 피부 탄력을 회복시켜 주름 예방에 효과적이다. 페이셜 트리트먼트는 물론이고, 각질이 일어난 발꿈치의 케어 등에도 적합하다.

【추천하는 피부 유형】

건성 피부, 노화된 피부

【주의사항】

저온에서는 굳어지기 쉬우며 유효성분이 침전되므로 개봉 후에도 상온에 보존을. 개봉 후에는 4개월을 기준으로 전부 사용한다.

【추천하는 사용법】

각질이 일어난 발바닥 · 발꿈치 · 팔꿈치 등을 부드럽게 만들고 보습하는 데에 좋다. 근육이나 피부의 염증을 진정시키는 효과도.

【구입 포인트】

정제가 되지 않은 것은 향이 강하므로 에센셜오일을 섞을 때에는 정제된 것을 고르는 것이 좋다.

✤ *Avocado oil's DATA*

□ 학명/ *Persea americana*	**＜향＞**
□ 과명/ 녹나무과	거의 향이 없거나 깊이가 있는 향
□ 추출부위/ 과육	**＜침투력＞**
□ 추출방법/ 압착법	매우 뛰어나다
□ 주요 산지/ 멕시코, 미국, 스페인 등	**＜감촉＞** 점성이 높고 잘 펴지지 않는다

높은 보습작용과 항산화작용이 있다

아르간 오일

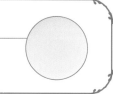

모로코의 일부 지역에서밖에 생육하지 않는 아르간이라는 나무 열매의 종자에서 채취할 수 있는 희소한 오일. '모로코의 황금'이라고 불리며, 최근 주목받고 있다. 피부의 보습효과를 높이는 리놀산, 항산화 기능이 있는 비타민 E, 혈액의 흐름을 좋게 하는 올레인산 등을 식물성 오일 중에서 가장 좋은 밸런스로 포함하고 있어서 고운 피부 효과를 기대할 수 있다. 산뜻한 사용감으로 매우 침투성이 좋은 것도 특징. 건성 피부나 지성 피부, 노화된 피부까지 피부 유형을 가리지 않고 사용할 수 있다.

✚ *Argand oil's DATA*

□ 학명/ *Argania spinosa*	<향>
□ 과명/ 사포타과	거의 무취이거나 다소 달콤한 향
□ 추출부위/ 종자의 인	<침투력>
□ 추출방법/ 압착법	매우 뛰어나다
□ 주요 산지/ 모로코 등	<감촉>
	보송보송하다

【추천하는 피부 유형】
모든 피부 유형

【주의사항】
영유아에게도 사용할 수 있으나 사전에 패치테스트를 수행해야 한다. 개봉 후에는 2개월을 기준으로 전부 사용한다.

【추천하는 사용법】
미용효과가 높으므로 수제 화장품·스킨케어·트리트먼트 등에 추천. 손톱·두피·헤어 등의 케어에도 좋다.

【구입 포인트】
에센셜오일을 섞는다면 블렌딩된 제품을 고르는 것이 좋다.

심신의 피로를 풀어주고 피부를 보습한다

올리브 오일

AEAJ 1급

식용으로도 친숙한 올리브 오일. 근육을 풀어주고 통증을 완화시키는 효과가 있다. 적당한 점성이 있으며, 뛰어난 세정력을 지닌 올레인산이 풍부하여 마르세이유 비누 등의 원료로 이용되어 왔다. 결이 고우며 쫄깃하고 탄력이 있는 거품으로 건조함 등의 피부 트러블 케어에도 좋다. 트리트먼트에도 사용할 수 있지만, 점성이 높고 무거우므로 다른 오일에 대해 20% 정도의 비율로 섞으면 사용하기 쉬워진다.

✚ *Olive oil's DATA*

□ 학명/ *Olea europaea*	<향>
□ 과명/ 물푸레나무과	무르익은 올리브의 향
□ 추출부위/ 과육	<침투력>
□ 추출방법/ 압착법	보통
□ 주요 산지/ 스페인, 이탈리아 등	<감촉>
	점성이 다소 높으며 무겁다

【추천하는 피부 유형】
건조한 피부, 노화된 피부

【주의사항】
사람에 따라서는 과민하게 반응하므로 주의를. 눈에 들어가면 시린 경우가 있다. 개봉 후에는 4개월을 기준으로 전부 사용한다.

【추천하는 사용법】
올레인산과 비타민 E를 풍부하게 포함하여 노화된 피부, 햇볕에 탔을 때, 벌레 물린 후의 케어에 적합하다. 손톱이나 두피의 케어, 임신선의 예방, 클렌징에도.

【구입 포인트】
엑스트라 버진 등 몇 가지 등급이 있다.

올리브 스쿠알렌 오일

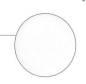

올리브 오일에서 대사촉진효과가 있는 스쿠알렌이라는 성분만을 추출한 것이 올리브 스쿠알렌 오일. 스쿠알렌은 원래 인간의 피지에도 포함되어 있는 고운 피부를 만드는 성분이지만, 나이가 들어감에 따라서 분비가 줄어든다. 피부 침투성이 뛰어나고 보습효과가 높으므로 안티에이징을 목적으로 한 트리트먼트에 효과를 발휘한다. 산화 안정성이 높으며 잘 변질되지 않으므로 매일 사용하는 자외선 차단크림이나 스킨케어 오일로의 사용을 추천한다.

【추천하는 피부 유형】

건성 피부, 노화된 피부

【주의사항】

드물게 피부에 맞지 않는 경우도 있으므로 특히 민감성 피부인 사람은 패치 테스트를 수행할 것. 개봉 후에는 4개월을 기준으로 전부 사용한다.

【추천하는 사용법】

피부나 머리카락에 직접 발라도 좋지만, 보습제로서 스킨 · 크림 · 로션 · 헤어케어 제품 등에 조금 첨가하는 것을 추천.

✤ Squalene oil's DATA

□ 학명/ *Olea europaea*	<향>
□ 과명/ 물푸레나무과	무취
□ 추출부위/ 과육	<침투력>
□ 추출방법/ 증류 · 수소첨가법	매우 뛰어나다
□ 주요 산지/ 스페인, 이탈리아 등	<감촉>
	보송보송하다

캐스터 오일

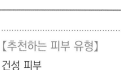

아주까리에서 추출되는 캐스터 오일. 걸쭉하고 점성이 높은 오일로, 면역력을 강화하고 쌓인 노폐물이나 독소를 배출하는 작용을 한다. 인도 · 중국 · 이집트 등에서는 옛부터 변비약으로 이용되었다. '피마자유'라는 이름으로도 알려져 있다. 아유르베다에서는 요통 등의 통증에 듣는 약으로서도 이용되어 왔다. 향을 보류시키므로 에센셜오일의 향 지속성이 좋아지는 특징도 있다.

【추천하는 피부 유형】

건성 피부

【주의사항】

드물게 피부에 맞지 않는 경우도 있으므로, 특히 민감성 피부인 사람을 패치 테스트를 수행할 것. 저온에서는 백탁 현상이 일어날 수도 있으나 품질에는 문제없다. 개봉 후에는 4개월을 기준으로 전부 사용한다.

【추천하는 사용법】

수분을 끌어들여 보습하는 효과가 있으므로 립크림이나 립스틱, 헤어케어에 좋다. 근육통 완화에도 도움이 된다.

✤ Castor oil's DATA

□ 학명/ *Ricinus communis*	<향>
□ 과명/ 대극과	기름 특유의 향이 있다
□ 추출부위/ 종자	<침투력>
□ 추출방법/ 압착법	매우 천천히
□ 주요 산지/ 미국, 인도, 말레이시아 등	<감촉>
	점성이 매우 높다

피부에도 머리칼에도 수분감을 주는 일본의 전통 오일

카멜리아(동백) 오일

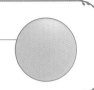

동백에서 채취할 수 있는 오일. 산지로서는 일본의 이즈 제도(伊豆諸島)나 고토 열도(五島列島)가 유명하다. 이 오일을 옛부터 머리기름으로 이용해 왔다. 보습력이 높은 데다가 자외선으로부터 머리칼이나 피부를 보호하는 효과도 기대할 수 있는 뛰어난 오일. 침투성이 높아 건성 피부나 노화된 피부의 케어에 적합하다. 올레인산의 함유량은 올리브 오일보다도 높으며, 매우 산화 안정성이 높고 오래 가는 오일이다.

【추천하는 피부 유형】

건성 피부, 노화된 피부

【주의사항】

기온이 낮은 장소에서 보존하면 백탁이 일어날 수도 있으므로 겨울철에는 주의. 개봉 후에는 4개월을 기준으로 전부 사용한다.

【추천하는 사용법】

머리칼에 윤기와 탄력을 부여하고 비듬·탈모·끝이 갈라지거나 끊김·흰머리 등을 예방. 피부나 머리칼을 자외선으로부터 보호하는 효과도 있다. 애프터셰이빙 오일로도.

【구입 포인트】

정제하지 않은 오일은 향이 강하며 다소 무거운 감촉.

✚ *Camellia oil's DATA*

☐ 학명/ *Camellia japonica*	<향>
☐ 과명/ 동백나무과	거의 무취이거나 독특한 향
☐ 추출부위/ 종자	<침투력>
☐ 추출방법/ 압착법	뛰어나다
☐ 주요 산지/ 일본	<감촉>
	침출에 사용하는 식물유에 따라 다르다

상처나 피부의 염증에 도움이 된다

칼렌듈라 오일

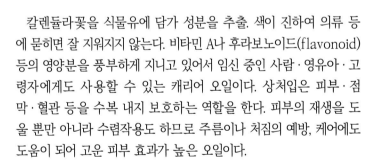

칼렌듈라꽃을 식물유에 담가 성분을 추출. 색이 진하여 의류 등에 묻히면 잘 지워지지 않는다. 비타민 A나 후라보노이드(flavonoid) 등의 영양분을 풍부하게 지니고 있어서 임신 중인 사람·영유아·고령자에게도 사용할 수 있는 캐리어 오일이다. 상처입은 피부·점막·혈관 등을 수복 내지 보호하는 역할을 한다. 피부의 재생을 도울 뿐만 아니라 수렴작용도 하므로 주름이나 처짐의 예방, 케어에도 도움이 되어 고운 피부 효과가 높은 오일이다.

【추천하는 피부 유형】

민감성 피부, 건성 피부, 노화된 피부

【주의사항】

산화되기 쉬우므로 개봉 후에는 냉장고에 보존하며, 개봉 후에는 2개월을 기준으로 전부 사용한다.

【추천하는 사용법】

습진이나 거칠어진 피부에 적합하며, 영유아의 기저귀 발진에도 사용할 수 있다. 각질을 제거하고 피부를 수축시키므로 주름이나 처침 이외에 임신선의 예방 및 케어에도.

【구입 포인트】

장기 보존에 적합하지 않으므로 소량으로 구입한다.

✚ *Calendula oil's DATA*

☐ 학명/ *Calendula officinalis*	<향>
☐ 과명/ 국화과	말차에 가까우며 깊이가 있다
☐ 추출부위/ 꽃	<침투력>
☐ 추출방법/ 침출법	보통
☐ 주요 산지/ 프랑스, 캐나다, 영국 등	<감촉>
	침출에 사용하는 식물유에 따라 다르다

캐럿 오일

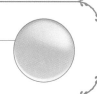

잘게 썬 당근의 밑동을 캐리어 오일에 담가서 만들며, 다른 캐리어 오일과 블렌딩하여 사용하는 것이 일반적이다. 카로틴이나 비타민 E가 풍부하며, 항산화 작용이 강한 것이 특징. 안티에이징 효과를 기대할 수 있으며 목주름 완화에도 효과적이다. 거칠어진 피부나 점막을 재생시키는 기능이 있어 거칠어진 손·습진·튼살·햇볕에 타거나 화상을 입은 피부·거칠어진 입술 등의 케어에도 효과를 발휘한다.

【추천하는 피부 유형】

건성 피부, 노화된 피부

【주의사항】

과도한 사용은 비타민 과다증을 일으킬 수 있으므로 주의할 것. 상온에서는 산화되기 쉬우므로 냉장고에 보존한다. 개봉 후에는 2개월을 기준으로 전부 사용한다.

【추천하는 사용법】

목의 주름이나 손의 거칠어짐에 적합하다. 거칠어진 입술의 케어에도 추천. 그대로 바르는 것도 좋고, 밀랍이나 시어버터와 섞어 립크림을 만들어도 좋다.

✚ Carrot oil's DATA

☐ 학명/ *Dauca carota*	**<향>** 다소 달콤한 당근의 향
☐ 과명/ 미나리과	**<침투력>**
☐ 추출부위/ 뿌리	보통
☐ 추출방법/ 침출법	**<감촉>**
☐ 주요 산지/ 캐나다, 프랑스 등	침출에 사용하는 식물유에 따라 다르다

쿠쿠이넛 오일

폴리네시아에서는 옛부터 사람들의 생활에 깊게 뿌리내리고 있던 쿠쿠이 나무. 잎이나 꽃·열매는 하와이 몰로카이섬의 레이(목에 거는 화환)의 재료로도 사용된다. 종자에서 채취할 수 있는 오일은 저자극이어서 민감한 피부에도 비교적 안심하고 사용할 수 있다. 하와이 원주민은 강한 햇살이나 조류의 자극으로부터 보호하기 위한 베이비 오일로 사용했다. 침투성이 높으며, 피부의 유연성을 높여 염증을 가라앉히는 효과도 있다. 민감성 피부의 케어에 적합하며 주름 케어에도 효과적이다.

【추천하는 피부 유형】

건성 피부, 민감성 피부

【주의사항】

매우 산화되기 쉬우므로 개봉 후에는 냉장고에 보존하며 1개월을 기준으로 전부 사용한다.

【추천하는 사용법】

일상의 스킨케어에. 보습효과가 높으며 여드름이나 습진 등의 피부 트러블에도 효과적이다. 햇볕에 탄 피부나 상처·화상 등의 치유를 돕는 효과도.

【구입 포인트】

변질되기 쉬우므로 소량씩 구입할 것.

✚ Kukui Nut oil's DATA

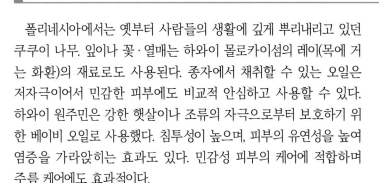

☐ 학명/ *Aleurites moluccana*	**<향>** 다소 달콤한 너트의 향
☐ 과명/ 대극과	**<침투력>**
☐ 추출부위/ 종자	매우 뛰어나다
☐ 추출방법/ 압착법	**<감촉>**
☐ 주요 산지/ 미국(하와이) 등	보송보송하다

트리트먼트에 적합한, 산뜻한 오일

그레이프시드 오일

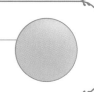

와인을 제조한 후에 남는 대량의 포도씨가 원료가 되기 때문에 비교적 저렴하다. 항산화효과가 있는 토코페롤을 다량 포함하고 있는 것이 특징이다. 가볍고 산뜻한 질감으로, 매우 사용하기 쉬운 오일. 산뜻한 감촉으로 잘 펴지기 때문에 복부·등과 같이 넓은 부위의 트리트먼트에 최적이다. 피부에 수분감을 부여하고 부드럽게 만들어주며 탄력 효과도 기대할 수 있다. 자극성도 점성도 낮아서 민감성 피부나 지성 피부에 특히 적합하다.

【추천하는 피부 유형】

민감성 피부, 지성 피부

【주의사항】

드물게 피부 타입에 맞지 않는 경우도 있으므로 특히 민감성 피부인 사람은 패치테스트를 수행할 것. 개봉 후에는 2개월을 기준으로 전부 사용한다.

【추천하는 사용법】

잘 펴지는 오일이므로 복부·등과 같이 넓은 부위의 트리트먼트에 적합하다. 크림·로션·클렌징 오일 등의 재료로 추천.

【구입 포인트】

소량으로도 골고루 잘 바를 수 있으므로 구입량도 소량을 추천.

✛ Grape Seed oil's DATA

□ 학명/ *Vitis vinifera*	**<향>**
□ 과명/ 포도과	거의 무취이나 가벼운 달콤함이 있다
□ 추출부위/ 종자	**<침투력>**
□ 추출방법/ 압착법	보통
□ 주요 산지/ 스페인, 이탈리아 등	**<감촉>**
	피부에 잘 어우러지며 가볍다

헤어케어나 수제 비누에 사용된다

코코넛 오일

자외선을 통과시키지 않고 햇볕에 타는 것을 촉진시키기 때문에 옛부터 선오일로 사용되어 온 코코넛 오일. 천연 제품은 융점이 매우 높아서 상온에서도 굳지만, 체온으로 간단히 녹는다. 분별 증류된 오일은 액상이다. 수제 비누의 재료로도 인기가 있으며, 비교적 녹아 없어지는 일이 적으며, 크리미(creamy)한 거품의 비누를 만들 수 있다. 그런데 이 오일의 배합이 너무 많으면 피부를 자극하거나 건조하게 만들 수 있으므로 주의가 필요하다.

【추천하는 피부 유형】

지성 피부

【주의사항】

피부자극이 다소 강하여 발진을 일으킬 수도 있으므로 사용량에 주의가 필요. 개봉 후에는 4개월을 기준으로 전부 사용한다.

【추천하는 사용법】

수제 비누나 선오일에 적합하다. 피부를 부드럽게 만드는 효과가 있으므로 트리트먼트에도 좋다. 흰머리나 탈모 예방으로 헤어케어에도 추천.

✛ Coconut oil's DATA

□ 학명/ *Cocos nucifera*	**<향>**
□ 과명/ 야자과	다소 달콤한 코코넛의 향
□ 추출부위/ 과육	**<침투력>**
□ 추출방법/ 압착법	보통
□ 주요 산지/ 타히티, 말레이시아, 미국 등	**<감촉>**
	물처럼 매끈하고 가볍다

피부를 부드럽게 만드는 진한 오일

밀배아 오일(윗점오일)

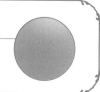

비타민 E가 풍부하여 피부의 흡수력이 매우 좋으며, 건조에 의한 피부 데미지의 회복이나 피부염의 증상 완화에 도움이 된다. 거칠어진 손을 위한 핸드크림이나 입술의 버스럭거림을 케어하는 립크림에 사용할 것을 추천한다. 또한 근육 피로에도 효과가 있어서 스포츠 활동 후의 트리트먼트 오일로도 적합하다. 향이 강하고 점성도 높으므로 다른 오일과 섞어서 사용하기도 한다. 산화 안정성이 높아서 블렌딩한 오일을 오래 유지시키는 효과도 있다.

【추천하는 피부 유형】
건성 피부, 노화된 피부

【주의사항】
밀 알러지가 있는 사람은 반드시 사전에 패치 테스트를 해야 한다. 개봉 후에는 4개월을 목표로 전부 사용한다.

【추천하는 사용법】
거칠어진 피부나 갈라짐, 거칠어진 손 등 건조함에 의한 피부 대미지를 회복. 강한 항산화 효과가 있어서 기미나 주근깨 예방도 된다. 다른 오일과 섞으면 방부제 역할도 한다.

✚ Wheatgerm oil's DATA

□ 학명/ *Triticum vulgare*	<향>
□ 과명/ 벼과	향기로운 밀의 향
□ 추출부위/ 배아	<침투력>
□ 추출방법/ 압착법	보통
□ 주요 산지/ 프랑스, 미국, 캐나다,	<감촉>
오스트레일리아 등	점성이 높고 농후하며 무겁다

마일드한 효과로 아기의 피부에도 사용할 수 있다

스위트 아몬드 오일 `AEAJ 1급`

고대 그리스 시대부터 페이셜 트리트먼트용 오일로 귀중하게 여겨졌던 매우 역사가 오래된 대중적인 오일. 중세 영국에서는 암 치료약으로도 이용되었다. 점성이 있고 천천히 침투하므로 작용이 순하다. 염증을 억제하거나 피부보습기능이 있어서 민감성 피부나 영유아의 트리트먼트에도 사용할 수 있다. 영유아의 케어에는 칼렌듈라 오일을 섞든지, 단품으로 사용할 것을 추천한다.

【추천하는 피부 유형】
모든 피부 유형

【주의사항】
다소 산화되기 쉽다. 개봉 후에는 냉장고에 보존하고 2개월을 기준으로 전부 사용한다.

【추천하는 사용법】
비타민 E가 풍부하여 피부를 부드럽게 만드는 효과가 있으므로 수제 화장품 이외에 민감성 피부인 사람이나 영유아에게도 사용할 수 있다.

【구입 포인트】
비터 아몬드 오일도 있으나 아로마테라피에는 사용하지 않으므로 틀리지 않도록 할 것.

✚ Sweet Almond oil's DATA

□ 학명/ *Prunus amygdalus var.dulcis*	<향>
□ 과명/ 장미과	다소간의 아몬드의 향
□ 추출부위/ 종자의 인	<침투력>
□ 추출방법/ 압착법	천천히
□ 주요 산지/ 스페인, 미국 등	<감촉>
	다소 점성이 있으며 오일리.

피부를 매끈하게 하고 염증을 억제한다

세서미 오일(생참기름)

인도의 아유르베다에서 트리트먼트 오일로 이용되고 있는 이외에 중근동이나 유럽, 중국에서도 옛부터 의료나 미용에 유용하게 사용되어 왔다. 세사몰린, 세사몰 등 참깨 특유의 성분 이외에 비타민 E 등 항산화기능이 있는 성분을 많이 포함하고 있어서 산화가 잘 되지 않아 장기보존이 가능한 오일이다. 수제 비누의 재료로도 선호되며, 산뜻한 특징을 살려 여름용 비누에도 많이 사용된다.

✦ Sesame oil's DATA

☐ 학명/ *Sesamum indicum*	**<향>**
☐ 과명/ 참깨과	무취이거나 다소간의 참깨 향
☐ 추출부위/ 종자	**<침투력>**
☐ 추출방법/ 압착법	뛰어나다
☐ 주요 산지/ 일본, 인도, 중국, 나이지리아, 탄자니아 등	**<감촉>**
	다소 점성이 있다

【추천하는 피부 유형】
건성 피부

【주의사항】
드물게 피부 타입에 맞지 않는 경우도 있으므로 특히 민감성 피부인 사람은 패치테스트를 수행할 것. 개봉 후에는 4개월을 기준으로 전부 사용한다.

【추천하는 사용법】
두피 케어에 좋다. 관절통 완화에도 적합하다. 화상을 입었을 때 바르는 연고에도 자주 사용된다.

【구입 포인트】
아로마테라피에는 볶지 않은 생참깨를 짠 태백유를 사용할 것.

통증을 완화시키고 피부 트러블도 케어

세인트존스워트 오일

서양고추나물을 식물유에 담가서 만든 오일. 서양고추나물은 상처·화상·타박상 등을 치료하는 습포약으로 옛부터 사용되었다. 진통기능과 항염증기능이 있어서 상승효과가 있는 마카다미아넛 오일과 섞으면 근육통 등에 효과를 발휘한다. 햇볕에 탄 피부를 케어할 때는 칼렌듈라 오일과 섞으면 좋다. 뛰어난 디톡스 효과가 있으므로 부기나 처짐 등에도 추천한다. 또한 항우울작용도 하는 것으로도 알려져 있다.

✦ St. John's Wort oil's DATA

☐ 학명/ *Hypericum perforatum*	**<향>**
☐ 과명/ 고추나물과	다소 달콤한 허브풍의 향
☐ 추출부위/ 꽃	**<침투력>**
☐ 추출방법/ 침출법	보통
☐ 주요 산지/ 프랑스, 미국, 영국 등	**<감촉>**
	침출에 사용하는 식물유에 따라 다르다

【추천하는 피부 유형】
지성 피부, 민감성 피부

【주의사항】
기미나 알러지를 발생시킬 수도 있으므로 사용 후에는 자외선을 피한다. 개봉 후에는 2개월을 기준으로 전부 사용한다.

【추천하는 사용법】
디톡스 효과가 높다. 부기가 신경쓰일 때에. 가려움이나 습진·화상의 케어에도. 깊은 부위의 통증에도 효과가 있으며, 근육통이나 관절통 완화에 좋다.

【구입 포인트】
과잉 사용은 좋지 않으므로 소량으로 구입을.

신진대사를 활발하게 하는, 미용에 좋은 오일

달맞이꽃 오일

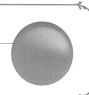

　달맞이꽃은 북미의 원주민들 사이에서는 '왕의 만능약'이라고도 불리며, 옛부터 약초로 귀중하게 여겨졌다. 특히 γ-리놀렌산이 많으며, 빛·열·습기·산소에 의해 급속하게 산화하여 품질이 떨어지기 쉬운 오일이다. 건선이나 아토피성 피부염·상처 등을 완화시키고 노화된 피부나 갈라짐이 생긴 피부를 보습한다. 여성호르몬 분비를 조절하는 기능도 있어서 PMS 등 여성 특유의 고민에도 도움이 된다. 수제 비누의 재료로 사용하면 거품이 가볍고 라이트한 질감이 된다.

【추천하는 피부 유형】
건성 피부, 노화된 피부, 알러지 피부

【주의사항】
개봉 후에는 냉암소에 보존을. 뇌전증인 사람은 사용을 피한다. 개봉 후에는 1개월을 기준으로 전부 사용한다.

【추천하는 사용법】
아토피성 피부염 등 알러지를 가라앉히고 싶을 때에. 호르몬 밸런스를 조절하므로 갱년기 장애나 PMS의 증상 완화에. 두피의 비듬 대책에도 유효.

【구입 포인트】
산화가 빠르므로 소량씩 구입할 것.

✛ *Evening primros oil's DATA*

□ 학명/ *Oenothera biennis*	<향>
□ 과명/ 바늘꽃과	달콤함이 있는 독특한 향
□ 추출부위/ 종자	<침투력>
□ 추출방법/ 압착법	보통
□ 주요 산지/ 프랑스, 뉴질랜드, 미국, 영국 등	<감촉>
	점성이 있지만 잘 펴 발라진다

피부를 수복하고, 젊어지게 한다

히포파에 오일

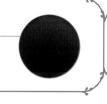

　히포파에는 중국에서 '사지(沙棘)'라고 불리는 식물이다. 추위와 더위의 차가 심하고 척박한 환경에서도 강하게 자라는 영양소를 듬뿍 포함한 식물이다. 이 과육에서 채취하는 오일에는 비타민류나 카로틴이 풍부하게 포함되어 있다. 비타민 C가 풍부하여 미백효과를 기대할 수 있다. 또한 항산화기능이 있는 비타민 E는 피부의 노화를 방지하는 데에도 도움이 되며, 여드름이나 여드름 흉터·홍조를 수반하는 피부 트러블의 케어에도 효과적이다.

【추천하는 피부 유형】
건성 피부, 노화된 피부

【주의사항】
색이 진하므로 의류에 묻지 않도록 주의한다. 개봉 후에는 1개월을 기준으로 전부 사용한다.

【추천하는 사용법】
피부의 수복작용이 뛰어나며, 여드름이나 습진 등 피부 트러블에 적합하다. 다른 캐리어 오일과 섞어서 미용 오일이나 트리트먼트 오일로 만들어도 좋다.

【구입 포인트】
최근에 들어 입수하기가 어려워지고 있다. 다른 캐리어 오일과 섞으면 사용하기 쉽다.

✛ *Hippophae oil's DATA*

□ 학명/ *Hippophae rhamnoides*	<향>
□ 과명/ 보리수나무과	프루티하고 프레시
□ 추출부위/ 과육	<침투력>
□ 추출방법/ 압착법	보통
□ 주요 산지/ 중국 등	<감촉>
	보송보송하고 잘 펴 발라지며 가볍다

호호바 오일

AEAJ 1급

회양목과의 식물에서 채취할 수 있는 오일로, 북아메리카 원주민은 강한 햇볕과 건조함으로부터 피부와 머리칼을 보호하기 위해 사용했다. 식물성 액체의 밀랍이므로 정확하게는 오일이 아닌 왁스. 저온이 되면 고체 형태가 되는데, 상온에서 품질 저하 없이 액체로 되돌릴 수 있다. 어떤 유형의 피부에도 사용할 수 있는 데다가 품질의 안정성과 내온성이 높아서 거의 부패하지 않는다. 실크와 같은 매끈한 감촉으로 단품으로도 사용하기 쉬우며, 페이셜케어에서 헤어케어까지 폭넓은 목적으로 사용할 수 있다.

✛ Jojoba oil's DATA

□ 학명/ *Simmondsia chinensis*	<향>
□ 과명/ 호호바과	정제한 것은 무취. 정제하지 않은
□ 추출부위/ 종자	것은 독특한 향
□ 추출방법/ 압착법	<침투력>
□ 주요 산지/ 이스라엘, 멕시코 등	매우 뛰어나다
	<감촉>
	보송보송하고 잘 미끄러진다

【추천하는 피부 유형】
모든 피부 유형

【주의사항】
저온에서 굳어지지만, 상온에서 액체로 되돌아온다. 개봉 후에는 4개월을 기준으로 전부 사용한다.

【추천하는 사용법】
햇볕에 탄 데나 여드름 등의 염증을 일으킨 피부나 노화된 피부의 보습에. 두피에 스며들게 하여 샴푸를 하면 육모 효과가 있고 머리카락에 윤기가 난다. 향수나 밀랍 크림의 재료로 사용하기 쉽다.

【구입 포인트】
품질이 오래 유지되고 사용하기 쉬워서 용도도 넓다.

보리지 오일

진한 청색의 꽃은 허브티나 설탕절임으로, 어린잎은 샐러드 등의 식용으로도 사용되는 보리지. 효능이 달맞이꽃 오일과 유사한데, 보다 많은 γ-리놀렌산을 포함하여 소량으로도 충분한 효과를 발휘한다. 건성 피부나 알러지성 피부염 등의 피부 트러블 케어, 피부의 안티에이징에 효과가 있다. 또 수제 화장품이나 스킨케어에 적합하다. 여성호르몬의 분비를 조절하는 기능도 있어서 갱년기 장애나 PMS의 증상 완화에도 효과적이다.

✛ Borage oil's DATA

□ 학명/ *Borago officinalis*	<향>
□ 과명/ 지치과	독특한 부드러운 향
□ 추출부위/ 종자	<침투력>
□ 추출방법/ 용제추출법	보통
□ 주요 산지/ 영국, 네덜란드, 캐나다,	<감촉>
프랑스, 중국 등	다소 점성이 있고 무겁다

【추천하는 피부 유형】
건성 피부, 노화된 피부, 알러지성 피부

【주의사항】
개봉 후에는 냉암소에 보존한다. 개본 후에는 1개월을 기준으로 전부 사용한다.

【추천하는 사용법】
수제 화장품이나 스킨케어에. 알러지성 피부염이나 습진을 케어할 수 있다. 안티에이징 효과도 있다. 탈모 예방에도 좋다.

【구입 포인트】
작용이 유사한 달맞이꽃 오일의 대체품으로 사용하기도 한다.

마카다미아넛 오일

AEAJ 1급

이 너트의 원산지는 오스트레일리아로, 원주민인 아볼리지니의 주식의 하나였다. 이 오일에는 나이가 듦에 따라 피지에서 소실되는 팔미트레인산이 다량 포함되어 있다. '배니싱 오일(사라져서 보이지 않게 되는 오일)'이라고 일컬어질 정도로 피부 침투력이 높은 것이 특징. 자외선으로부터 피부를 지키는 효과도 있어서 선오일의 원료로도 사용되고 있다. 산화되기 쉬운 리놀산이 매우 적으므로 장기 보존도 가능하다.

✚ *Macadamia Nut oil's DATA*

□ 학명/ *Macadamia ternifolia*	<향>
□ 과명/ 프로테아과	너트의 향기로운 향
□ 추출부위/ 종자	<침투력>
□ 추출방법/ 압착법	매우 뛰어나다
□ 주요 산지/ 케냐, 오스트레일리아, 하	<감촉>
와이, 스페인 등	거의 들러붙지 않는다

【추천하는 피부 유형】

건성 피부, 노화된 피부

【주의사항】

드물게 피부에 맞지 않는 경우도 있으므로 특히 민감성 피부인 사람은 패치 테스트를 수행할 것. 개봉 후에는 2개월을 기준으로 전부 사용한다.

【추천하는 사용법】

페이셜 트리트먼트, 핸드 트리트먼트에 적합하다. 건조함이 신경쓰이는 피부에. 피부의 회춘을 돕는 팔미트레인산이나 비타민류가 포함되어 있어서 노화된 피부에도 좋다.

【구입 포인트】

보존성이 높으며 다량으로 한꺼번에 구입하는 것도 가능.

로즈힙 오일

도그로즈라고 불리는 야생 장미의 종자에서 채취하는 오일. 리놀산이나 α-리놀렌산 등 필수지방산의 함유량이 높은 것이 특징이다. 피부에 탄력과 수분감을 부여하여 희고 아름다운 피부로 이끌어주는 효과가 있어서 페이셜 크림의 원료로 널리 사용되고 있다. 기름 특유의 향이 있고 피부 감촉도 걸쭉하므로 다른 캐리어 오일과 섞어서 사용할 것을 추천. 호호바 오일 등 잘 산화되지 않는 오일과 조합하면 오래 가게 된다.

✚ *Rosehip oil's DATA*

□ 학명/ *Rosa canina*	<향>
□ 과명/ 장미과	독특한 향이 조금 있다
□ 추출부위/ 종자	<침투력>
□ 추출방법/ 압착법	보통
□ 주요 산지/ 칠레, 페루, 미국 등	<감촉>
	점성이 높고 무겁다

【추천하는 피부 유형】

건성 피부, 노화된 피부, 알러지 피부

【주의사항】

산화를 막기 위해 개봉 후에는 냉장고에 보존하고 1개월을 기준으로 전부 사용한다.

【추천하는 사용법】

항염증기능과 상처치유기능이 있으므로 여드름이나 상처의 케어에 좋다. 기미나 주름을 예방 내지 케어하고 미백 효과도 있다.

【구입 포인트】

매우 산화되기 쉬우므로 소량으로 구입을. 정제하지 않은 것이 성분은 풍부하지만, 민감성 피부인 사람은 정제된 것을 추천함.

식물성 버터

가열해 사용하는 식물성 버터. 캐리어 오일과 마찬가지로 트리트먼트나 아로마 크래프트에 사용할 수 있다. 캐리어 오일보다도 보습효과가 뛰어나고 오래 보존할 수 있다.

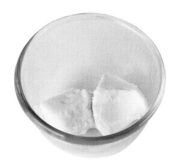

사진은 가장 대중적인 시어버터. 정제된 것과 정제되지 않은 것이 있다.

보습효과가 높고, 고운 피부로 이끌어주는 버터

캐리어 오일과 마찬가지로 에센셜오일을 희석시킬 때 사용되는 식물성 버터. 겉보기에는 버터이지만, 가열하거나 체온으로 녹이면 액체가 된다. 영양이 풍부하고 미백효과나 뛰어난 보습효과도 있으므로, 트리트먼트에 사용하는 이외에 수제 아이크림이나 피부연화크림, 립크림의 재료로도 사용된다.

【주의사항】
희석시키는 에센셜오일의 향을 즐기고 싶을 때는 정제된 것을 사용한다. 종류에 따라 다르지만, 냉암소에서 보존하면 3개월~반년, 오래 가는 것은 1년도 유지된다.

【추천하는 사용법】
건성 피부에 효과를. 트리트먼트나 보습을 위한 크림 · 로션 · 립크림 · 비누에 적합하다.

【구입 포인트】
아로마샵 등에서 구입 가능.

⚜ 식물성 버터의 종류와 특징

시어버터	아몬드와 닮은 향으로 안티에이징에 효과적 원산지인 아프리카에서는 옛날부터 강한 햇볕에 노출된 피부를 건조함으로부터 지키기 위해 사용해 왔다. 피부에 수분감과 탄력을 부여하고 주름이나 처짐을 막아 준다. 계피산이 포함되어 있기 때문에 자외선으로부터 피부를 보호하는 효과도 기대할 수 있다.
코코아버터	초콜릿 향으로, 피부의 대사를 높인다 촉촉하고 부드러운 피부로 이끌어주는 보습효과가 있다. 피부의 대사를 높이는 팔미틴산이 풍부하게 포함되어 있어 피부를 회춘하게 해 주지만, 여드름을 악화시키기도 하므로 주의. 잘 산화되지 않고 장기보존(개봉 후에는 1년 정도)이 가능하다.
망고버터	은은하게 달콤한 향으로 아기에게도 사용할 수 있다 희미하게 프루티한 향. 보습효과가 있어서 딱딱해진 각질의 케어나 피부의 안티에이징에 효과적이다. 성분이나 기능은 시어버터와 유사하지만, 이쪽이 조금 더 딱딱하다. 건성 피부나 민감성 피부에 적합하며 영유아에게도 사용할 수 있다.
기타	구할 수 있다면 사용해 보고 싶은 식물성 버터 상기 3종류의 버터에 비해 구하기가 다소 어렵지만, 알러지성 피부염에도 효과를 발휘하는 햄프시드 버터, 피부의 재생에 빠뜨릴 수 없는 비타민A, E를 풍부하게 포함하며 영유아의 피부에도 사용할 수 있는 아보카도버터 등도 있다.

클레이

소위 점토를 말하며, 고대 로마 시대부터 의료에도 이용되어 왔다.
미백효과가 있어서 팩 등의 스킨케어에 적합하다.

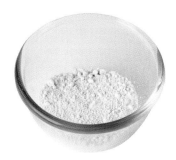

사진은 가장 대중적인 카오린. 입자가 곱고 보송보송한 감촉이 특징이다.

미네랄을 풍부하게 포함하며 팩을 하면 피부가 매끈매끈하게

땅속에서 채굴한 점토를 건조시킨 클레이. 미네랄을 풍부하게 포함하며 흡수·흡착작용·항염증작용이 뛰어나다. 소위 '진흙팩'으로 많이 사용되며, 여분의 피지를 제거하여 촉촉하고 결이 고운 피부로 이끌어준다. 얼굴뿐만 아니라 가슴·허벅지·팔 등에 사용하면 탄력효과도 기대할 수 있다.

【주의사항】
습기를 피해 냉암소에 보존한다.

【추천하는 사용법】
지성 피부에는 팩을 추천. 입욕제로 사용하면 피부가 촉촉해진다. 세안용 비누에 넣으면 모공의 더러움을 제거하고 칙칙한 피부를 방지한다. 통증을 완화하는 습포로서도 적합하다.

【구입 포인트】
아로마샵 등에서 구입 가능.

⚜ 클레이의 종류와 특징

카오린	**가장 대중적인 스킨케어용 클레이** 혈행을 촉진시키고 피로로 칙칙해진 피부색을 밝게 한다. 미백효과도 기대할 수 있다. 건성 피부나 보통 피부에 모두 적합하다. 입자가 고와서 베이비 파우더 등으로도 사용된다.
가슬	**비누나 샴푸로도 사용할 수 있다** 마그네슘과 칼슘이 많으며 더러움을 흡착하여 피부나 머리카락을 촉촉하게 한다. 페이스트 상태로 만들면 비누나 샴푸 대용이 되기도 하며, 민감성 피부에도 안심이다.
그린 몬모리노나이트	**피부 트러블이 있을 때나 민감성 피부인 사람이라도 안심하고 사용할 수 있다** 화산재가 해저에 퇴적되어 숙성되어 만들어진 클레이. 독소를 제거하는 힘이나 더러움의 흡착력이 뛰어나다. 여드름이나 피부 트러블의 케어에 추천. 민감성 피부에도 최적이다.
화이트 클레이	**부드러운 작용으로 초심자에게도 사용하기 쉽다** 주성분은 카오린으로 미네랄을 포함하는 클레이. 피부자극이 적으며 민감성 피부나 건성 피부에도 추천한다. 피부를 부드럽게 정화하고 모공의 더러움을 확실히 제거한다.
레드 클레이	**벽돌색이 특징으로, 안티에이징 효과가 발군** 결이 곱고 철분이나 유분을 많이 포함하고 있다. 과잉 피지를 흡수하고 대사를 촉진. 수렴 기능이 있으며, 피부에 탄력을 부여한다. 아로마 크래프트의 색을 낼 때에도.

방향증류수

에센셜오일을 수증기증류법으로 추출할 때 생기는 부산물로, 그 대표격이 '로즈워터'이다. 에센셜오일과 달리 희석시킬 필요가 없으므로 간편하다.

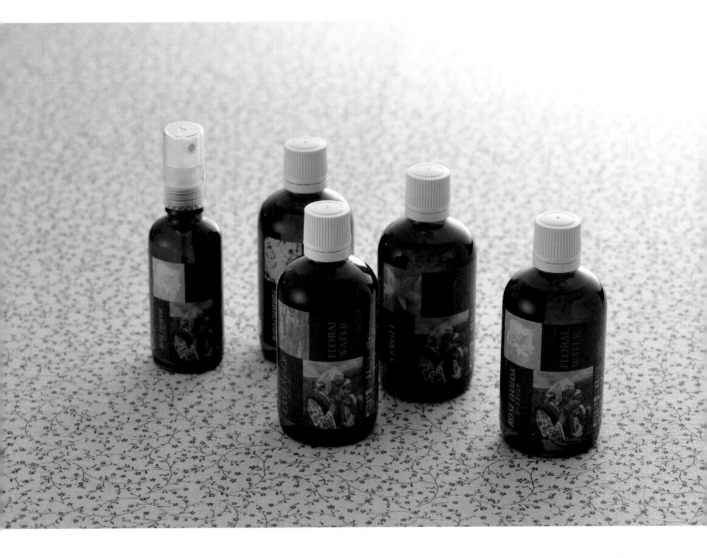

꽃이나 허브의 향과 성분이 가득 찬 아로마 초심자에게도 추천하는 증류수

에센셜오일을 채취할 때 생겨나는 방향증류수에는 꽃이나 허브의 향과 유효성분이 듬뿍 들어 있다. 에센셜오일은 희석시켜 사용하는 것이 기본이지만, 방향증류수는 그대로 사용할 수 있으므로 아로마테라피 초심자라도 손쉽게 사용할 수 있다. 피부를 보습하여 매끄럽게 만드는 효과가 있어서 화장수로 사용할 수 있다.

또한 방향증류수에 클레이나 허브 파우더를 녹여 팩으로 만드는 것도 추천. 아로마 트리트먼트 전의 보습에 사용하면 에센셜오일의 침투력이 높아지고, 마무리에 사용하면 피부가 들러붙지 않고 촉촉하게 윤기가 난다. 드라이하기 전의 머리카락에 스프레이를 하면 건조함으로부터 보호하는 효과도. 룸 방향제나 리넨 워터로도 이용할 수 있다.

【주의사항】

장기간 보존이 불가능하므로 개봉 후에는 냉장고 등의 냉암소에 보존하고, 가능한 한 빨리 사용하도록 하자.

【추천하는 사용법】

화장수 · 크림 · 팩 등에 추천. 글리세린이나 벌꿀을 첨가하면 보습 효과가 높아진다. 헤어 워터로도 좋다.

【구입 포인트】

아로마숍이나 약국 등에서 구입 가능. 보존료가 포함되어 있는 것도 있으므로 구입 시에는 확인을.

⚜ 방향증류수의 종류와 특징

네롤리	**플로럴한 달콤함이 있는 감귤계의 향** 프레시하고 달콤한 향이 기분을 밝게 한다. 수렴기능과 보습기능이 뛰어나며 연령 증가에 따른 피부의 처짐을 수축시켜준다. 수면 부족이나 과로로 지쳐서 칙칙해진 피부의 케어에도 효과적이다.
라벤더	**리프레시, 릴랙스할 수 있는 상쾌한 향** 산뜻한 향으로 리프레시에 추천. 스트레스에 따른 과잉 피지 분비를 억제하고 살균하여 지성 피부 · 여드름 피부의 케어에 최적이다. 상처입은 피부의 염증을 가라앉히고 회복을 빠르게 하는 효과도 있다.
다마스크 로즈	**안티에이징 효과가 높은 우아한 향** 보습효과와 수렴기능이 뛰어나며 건조함이나 나이에 따른 기미 · 주름 · 처짐을 방지한다. 눈가의 처짐이나 눈꺼풀의 부기 등의 케어에도. 피지분비의 조절기능이 뛰어나 어떤 유형의 피부에도 사용할 수 있다.
로즈마리	**다소 자극적이고 청량감이 있는 향** 산뜻한 리프레시 효과가 있는 향. 강한 수렴기능과 항산화기능이 있어서 노화된 피부를 케어한다. 여드름 케어나 애프터세이빙에도 추천. 머리카락에 사용하면 탈모나 비듬 예방에도 효과를 발휘한다.
캐모마일 로만	**민감성 피부에도 사용할 수 있는 달콤하고 프루티한 향** 달콤하고 부드러운 향이 스트레스를 풀어주고 기분 좋은 수면으로 유도한다. 보습효과가 높고 항염증기능이나 항알러지기능도 있으므로 아토피나 건조함에 의한 가려움을 완화. 민감성 피부나 아이들에게도 사용할 수 있다.
그 외	**여러 가지 용도로 사용할 수 있는 방향증류수는 그 종류도 풍부** 여드름 케어에 좋은 위치하젤, 과잉 피지를 억제하는 클라리세이지, 피부에 탄력과 윤기를 부여하는 주니퍼 베러, 피부의 화끈거림을 진정시키는 페퍼민트, 항균 · 방충 · 항산화 기능이 있는 월도 등의 방향증류수도 있다.

기타 기본재료

지금까지 소개해 온 것 이외에도 많은 기본재료가 있다. 목적에 맞추어 능숙하게 기본재료를 골라 에센셜오일의 향과 효과를 마음껏 즐겨보자.

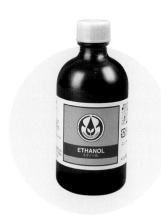

에탄올(알코올)

무수 에탄올은 정제수를 더해 농도를 조절하여 스킨이나 향수를 만들 때 사용한다. 소독용 에탄올은 청소나 손 소독에.

【구입 포인트】
아로마샵이나 약국 등에서 구입 가능.

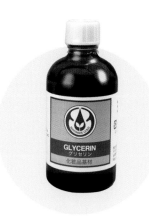

글리세린

지방이나 유지에서 채취되는 투명하고 걸쭉함이 있는 액체. 피부를 부드럽게 만들고 보습하는 효과가 뛰어나다. 수제 로션이나 크림에.

【구입 포인트】
아로마샵이나 약국 등에서 구입 가능.

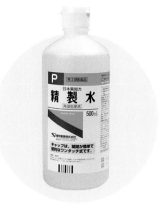

정제수

불순물이 없는 순도가 높은 물을 말한다. 아로마 크래프트 만들 때에는 시판되는 미네랄 워터(연수)를 사용해도 된다. 스킨 만들기 등에.

【구입 포인트】
약국이나 식료품점 등에서 구입 가능.

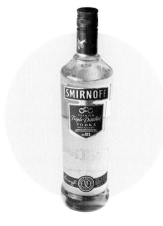

보드카

곡물을 원료로 하는 증류주. 에탄올과 마찬가지로 사용할 수 있다. 알코올 도수 40도 이상을 사용한다.

【구입 포인트】
슈퍼나 주류판매점 등에서 구입 가능.

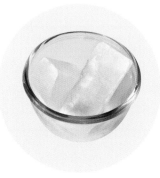

비누 베이스

수제 비누를 만들 때 사용. 전자레인지로 녹여서 사용하는 MP 비누나, 손으로 반죽해서 만드는 타입의 제품 등이 있다.

【구입 포인트】
아로마샵이나 약국 등에서 구입 가능.

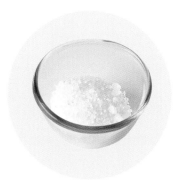

천연소금

미네랄이 풍부한 천연소금에는 발한이나 디톡스 작용, 피부를 청결하게 유지하는 작용이 있다. 바스솔트나 스크럽으로.

【구입 포인트】
아로마샵이나 식료품점 등에서 구입 가능.

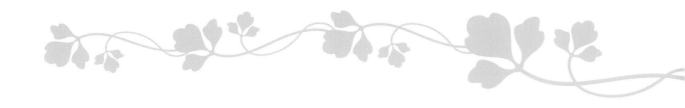

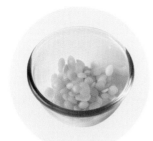

🌿 밀랍

꿀벌의 벌집에서 채취되는 천연 밀랍(비즈왁스). 보습이나 항균효과가 뛰어나므로 크림이나 연고 등의 재료에.

【구입 포인트】
아로마샵 등에서 구입 가능.

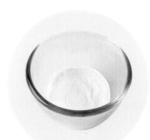

🌿 잔탄검

전분을 발효시켜 만드는 천연 다당류. 물에 녹이면 점성이 생기므로 젤·로션·크림 등에 걸쭉함을 낼 때 사용한다.

【구입 포인트】
아로마샵 등에서 구입 가능.

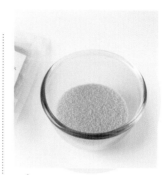

🌿 칸데리라 왁스

칸데리라라고 하는 식물의 대에서 채취되는 천연 왁스. 융점이 높아 딱딱한 비누·립스틱·립크림 등에 사용된다.

【구입 포인트】
아로마샵에서 구입 가능.

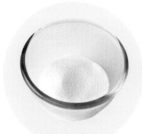

🌿 구연산

화장수나 린스를 만들 때 사용한다. 알카리성 때를 중화시켜 없애므로 물때나 비누 찌꺼기 등의 청소에도 도움이 되는 재료이다.

【구입 포인트】
약국, 슈퍼, 아로마샵에서 구입 가능.

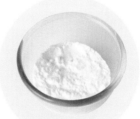

🌿 베이킹소다

혈행을 촉진하는 작용이 있어서 구연산 등과 섞으면 배스밤을 만들 수 있다. 연마·탈취기능이 있어서 산성 때를 중화시켜 없앤다.

【구입 포인트】
약국, 슈퍼, 아로마샵에서 구입 가능.

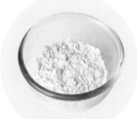

🌿 콘스타치

흡습성이 있어서 바디 파우더나 파운데이션 등의 재료로 사용된다. 보습효과가 있어서 배스밤 등에 사용하는 것도 추천.

【구입 포인트】
약국, 슈퍼, 아로마샵에서 구입 가능.

🌿 벌꿀

항염증기능이 있고 보습효과도 높은 벌꿀은 아로마 크래프트의 재료로 폭넓게 사용할 수 있다.

🌿 말차

말차에 포함된 카테킨이 고운 피부를 만드는 효과를 발휘한다. 배스솔트나 비누의 색을 낼 때에도 사용할 수 있다.

🌿 타메릭 파우더

타메릭이란 강황을 말하며, 비누나 캔들 등을 노란색으로 착색하고 싶을 때 사용한다.

🌿 시나몬 파우더

달콤하고 스파이시한 향. 아로마 크래프트의 색이나 향기를 낼 때 사용할 수 있다.

허브

식물 중에는 약효를 가진 것이 많이 있다. 그것이 허브이다. 매일매일의
생활에 자연의 혜택을 도입하여 건강이나 미용에 활용하자.

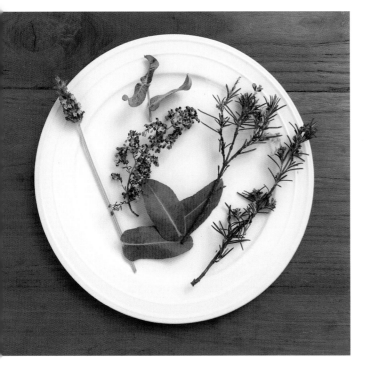

민간요법으로 역사가 긴
생활에 도움되는 식물 '허브'

허브의 어원은 라틴어로 '풀'이라는 의미의
'herba'. 우리말로는 풀이나 약초로 번역된다. 유
럽에서는 옛부터 식품의 냄새를 없애거나 장기보
존을 위한 향신료나, 심신의 컨디션 난조를 치유
하는 민간요법에 허브를 이용해 왔다. 현재에는 요
리는 물론 건강이나 미용 면에서 뛰어난 약효를
발휘한다. 스테디셀러인 허브티 이외에 입욕제·포
푸리·사세 등 다양한 용도로 사용되어 우리들의
생활에 어우러져 있다.

그 상태 그대로도 향이 나지만, 비비거나 으깨면
향이 강해진다.

프레시 허브와
드라이 허브의 차이란

생화나 잎을 그대로 사용하는 프레시 허브는
신선한 향을 즐길 수 있으므로 요리의 장식 등에
적합하다. 건조시켜서 만드는 드라이 허브는 계절
을 불문하고 입수할 수 있고 약효가 높은 것이
이점. 허브티에는 드라이 허브를 사용하는 것이
일반적이다.

초심자는 허브티부터 시작하고,
익숙해지면 블렌딩을 즐긴다

허브의 힘을 느끼기 쉽고 초심자에게 적합한 허
브티. 익숙해지면 자신의 취향에 맞는 블렌딩 티
를 만들어보자. 처음에는 고른 허브를 같은 양씩
섞고, 취향에 맞추어 양을 가감한다. 레몬그라스
나 레몬밤을 섞으면 맛이나 향이 정돈되기 쉬워진
다.

【허브의 주된 사용방법】

- 에센셜오일의 원료
- 요리의 스파이스
- 허브티
- 포푸리 등의 잡화
- 화장품의 원료
- 염료
- 약용

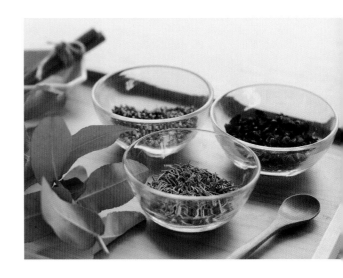

🌸 맛있는 허브티 끓이는 법

독특한 향과 쓸쓸함이 신경쓰일 때는 연하게 타든지, 레몬이나 벌꿀을 첨가하면 마시기 편하게 된다.

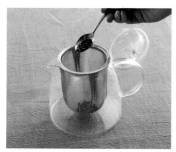

1 포트와 컵은 미리 데워 둔다. 드라이 허브는 1인분에 1작은술을 기준으로 함. 여러 사람이라면 작은술 인원수 분+1술. 프레시 허브는 2~3배의 양이 필요.

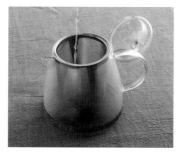

2 끓고 나서 잠깐 둔 뜨거운 물을 조용히 붓고, 향이 날아가지 않도록 재빨리 뚜껑을 닫아 2~3분 뜸들인다. 지나치게 뜸을 들이면 맛이나 향이 나빠지므로 주의.

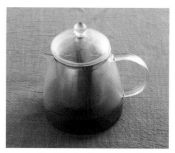

3 포트를 수평으로 2~3회 돌려서 농도를 균일하게 만들고 나서 컵에 조금씩 붓는다.
*아이스티는 허브의 향을 늘려 진하게 타고, 열이 식으면 냉장고로.

추천하는 허브티 레시피

순한 약효를 얻을 수 있는 허브티. 향을 즐기면서 느긋하게 지속함으로써 심신의 트러블 완화를 기대할 수 있다. 블렌딩하면 맛도 효과도 상승하므로 시험해 보도록 하자.
여기에서는 상황별로 추천하는 블렌딩 레시피를 소개한다.

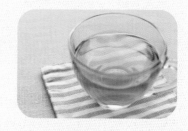

릴랙스하고 싶다
레몬과 닮은 허브 3종의 상쾌한 향이 마음을 진정시킨다

 레몬그라스 ·········· 1작은술
레몬밤 ············· 1작은술
레몬 버베나 ········ 1작은술

잘 자고 싶다
자기 전에 마시면 기분이 차분해지고 숙면 효과를 기대할 수 있다

 캐모마일 저먼 ······ 1작은술
레몬 버베나 ········ 1작은술
페퍼민트 ··········· 1작은술

냉증 대책에
몸을 따뜻하게 하는 효과가 있는 허브티로 체질 향상을 목표로 하자.

 로즈마리 ··········· 1작은술
캐모마일 저먼 ······ 1작은술

고운 피부 효과
비타민 C가 듬뿍 든 허브티로 몸속에서부터 아름답게

 로즈힙 ············· 1작은술
히비스커스 ········· 1작은술
로즈 ··············· 1작은술

기운이 난다
살짝 기분이 가라앉았을 때나 지쳤을 때 추천하는 블렌딩

 레몬그라스 ·········· 1작은술
타임 ············ 1/2작은술
세이지 ·········· 1/2작은술

다이어트의 서포트에
디톡스 효과가 높은 허브는 다이어트에 크게 도움이 된다.

 주니퍼베리 ········· 1작은술
단델리온 ········ 1/2작은술
펜넬 ············ 1/2작은술
페퍼민트 ········ 1/2작은술

에키나시아

에키나시아는 데이지와 같은 커다란 꽃을 피우는 다년초이다. 북미의 원주민은 이 식물을 옛부터 만능약으로 사용했다. 에키나시아 허브티는 마일드한 초목의 향으로, 독특한 맛이 없어서 마시기 편하며, 감염증의 예방·치료에 효과적이다. 감기나 인플루엔자가 유행하는 시기에 추천. 항산화기능이 있고 햇볕에 의한 피부의 노화를 예방하는 효과도 있으므로 허브티를 식혀서 화장수로도 사용할 수 있다.

【추천하는 사용법】

허브티 이외에 식혀서 화장수로 사용하면 피부의 안티에이징 효과를 기대할 수 있다.

✚ *Echinacea's DATA*

- □ 학명/ *Echinacea purpurea*
- □ 과명/ 국화과
- □ 이용부분/ 잎, 줄기, 꽃
- □ 원산국/ 독일, 미국 등

엘더플라워

엘더플라워는 머스캣과 유사한 향이 특징으로, 잼이나 와인 등의 향을 낼 때 사용되어 왔다. 허브티에는 기침이나 가래 등의 증상을 완화하는 효과가 있어서 유럽에서는 옛부터 당을 첨가하여 아이들의 감기약으로 이용했다. 또한 젊은 피부를 유지할 수 있는 미용에 좋은 허브로 알려져 있으며, 기미나 주근깨를 방지하는 미백효과도 있다. 고운 피부에는 허브티를 마시는 이외에 식혀서 화장수로 사용하는 것도 추천한다.

【추천하는 사용법】

허브티로 마시는 이외에 증기를 쐬거나 식혀서 화장수로 사용하여 페이셜 케어에 이용하는 것도 좋다.

✚ *Elder flower's DATA*

- □ 학명/ *Sambucus nigra*
- □ 과명/ 인동과
- □ 이용부분/ 꽃
- □ 원산국/ 폴란드, 영국 등

캐모마일 저먼

사과를 닮은 프루티한 향의 허브티는 마시기 편하여 인기가 있다. 우유나 벌꿀을 첨가해도 맛있어진다. 감기·불면증·초조함의 케어에도 추천. 뱃속이 편하므로 아이나 고령자도 안심하고 마실 수 있다. 잠이 잘 들지 않는 영유아에게는 모유를 통해 섭취시키면 효과를 발휘한다. 피부 트러블에도 효과가 있어서 차 찌꺼기를 목욕할 때 넣으면 건성 피부의 케어에, 식힌 허브티는 아기의 기저귀 발진에 효과적이다.

【추천하는 사용법】

허브티로 마시는 이외에 건성 피부를 케어하는 효과도 있으므로 화장수나 입욕제로 사용하는 것도 좋다.

✚ *German Chomomile's DATA*

- □ 학명/ *Matricaria chamomilla*
- □ 과명/ 국화과
- □ 이용부분/ 꽃
- □ 원산국/ 이집트, 프랑스 등

디톡스 효과가 높고 관절염이나 부기에 효과적이다

주니퍼베리

주니퍼베리는 유럽 원산 편백나무과 상록침엽수의 과일. 처음에는 검은 빛깔을 띠고, 보라색으로 익으면 수확한다. 노폐물을 몸 밖으로 배출하는 기능이 있으며 관절염 등의 통증 완화에 효과를 발휘한다. 고대 이집트에서는 관절염 완화를 위해 주니퍼베리를 입욕제로 사용했다. 디톡스 효과가 높고 부기나 물살이 찐 것이 신경 쓰이는 사람에게 추천. 무좀이나 두피의 가려움, 헤르페스 등에도 효과가 있다.

【추천하는 사용법】

허브티로. 무좀 대책의 족욕, 두피의 건조함이나 가려움을 완화하는 린스, 헤르페스의 소독제로도 적합하다.

✚ *Juniper berry's DATA*

☐ 학명/ *Juniperus communis*
☐ 과명/ 편백나무과
☐ 이용부분/ 과일
☐ 원산국/ 불가리아, 알바니아 등

마음을 진정시키고 생활습관병 대책에도 좋다

세이지

옛부터 여러 가지 증상을 좋게 하는 약초로 친숙한 세이지. 초조한 기분을 진정시키고 머리를 맑게 하는 효과가 있다. 쌉쌀함이 있는 산뜻한 향인데, 허브티로 만들면 마일드하게 이용할 수 있다. 목의 통증이나 부기·기름진 식사로 체기가 있을 때 추천한다. 혈행촉진기능이나 해독기능도 있어서 생활습관병 대책에 도움이 된다. 진하게 탄 허브티를 머리카락에 사용하면 흰머리 예방도 된다. 임신 중에는 대량으로 섭취하지 않도록 주의를.

【추천하는 사용법】

허브티 이외에 가글액으로 사용하거나 증기를 흡입해도 좋다. 린스에 사용하면 흰머리도 예방할 수 있다.

✚ *Sage's DATA*

☐ 학명/ *Salvia officinalis*
☐ 과명/ 꿀풀과
☐ 이용부분/ 잎
☐ 원산국/ 이탈리아, 프랑스 등

뛰어난 항우울 효과가 있어 마음을 활력있게 한다

세인트존스워트

고대 그리스 시대부터 의료 목적으로 사용되어 온 허브. 그런데 유산을 유발할 위험성이 있으므로 임신 중에는 삼갈 것. 투약 중에도 피하도록 하자. 허브티로 만들면 희미하게 쌉싸름함이 있는 엽차와 같은 풍미로 산뜻하고 마시기 편해진다. 달콤함을 더하는 것도 추천. 이 허브는 항우울 효과가 있는 하이페리신이라는 성분을 많이 포함하고 있으므로 낙담해 있을 때 마시면 활력이 솟아난다. 생활이 불규칙한 사람이나 바쁜 사람에게도 추천한다.

【추천하는 사용법】

허브티 이외에 근육의 어긋남이나 염좌 등을 완화시키기 위한 온찜질에도 적합하다. 베인 상처나 화상의 치료에도 사용된다.

✚ *St.John's wort's DATA*

☐ 학명/ *Hypericum perforatum*
☐ 과명/ 고추나물과
☐ 이용부분/ 잎, 줄기
☐ 원산국/ 폴란드 등

감염증 예방이나 목 트러블 완화에

타임

'용기'를 의미하는 그리스어에서 이름이 유래되었다. 고대 그리스에서는 전쟁터로 가는 전사들이 타임으로 만든 관을 쓰고 스스로를 독려했다고 전해지고 있다. 항바이러스기능과 항균기능이 강해 감기나 인플루엔자 등의 감염증 대책에 효과가 있다. 목이 따끔거릴 때에는 진하게 추출한 액으로 가글을 하면 산뜻해진다. 비뇨기계통의 트러블이나 자궁질환에도 효과를 발휘한다. 매니큐어로 약해진 손톱을 감염증으로부터 보호하는 효과도 있다.

【추천하는 사용법】

허브티 이외에 가글액이나 소독액 대신으로 사용하는 것도 추천. 수욕(손목욕), 족욕에도.

✦ Thyme's DATA

- ☐ 학명/ *Thymus vulgaris*
- ☐ 과명/ 꿀풀과
- ☐ 이용부분/ 잎
- ☐ 원산국/ 이탈리아, 프랑스 등

약한 불로 볶으면 카페인 없는 커피로

단델리온

서양 민들레. 맛과 향에는 가벼운 달콤함이 있다. 해독기능이나 소화촉진기능, 이뇨기능, 간을 강장하는 기능 등이 있어서 과음이나 과식에 효과를 발휘한다. 이뇨기능이 있어서 부기 예방이나 다이어트에도 효과적이다. 미네랄이나 비타민류를 포함하고 있어서 영양보조제로도 옛부터 이용되었다. 디톡스 효과도 있으므로 입욕제 대신 사용하거나, 처짐이나 여드름을 케어하는 페이스 팩으로도 추천한다.

【추천하는 사용법】

포푸리나 허브티로. 볶아서 추출하면 커피 같은 맛으로. 페이스 팩이나 입욕제로도 적합하다.

✦ Dandelion's DATA

- ☐ 학명/ *Taraxacum officinale*
- ☐ 과명/ 국화과
- ☐ 이용부분/ 뿌리
- ☐ 원산국/ 폴란드, 스페인 등

항알러지 효과가 있으며 화분증 완화에도

네틀

안데르센의 동화 《백조왕자》에도 등장하는 네틀. 중세에는 네틀로 짠 실로 평직 천이 만들어졌다. 허브티로 만들면 호지차와 같은 향긋한 맛이 난다. 항알러지기능이 있어서 화분증 등에 효과를 발휘한다. 비타민이나 미네랄류, 특히 철분이 풍부하여 빈혈이나 거칠어진 피부에도 효과적이다. 혈행촉진이나 호흡기 트러블 대책에도 도움이 된다. 두피를 산뜻하고 청결하게 유지하는 효과가 있으므로 피지가 신경쓰일 때에도.

【추천하는 사용법】

허브티 이외에 호흡기의 컨디션 난조에는 증기를 흡입하는 것도 효과적이다. 두피의 케어에도 도움이 된다.

✦ Nettle's DATA

- ☐ 학명/ *Urtica dioica*
- ☐ 과명/ 쐐기풀과
- ☐ 이용부분/ 잎
- ☐ 원산국/ 미국, 불가리아 등

히비스커스

허브티로 만들면 선명한 루비색이 된다. 강한 산미(식초 맛) 속에 은은한 달콤함을 지닌 산뜻한 맛이다. 산미가 신경쓰일 때는 벌꿀을 첨가하면 마시기 편해진다. 구연산이 풍부하여 피로회복에 효과가 있으며, 스포츠 활동 후의 수분 보급에도 안성맞춤이다. 비타민C나 사과산도 풍부하여 활성산소를 줄이고 신진대사를 좋게 하므로 고운 피부를 만드는 효과도 기대할 수 있다. 마찬가지로 미용효과가 높은 로즈힙과의 블렌딩도 추천한다.

【추천하는 사용법】

허브티로. 식혜도 맛이 있다. 여드름이나 여드름 흉터에 좋으며 화장수로도 추천. 입욕제로도.

✚ *Hibiscus's DATA*

- ☐ 학명/ *Hibiscus sabdariffa*
- ☐ 과명/ 아욱과
- ☐ 이용부분/ 꽃(꽃받침)
- ☐ 원산국/ 이집트, 수단 등

히스

소설 《폭풍의 언덕》에도 등장하는 차조기와 같은 상쾌한 향의 허브이다. 항산화물질인 후라보노이드나 카로틴, 멜라닌 생성억제기능이 있는 알부틴을 포함하고 있어서 주름 · 기미 · 주근깨를 예방하고 미백효과를 기대할 수 있다. 부드러운 진정효과가 있어서 스트레스에 의한 변비나 피부 거칠어짐 대책에도 효과를 발휘한다. 살균기능과 이뇨기능도 있어서 방광염 등 비뇨계통의 증상을 완화시키고 결석 예방에도 효과적이다.

【추천하는 사용법】

허브티로. 분말로 만들어 각질 제거에 이용하거나, 미백 팩이나 로션을 만들 때에도 적합하다. 입욕제로도 좋다.

✚ *Heath's DATA*

- ☐ 학명/ *Erica vulgaris*
- ☐ 과명/ 진달래과
- ☐ 이용부분/ 꽃, 잎
- ☐ 원산국/ 프랑스, 미국 등

펜넬

펜넬은 노란색의 작은 꽃을 잔뜩 피우는 다년초이다. 달콤하고 청량감이 있는 종자는 청교도들이 교회에서 입에 넣고 씹었기 때문에 '교회의 씨앗'이라고도 불린다. 허브티로 만들면 달콤함이 있는 스파이시한 향으로 된다. 산뜻하고 식욕을 억제하는 효과가 있어서 다이어트에도 추천한다. 건위기능과 정장기능도 있어서 과식했을 때나 변비의 케어에도. 임신 중이나 생식계통의 암이 있을 때에는 사용을 피하자.

【추천하는 사용법】

소화계통의 컨디션 난조를 회복시키는 효과가 있어서 허브티로 추천. 침침한 눈에 잘 듣는 눈 씻는 용도로도 이용할 수 있다.

✚ *Fennel's DATA*

- ☐ 학명/ *Foeniculum vulgare*
- ☐ 과명/ 미나리과
- ☐ 이용부분/ 종자
- ☐ 원산국/ 프랑스, 이탈리아 등

졸음을 수반하지 않는 릴랙스효과를 얻을 수 있다

페퍼민트

상쾌한 향이 긴장을 풀어주고 마음을 진정시킨다. 위장의 컨디션 부조에도 효과를 발휘한다. 기름진 식사 후에 허브티를 마시면 입 안이 상쾌해진다. 소독기능이나 마비기능도 있어서 티백을 환부에 대면 통증을 억제할 수 있다. 국소적인 통증에도 효과가 있으며 두통대책 등에 뛰어난 효과를 발휘한다. 증기를 흡입하면 호흡계통의 컨디션 난조를 완화한다. 데오도란트 효과도 있어서 여름철에 입욕제로 사용하면 청량감을 얻을 수 있다.

【추천하는 사용법】

허브티 이외에 물이나 알코올로 추출해서 사용하기도 한다. 통증에는 따뜻한 티백을 대면 좋다.

✦ *Peppermint's* DATA

☐ 학명/ *Mentha piperita*
☐ 과명/ 꿀풀과
☐ 이용부분/ 잎
☐ 원산국/ 이탈리아, 영국 등

선명한 색이 특징으로 구취 예방에도

매리골드

황색이나 오렌지색이 선명한 허브로, 다른 이름으로 칼렌듈라. 구취를 케어하는 효과가 있는 후라보노이드가 포함되어 있다. 혈행을 촉진하고 독소를 체외로 배출하는 효과도 기대할 수 있다. 여성호르몬인 에스트로겐과 같은 기능이 있어서 갱년기 장애나 생리고민에도 효과적이다. 습진이 있는 피부의 케어나 상처의 응급처치에도 도움이 된다. 허브티로 만들면 쓴맛을 느끼므로 벌꿀 등으로 달콤함을 첨가해마실 것을 추천. 임신 중, 수유 중에는 음용을 피한다.

【추천하는 사용법】

허브티 이외에 화장수로 만드는 것도 추천. 혈행을 좋게 하므로 입욕제로도 적합하다.

✦ *Marigold's* DATA

☐ 학명/ *Calendula officinalis*
☐ 과명/ 국화과
☐ 이용부분/ 꽃
☐ 원산국/ 프랑스, 이집트 등

고운 피부, 미백효과, 목의 염증을 억제한다

블루말로우

허브티는 선명한 푸른색이지만, 레몬을 넣으면 핑크색으로 변한다. 부드러운 꽃의 향으로, 마시기 편한 것이 특징이다. 가래를 잘 끊어지게 하고 기침을 억제하는 효과가 있으므로 목이 따끔거릴 때에 추천. 해독효과도 있고 변비 대책에도 효과적이다. 또한 여성호르몬의 밸런스를 조절하는 작용도 한다. 입욕제로 사용하면 몸을 따뜻하게 하면서 통증을 완화. 민감성 피부나 염증을 일으킨 피부에도 적합하며, 피부를 부드럽게 만들어 염증을 가라앉히고 기미를 억제한다.

【추천하는 사용법】

색의 변화를 즐길 수 있는 허브티로 즐길 수 있다. 입욕제로도 적합하다. 피부 케어 시에는 환부에 붙여서 사용하는 것도 좋다.

✦ *Mallow blue's* DATA

☐ 학명/ *Malva sylvestris*
☐ 과명/ 아욱과
☐ 이용부분/ 꽃
☐ 원산국/ 프랑스, 세르비아 등

라벤더

릴랙스효과가 높고, 과자에 넣거나 입욕제로도 적합한 허브. 포푸리로 만들면 숙면이나 의류의 방충에 효과를 발휘한다. 허브티는 진하게 하면 쓴맛이 강해지므로 연하게 타거나 달콤함을 첨가하거나, 다른 허브나 홍차에 블렌딩해서 마실 것을 추천. 진통기능과 살균기능이 있으므로 가글이나 상처를 씻어내는 소독액으로도 사용할 수 있다. 임신 초기인 사람이나 영유아에게는 사용하지 말 것. 저혈압인 사람은 잠이 오는 경우가 있다.

【추천하는 사용법】

허브티로. 식혀서 가글액이나 소독액으로 만들어도 좋다. 증기를 페이셜케어에 이용하거나 입욕, 족욕에도.

✤ *Lavender's DATA*

- □ 학명/*Lavandula officinalis*
- □ 과명/ 꿀풀과
- □ 이용부분/ 꽃
- □ 원산국/ 프랑스 등

레몬그라스

인도 요리나 동남아시아 요리의 수프나 카레 등에 자주 사용되는 허브. 강한 레몬의 향이 나지만, 산미는 순하다. 잎을 모아서 묶은 것을 방구석에 걸어 두면 더운 날에 시원한 느낌을 얻을 수 있다. 소화를 돕고 위장의 컨디션을 조절해주므로 식욕이 없을 때나 식전, 식후에 적합하다. 리프레시 효과가 있어서 집중하고 싶을 때나 졸음을 느낄 때에도 도움이 된다. 발한·살균기능도 있어서 감기의 초기 증상을 완화하는 효과도 기대할 수 있다.

【추천하는 사용법】

식용, 음용에 좋다. 특히 허브티는 다른 허브와의 블렌딩에도 적합하다.

✤ *Lemongrass's DATA*

- □ 학명/ *Cymbopogon citratus*
- □ 과명/ 벼과
- □ 이용부분/ 잎
- □ 원산국/ 타이, 말레이시아 등

레몬 버베나

잎이 싱싱한 레몬과 같은 향을 내뿜은 레몬 버베나. 요리를 비롯하여 음료에 레몬의 풍미를 더하기 위해 사용되거나, 핑거볼(식사 때 손끝을 씻는 물)에도 사용된다. '허브티의 여왕'이라고도 불리며, 초조한 기분을 진정시켜 밝은 기분으로 만들어준다. 입속이 산뜻해지고 소화를 도와주므로 식욕이 없을 때에 추천. 감기에 걸리거나 목이 아플 때에도 효과를 발휘한다.

【추천하는 사용법】

허브티로 만들거나 음료수에 향을 낼 때 첨가한다. 목이 아플 때 가글을 하면 산뜻해진다.

✤ *Lemon verbena's DATA*

- □ 학명/ *Aloysia triphylla*
- □ 과명/ 마편초과
- □ 이용부분/ 잎
- □ 원산국/ 스페인, 이탈리아 등

레몬밤

남유럽에 자생. 내한성이 있으며, 유럽에서는 옛부터 활력을 부여하는 장수의 허브로 알려져 있었다. 요리 · 포푸리 · 허브티 등에 사용된다. 다소 달콤한 레몬을 닮은 향이 나지만, 산미는 없으며 허브티로 만들면 매우 마시기 편해진다. 정신적으로 약해져 있을 때 마시면 긴장이나 불안을 완화시키고 마음을 북돋아주는 효과가 있다. 건조한 피부를 수분감이 있게 만들거나 기름기가 낀 두피를 청결하게 만들므로 배스타임에도 추천한다.

【추천하는 사용법】
요리나 허브티로. 특히 뜨거운 차는 감기나 인플루엔자를 빨리 낫게 할 때 효과적이다. 입욕제로도.

✚ *Lemon balm's DATA*

□ 학명/ *Melissa officinalis*
□ 과명/ 꿀풀과
□ 이용부분/ 잎
□ 원산국/ 세르비아, 이탈리아 등

로즈

옛부터 화장품에 이용되어 온 장미. 비타민 C가 풍부하고 호르몬 밸런스를 조절하거나 배변을 촉진하는 효과가 있어서 뛰어난 고운 피부 효과를 기대할 수 있다. 플로럴한 달콤함이 있는 럭셔리한 향은 릴랙스효과가 높고 숙면에도 효과적이다. 허브티로 만들어도 마시기 편하며, 벌꿀로 달콤함을 첨가해도 맛있어진다. 녹차나 홍차와도 상성이 좋으므로 블렌딩도 추천한다. 색이 변하기 쉬우므로 신선할 때 전부 사용하도록 하자.

【추천하는 사용법】
허브티로 마시는 이외에 화장수를 만들거나 입욕제로 이용해도 좋다. 향이 매우 좋으며, 포푸리에도 적합하다.

✚ *Rose's DATA*

□ 학명/ *Rosa centifolia, Rosa gallica*
□ 과명/ 장미과
□ 이용부분/ 꽃봉오리
□ 원산국/ 인도, 파키스탄 등

로즈힙

도그로즈의 열매를 건조시켜 외피를 부순 로즈힙은 옛날부터 차로 마셨다. 영양가가 매우 높으며, 멜라닌색소의 합성을 억제하고 콜라겐 생성을 돕는 작용을 하므로 고운 피부와 미백효과를 기대할 수 있다. 항산화기능이 있으므로 면역력을 높이고 동맥경화나 뇌졸중을 막는 효과도 있다. 식이섬유도 풍부하여 변비 대책에도 효과를 발휘한다. 호르몬 밸런스를 조절하는 작용에 의해 생리통 · 생리불순의 트러블에도 효과적이다.

【추천하는 사용법】
허브티로. 색소 침착을 막는 효과가 있으므로 식혀서 화장수로 만들어도 좋다. 입욕제로도 추천.

✚ *Rosehip's DATA*

□ 학명/ *Rosa canina*
□ 과명/ 장미과
□ 이용부분/ 과일
□ 원산국/ 칠레 등

기분의 리프레시에 좋은 회춘의 허브

로즈마리

로즈마리라는 이름은 '바다의 물방울'을 의미하는 라틴어에서 유래하였으며, 옛부터 '회춘의 묘약'으로 전해져 왔다. 혈행을 좋게 하거나 세포를 활성화하는 기능이 있으므로 피부의 안티에이징에도 추천된다. 스트레스나 피로감을 완화시키므로 긴장성 두통에도 효과를 발휘한다. 감기나 바이러스로부터 보호하는 효과도 있다. 간에도 좋으며 술을 너무 많이 마셨을 때에 좋다. 그러나 임신 중인 사람이나 고혈압인 사람은 연속해서 다량으로 마시지 않도록 하자.

【추천하는 사용법】

허브티로. 음용하는 이외에 화장수나 헤어린스로 만들거나, 입욕제로의 사용도 추천.

✦ *Rosemary's DATA*

☐ 학명/ *Rosmarinus officinalis*
☐ 과명/ 꿀풀과
☐ 이용부분/ 잎
☐ 원산국/ 불가리아, 이탈리아 등

허브티 – 기대할 수 있는 효능 일람

【스트레스를 완화한다】
캐모마일 저먼/세인트존스워트/히스/라벤더/레몬그라스/레몬 버베나/레몬밤/로즈/로즈마리

【잠이 잘 오지 않을 때】
캐모마일 저먼/라벤더/레몬 버베나/레몬그라스/레몬밤

【감기의 예방, 완화】
에키나시아/엘더플라워/캐모마일 저먼/타임/페퍼민트/매리골드/레몬그라스/레몬밤/로즈힙/로즈마리

【화분증】
에키나시아/엘더플라워/캐모마일 저먼/타임/네틀/페퍼민트/매리골드/라벤더/블루 말로우/라벤더/레몬밤

【체기 완화】
캐모마일 저먼/세이지/타임/단델리온/펜넬/페퍼민트/매리골드/블루 말로우/라벤더/레몬그라스/레몬밤

【고운 피부】
캐모마일 저먼/세이지/타임/네틀/히비스커스/히스/매리골드/블루 말로우/로즈힙

【변비에】
캐모마일 저먼/단델리온/네틀/히스/펜넬/페퍼민트/블루 말로우/로즈/로즈힙

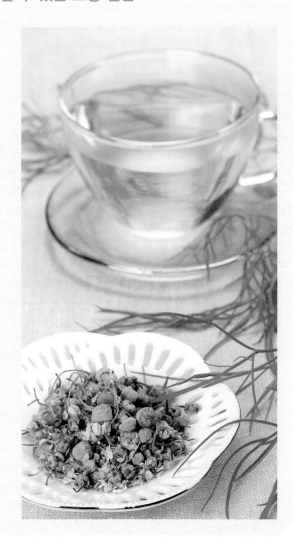

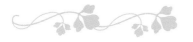

찾아보기

참고문헌

『アロマテラピーのための84の精油』ワンダー・セラー著（フレグランスジャーナル社）

『アロマテラピー検定テキスト1級・2級』（公益社団法人日本アロマ環境協会）

『アロマテラピー辞典』パトリシア・デービス著（フレグランス・ジャーナル社）

『はじめてのアロマテラピー』佐々木薫監修（池田書店）

『ハーブティー』佐々木薫監修（池田書店）

『アロマテラピー図鑑―オイルとハーブの基本がすべてわかる』佐々木薫監修（主婦の友社）

『よくわかるツボ健康百科』尾崎昭弘監修（主婦と生活社）

『アロマテラピーのベースオイル』ルート・フォン・ブラウンシュヴァイク著（フレグランスジャーナル社）

『カラーグラフで読む精油の機能と効用』三上杏平著（フレグランスジャーナル社）

『アロマテラピストのための最近の精油科学ガイダンス』三上杏平著（フレグランスジャーナル社）

『心と体をケアするアロマテラピー』宮川明子著（日本文芸社）

『補完・代替医療　ハーブ療法』橋口玲子著（金芳堂）

『医師が教えるアロマ＆ハーブセラピー』橋口玲子監修（マイナビ出版）

『幸せを呼び込む　アロマテラピー事典』色映みほ著（マイナビ出版）

저|자|소|개

우메하라 아야코

생활의 나무 문화사업본부 매니저
AEAJ 인증 아로마테라피 인스트럭터
일본 메디컬허브협회 인증 시니어 허벌 테라피스트
생활의 나무 핸드메이드 길드 디렉터
SLAMA/JAPA 인증 아유르베다 인스트럭터

역|자|소|개

홍 지 유

건국대학교 이미지산업학과 겸임교수
Edu Up 대표
국제아로마테라피스트(IAMA)
(사)국제 아로마테라피전문가협회 전문강사
(사)한국 컬러테라피협회 이사
건국대학교 화장품공학과 공학박사

올 댓 아로마테라피

1판 1쇄 인쇄 2021년 8월 9일
1판 1쇄 발행 2021년 8월 13일

번역 홍지유

발행인 김영대
표지디자인 김영대
편집디자인 장연희
펴낸 곳 대경북스
등록번호 제 1-1003호
주소 서울시 강동구 천중로42길 45(길동 379-15) 2F
전화 (02)485-1988, 485-2586~87
팩스 (02)485-1488
홈페이지 http://www.dkbooks.co.kr
e-mail dkbooks@chol.com

ISBN 978-89-5676-864-9

※ 이 책은 저작권법에 따라 보호받는 저작물이므로 무단전재와 무단복제를 금지하며,
　이 책 내용의 전부 또는 일부를 이용하려면 반드시 저작권자와 대경북스의 서면 동의를 받아야 합니다.
※ 잘못된 책은 구입하신 서점에서 바꾸어 드립니다.
※ 책값은 뒤표지에 있습니다.